中西医结合
眩晕病学

主编 张怀亮 张道培 赵 敏

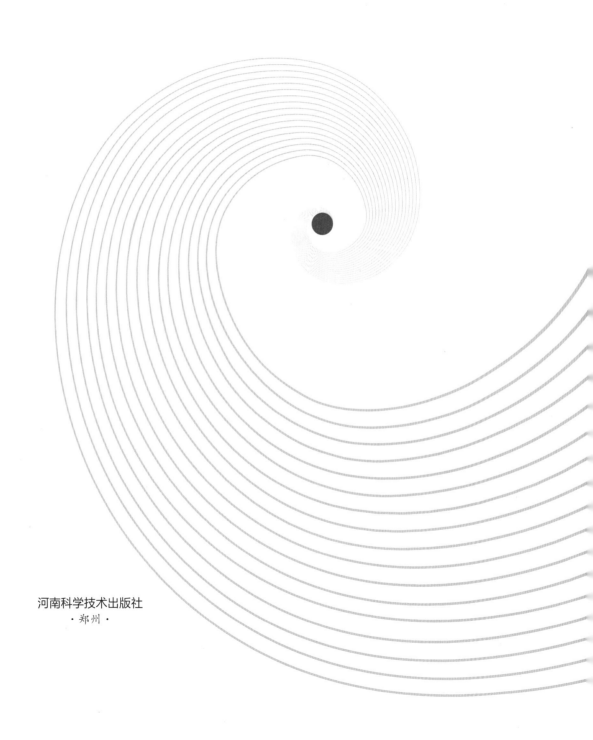

河南科学技术出版社
·郑州·

图书在版编目（CIP）数据

中西医结合眩晕病学 / 张怀亮, 张道培, 赵敏主编. -- 郑州：
河南科学技术出版社, 2024. 11. -- ISBN 978-7-5725-1729-7

Ⅰ.R764.340.5

中国国家版本馆 CIP 数据核字第 2024GQ4341 号

出版发行：河南科学技术出版社
　　　　　地址：郑州市郑东新区祥盛街27号　　邮编：450016
　　　　　电话：（0371）65788613　　65788625
　　　　　网址：www.hnstp.cn
责任编辑：武丹丹
责任校对：董静云
封面设计：张　伟
责任印制：徐海东
印　　刷：河南文华印务有限公司
经　　销：全国新华书店
开　　本：787mm×1 092mm　1/16　　印张：19.75　　彩插：8　　字数：307千字
版　　次：2024年11月第1版　　2024年11月第1次印刷
定　　价：88.00元

本书编委会

主　编　张怀亮　张道培　赵　敏
副主编　徐　进　李　丹　范晓飞　任　飞　段云飞
编　委　刘飞祥　王永涛　杨克勤　刘群霞　丁红宇
　　　　李　磊　马建功　周　媛　李瑞红　张　杰

主编简介

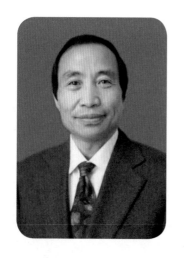

张怀亮　二级教授，主任医师，博士研究生导师，河南中医药大学第一附属医院脑病医院名誉院长，河南省眩晕病诊疗中心原主任，河南中医药大学眩晕病研究所所长。首批全国优秀中医药临床人才，全国医德标兵，国务院政府特殊津贴专家，第五批全国老中医药专家学术经验继承工作指导老师，经国家中医药管理局批准，建有全国名老中医药专家传承工作室。河南省名中医。著名中医脑病专家李秀林教授的学术继承人。兼任世界中医药联合会内科分会常务委员，中国中西医结合学会眩晕病专业委员会首任主任委员，中国中医药研究促进会脑病分会副会长，中华中医药学会脑病分会原常务委员，河南省中西医结合学会眩晕病专业委员会主任委员，河南省中医药学会脑病分会副主任委员，河南省睡眠医学会原副会长。出生于中医世家，长期从事中风、眩晕、头痛、失眠、抑郁、焦虑、癫痫、重症肌无力等病的临床研究，擅长治疗内科疑难杂症。

近二十年来，在专病建设方面做出了较大成绩。比如，带领团队成立了国内第一家高校眩晕病研究所（河南中医药大学眩晕病研究所），第一家省级眩晕病的学术组织（河南省中西医结合学会眩晕病专业委员会），第一家省级眩晕病诊疗中心（河南省眩晕病诊疗中心），第一家眩晕病的专业网站（中国眩晕网），第一家国家级的眩晕病专业委员会（中国中西医结合学会眩晕病专业委员会），第一家全国多学科眩晕病会诊中心。经相关部门批准，牵头制定3种眩晕病诊疗指南。在国内眩晕医学领域做出了多项开创性的工作。

从医以来，发表学术论文161篇，获省级科技进步奖等6项，国家发明专利3项，实用新型专利1项，在研课题3项，出版专著7部，培养硕、博士研究生67人。

张道培　医学博士，主任医师，博士研究生导师，河南中医药大学第一附属医院脑病四区主任，河南省眩晕病诊疗中心主任。北京大学访问学者，河南省卫生科技创新人才，郑州市学术技术带头人。兼任中国中西医结合学会眩晕病专业委员会秘书长，中国医药教育协会眩晕专业委员会常务委员，中国卒中学会青年理事会理事，河南省整合医学学会眩晕医学分会主任委员，河南省卒中学会卒中与眩晕分会副主任委员，河南省卒中学会青年理事会副理事长，河南省医学会眩晕医学分会委员，河南省临床神经电生理专业委员会常务委员。

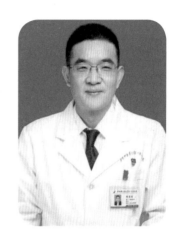

主要从事后循环缺血事件与眩晕、前庭性偏头痛和周围神经病变等相关领域基础和临床研究。擅长中西医结合诊治头晕／眩晕、中风、周围神经病、失眠、帕金森病、运动神经元病等疾病。

主持完成国家自然科学基金面上项目1项，省市课题10项，获省市科技进步奖6项。发表论文120余篇，其中SCI期刊收录24篇。出版专著2部。《癫痫与神经电生理学杂志》《河南中医》和《中医学报》编委，《国际脑血管病杂志》通讯编委。

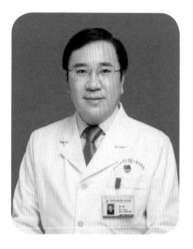

赵敏 主任医师，教授，医学博士，博士研究生导师，河南中医药大学第一附属医院副院长，国家华中区域中医脑病专科诊疗中心主任。第三届河南省名中医，第四批全国老中医药专家学术经验继承人，河南省中医药拔尖人才。兼任中国中西医结合学会眩晕病专业委员会主任委员，中华中医药学会脑病分会副主任委员，中国民族医药学会脑病分会会长，中国中西医结合学会精神医学分会常务委员。

长期从事眩晕、中风、失眠、头痛等中医临床防治和研究工作，重视发挥中医个体化、动态化辨证优势，中药方证和经络、穴位相结合，倡导心身同治。作为河南中医药大学第一附属医院脑病医院负责人、学科带头人，将中医脑病学科建设为国家区域中医（专科）诊疗中心。

近年来主持和参加国家重点研发课题2项，国家科技重大专项1项，省部级课题5项，厅局级课题8项。研制并发布国家级专业学会诊疗标准、指南3项。参编《神经定位诊断学》等教材3部。医学专著5部。获国家发明专利1项。发表论文70余篇，中文核心及SCI论文20篇。获厅局级以上科技成果奖励4项，其中国家级1项、省部级1项。

序一

河南是医圣张仲景的故乡，自古以来，中原人杰地灵，名医大家辈出，中药资源丰富，是中医药文化的重要发源地。河南中医药大学作为本省唯一集教学、临床、科研为一体的中医高等教育学府，在中医药的传承和创新方面都取得了可喜的成绩和突破。

我校杰出校友、河南中医药大学第一附属医院张怀亮教授自幼秉承家学，不仅具有深厚的中医临床功底，对现代医学也有很深的造诣，中西汇通，兼容并蓄，从事中西医临床医疗和教学工作四十余年，逐渐成长为享誉我省乃至全国的知名脑病专家，尤其在眩晕的诊治方面，其带领的团队走在了全国的前列。

怀亮教授有感于眩晕患者众多，在二十年前即开始进行眩晕类疾病的临床研究，并于2010年先后成立了全国第一所高校眩晕研究机构——河南中医药大学眩晕病研究所、河南省眩晕病诊疗中心，2013年成立全国首个省级眩晕学术组织——河南省中西医结合学会眩晕病专业委员会，2016年牵头成立全国首个国家级眩晕学术组织——中国中西医结合学会眩晕病专业委员会，这数个"第一"体现了怀亮教授及其团队刻苦钻研、敢为人先、追求卓越的学术拼搏精神。当选中国中西医结合学会眩晕病专业委员会主任委员后，怀亮教授以促进我国眩晕医学的发展为己任，近年来，我国十余个省级中西医结合眩晕分会纷纷成立，这都是和怀亮教授的努力推动分不开的。

眩晕医学具有跨学科的特点，培养专业化的眩晕医师是提高眩晕疾病诊疗水平的关键，我国目前尚缺乏中西医结合方面的眩晕专著，怀亮教授率领团队耗时5年之久，编撰了《中西医结合眩晕病学》一书，该书中医部分堪称"集历代眩晕诊治之大成"，总结了自《黄帝内经》以来论治眩晕的流派及其学术思想特点，并系统地提出他们自己关于眩晕的中医辨证论治体系，令人耳目一新；西医部分以病为目，参考最新的现代医学文献，包括各种前庭功能检查及眩晕类疾病的诊断治疗，侧重于临床应用，是一部内容充实、资料丰富、参考价值较高的专著，能够满足眩晕专业医师的工作需要。知识应当属于全人类，我真诚地希望本书可以让更多的患者受益。

书将付梓，欣然为序。

全国名中医

教授 博士生导师

河南中医药大学原校长

郑玉玲

2023 年 3 月

序二

　　眩晕属于多学科交叉的一种临床综合征，可见于神经科、耳科、内科、骨科、心理科等多个学科领域。随着医学科学的不断发展，眩晕类疾病的分类越来越精细，相关的基础和临床研究成果日新月异，全国各级眩晕学术组织也不断成立，有力地推动了我国眩晕医学的发展，令人振奋，备受鼓舞。但欣喜之余，我们发现在部分医疗机构尤其是基层医疗单位，仍有大量的眩晕患者面临着诊断不清、治疗方法手段不强的现状，究其原因，在于临床医师对眩晕类疾病的相关知识未能系统掌握，诊疗技术具有一定的片面性和主观性。而如何将前沿的眩晕医学理论知识和诊疗技术系统地普及到全国各级医院，特别是市、县级医院的医师层面，并充分发挥中医药在眩晕治疗方面的优势，使他们具备较为全面的眩晕诊疗技术，是我们当下要着重解决的临床问题之一。

　　中国中西医结合学会眩晕病专业委员会首届主任委员、河南中医药大学第一附属医院张怀亮教授长期奋斗在中医药抗眩晕领域，在眩晕的中西医结合基础和临床研究方面做了大量的工作，对我国眩晕医学的发展做出了较为突出的贡献。为了进一步普及眩晕的诊疗技术，发挥中医药治疗眩晕的特色和优势，他不辞辛苦，在百忙之中率领团队编撰了《中西医结合眩晕病学》一书。该书分别从中、西两种医学对眩晕进行全面论述，并有机结合。其中中医部分重点论述了在眩晕医学发展史中具有重要地位的著名医家的学术思想和诊疗经验，基本涵盖了从《黄帝内经》时期到现阶段中医学对眩晕的认识和辨治方法，是本书的一大特色；西医部分内容广博，对于各种常见和罕见眩晕疾病从病因、发病机制、诊断及治疗进行了系统的论述，特别是对相关疾病的最新研究进展，也做了提纲挈领的介绍。本书是集中、西医学诊疗精要为一体的工具书，相信它的刊行，必将推动我国眩晕诊疗技术在各级医院的普及和应用，故欣然为序。

中国中西医结合学会副会长、秘书长，国家岐黄学者

中国中医科学院广安门医院副院长 教授 博士生导师

吕文良

2024 年 8 月

前言

眩晕是一种涉及多个学科的常见临床症候群，发病率高，且病因复杂，容易延误诊断，严重影响患者的工作能力和生活质量。近年来眩晕病受到全世界越来越多的专家学者关注，研发出许多新的检查手段和治疗技术，并逐步得到推广。然而，部分临床医师仍然对眩晕类疾病的相关新知识掌握不足，例如对良性阵发性位置性眩晕、前庭性偏头痛、持续性姿势－感知性头晕、双侧前庭病等的新进展学习不到位，将这些疾病错误诊断为"慢性脑供血不足""颈椎病""颈性眩晕"等。虽然眩晕诊断水平有了一定提高，但是时至今日，临床上仍有大量的眩晕患者面临着诊断不清、治疗无效的困境。不断探索眩晕理论和诊疗技术的同时，充分发挥中医药在眩晕治疗方面的优势，仍是我们当下要着重解决的临床问题。

目前现代医学论述眩晕的专著已纷纷出版，凸显现代医学诊断技术和中医药疗效优势相得益彰的中西医结合眩晕专著寥寥无几。本书分别从现代医学和传统医学两个领域对眩晕疾病进行论述。现代医学方面，着重阐述了眩晕疾病诊断技术，对相关疾病的最新研究进展也做了提纲挈领的介绍。中医部分主要介绍了在眩晕医学发展史中具有重要地位的著名医家的学术思想和诊疗经验，并根据编写团队自身的临床实践，向读者介绍了自己的诊疗经验，基本涵盖了祖国医学各个发展阶段对眩晕的认识和辨治方法。本编写组以"抛砖引玉"的态度编成此书，希望对提升我国眩晕疾病的中西医诊治水平，起到积极的作用。

本书读者除了适合各级临床医师阅读参考之外，将重点针对中医药院校的医学生，开展教学工作，探索开创大学本科阶段眩晕病专病教学之先河，为今后培养更为高级的专病诊治医师奠定基础。由于编写时间仓促，不妥和错误之处难免，殷切希望使用本书的临床医师、教师和医学生们提出宝贵意见和建议，以便再版时修正。

历时5年，这本凝聚着全体编者心血的学术专著就要与读者见面了，这让我们感到非常高兴，但在出版前，编写组还是要强调，本书并不全是作者们的原创，其中有很多内容来自文献的报道，编委们尽管已经在书中尽可能多地标注了文献内容来源，但可能还会有遗漏，对此我们深表歉意。

本书编委会

目 录

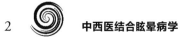

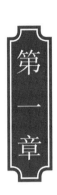

第一章

绪论

第一节　眩晕的多学科特征

眩晕是一类多发病、常见病，又是疑难病症，长期以来困扰着患者，也困扰着医生。眩晕是一个很大的疾病群，年患病率在 5% 左右，据此推算全国 14 亿人口中约有 7 000 万人患有眩晕。因此，认真对待眩晕，提高其诊断治疗水平，关系到广大人民的身体健康问题，具有重大的意义。

眩晕涉及多个学科，以耳鼻咽喉头颈外科、神经内科、急诊科、老年病科、精神心理科和普通内科等较为多见，以周围性眩晕疾病居多（占 70% 左右），但都不是各学科重视的主流性疾病，长期以来被边缘化，没有引起医院和医生的足够重视。耳性眩晕患者最为多见，但由于耳鼻咽喉头颈外科是一个手术科室，医生的精力主要集中在手术，对复杂的眩晕疾病投入的人力和精力远远不够。规模很大的医院通常也只有一两个医生做眩晕的诊疗工作，出眩晕门诊，形成不了团队。很多患者不知道耳部疾病还能引起眩晕，发生了眩晕以后通常不到耳鼻喉科看病，而是怀疑脑部出了什么问题，因而首先到神经内科就诊，因此神经内科拥有大量的眩晕患者。当发生与身体位置变化有关的眩晕时，多数患者首先想到是颈椎病，而到骨科就诊。50 岁以上的中老年人如行颈椎影像学检查，其中 80% 的人的颈椎可能存在不同程度的问题，这很自然地被认为其眩晕是由颈椎病所引起。由于眩晕患者学科归属问题不明，多个学科都诊治眩晕患者，造成了对其诊断模糊和治疗不当而缺乏规范化诊疗的现状。良性阵发性位置性眩晕（benign paroxysmal positional vertigo，BPPV）可能被当成颈椎病治疗，梅尼埃病可能按椎基底动脉供血不足进行治疗，等等，形成多个误区，造成分科论治、对症治疗而达不到病因治疗的局面，大大影响了眩晕的诊疗水平。从单一学科的视角看眩晕具有局限性，多学科合作是必然趋势。多学科合作将机械割裂的学科和专业知识有机地结合，推动眩晕诊疗规范化。

第二节　眩晕医学的发展历程

眩晕医学是一门新的医学学科，2013年河南省中西医结合学会眩晕病专业委员会的成立，标志着我国眩晕医学的初步兴起。之后国内多家眩晕医学专业委员会成立，促使我国眩晕医学事业得到迅猛的发展。由于多数医院没有眩晕科，眩晕患者不知道挂哪个科的号看病，医生的专业知识也有待提高，这样就使眩晕的诊疗水平不高，形成了医学领域的一个弱势区域。近年来，医学界已经迎来了研究眩晕的热潮，并取得了重要成果，眩晕的诊疗水平有了突飞猛进的发展。加入眩晕医学研究的医生越来越多，队伍越来越庞大，形成了可喜的局面。更可喜的是，全国的眩晕诊疗专科越来越多。由于眩晕性疾病分布在各个学科，其有边缘性、交叉性的特点，不易引起医学界的重视，影响了诊疗水平的提高。要真正提高眩晕的诊疗水平，必须搭建专业化的诊疗平台，建成眩晕门诊、眩晕实验室和眩晕病房，医务工作者按照眩晕诊疗的流程达到专业化的诊疗水平，这是必然趋势。愿广大眩晕医学工作者互相学习，深入研究，不断取得研究成果，为保障人民的身体健康做出贡献，为眩晕医学的发展做出贡献。

一、不同时期眩晕医学的发展

祖国医学对眩晕的辨证论治至少有两千多年的历史，对保障人民的身体健康做出了巨大的贡献。西医学进入我国也已有百余年的历史，逐渐发展壮大并成为我国医疗的主流力量。中、西医学对眩晕的认识均经历了漫长的过程。中国经济的快速发展带动了我国医学事业的发展，我国医疗的实力和水平得到大幅度提升，各个学科对各种疾病的诊疗水平已经取得了显著的提高，如功能性鼻内镜手术带动了耳鼻咽喉头颈外科的学科发展。然而，对眩晕的诊疗则相对滞后，凸显了两大问题：一是大量的眩晕患者就诊后得不到明确的诊断和规范化治疗。过去门诊眩晕患者较少见，原因之一是部分患者看不起病，加之大部分眩晕疾病又属周围性眩晕，而不是致命性疾病，因而眩晕患者就医较少。而随着我国人民生活水平的显著提高，医保政策的实施，目前眩晕性疾病的就诊率大大提高。二是诊疗水平与发达国家存在较大的差距。发达国家每千人口医生数一般较多，对重点病、疑难病在医院可通过专门的诊疗小组进行诊疗与意见交流，可较好地达到规范化诊疗。多年来对各种眩晕疾病的诊疗规范均是由美国等发达国家首先提出并得以推广，我们在这方面与之尚存在明显差距。

20 世纪 70 ~ 80 年代，医疗发展条件相对薄弱，由于眩晕患者对该病认识的局限，首诊科室大多集中在内科、骨科，患者对耳鼻喉科的认知仍以外科手术治疗为主，加之各个学科交流较少，对眩晕疾病的诊断和鉴别诊断认识、研究不足，常出现误诊、误治。这引起了神经内科、耳鼻喉科、中医科的重视。空军军医大学（原第四军医大学）西京医院神经内科粟秀初教授、中山大学附属第一医院神经内科黄如训教授、中国人民解放军总医院耳鼻咽喉头颈外科张素珍教授等老一辈专家率先开展眩晕的临床和科研工作。

20 世纪 80 ~ 90 年代，河南中医学院（现河南中医药大学）第一附属医院李秀林教授的《眩晕中风证治》，从中医论述眩晕。河南医科大学（现郑州大学）第一附属医院耳鼻咽喉科董明敏教授深入研究眩晕疾病的诊断与治疗。河南中医学院第一附属医院脑病科张怀亮教授率先开展眩晕病的中医临床研究，成立眩晕专科病房，由此开创了河南省眩晕中医研究的先河。河南医科大学第二附属医院神经内科李建章教授开展中枢性眩晕的研究，著有《头痛头晕诊断治疗学》。

2001 ~ 2010 年，国内著名神经内科和耳鼻喉科研究眩晕专家陆续出版了眩晕的相关专著，代表性的有粟秀初、黄如训教授主编的《眩晕》，张素珍教授主编的《眩晕症的诊断与治疗》，有力地推动了眩晕知识的普及和发展。此阶段河南中医学院第一附属医院脑病科着重研究精神心理、失眠因素引起的眩晕，中医辨证治疗取得较好的疗效。同时期郑州大学第一附属医院建立眩晕门诊，河南中医学院成立眩晕病研究所，河南中医学院第一附属医院成立眩晕专科（眩晕门诊、眩晕病房），开通中国眩晕网（http://www.xuanyunchina.com）。

2011 年至今，中国人民解放军总医院吴子明教授、华中科技大学同济医学院附属协和医院孔维佳教授、北京天坛医院赵性泉教授、空军军医大学（原第四军医大学）

西京医院韩军良教授、复旦大学附属眼耳鼻喉科医院王武庆等知名专家，为推动眩晕医学的发展做了很多开创性的工作，重点研究前庭外周性眩晕的发生、发展机制及康复治疗。河南中医药大学第一附属医院张怀亮教授等主编的《眩晕头晕头昏300问》，有力地推动了眩晕病知识的普及。全国各地眩晕中心不断涌现，诸多医院购置了眩晕检查设备，进行眩晕临床诊疗，同时开展广泛合作交流，提高了眩晕医学的学术水平。该阶段全国眩晕医学蓬勃发展，不断引进国外眩晕检查设备，国内各个眩晕学会不断成立，多次举办眩晕专题研讨会和学习班，为眩晕医学的发展、普及做出了重要贡献。

二、头晕/眩晕概念的理解

对症状的定义，在临床、研究及国际专业交流时非常重要。长期以来，用于描述头晕和眩晕这些核心性前庭症状的术语即使在以英语为官方语言的国家也一直都是一个很有争议的话题。在国内，大多数临床医师一提起"头晕/眩晕"，就理解为"头晕=头昏沉感=dizziness=内科病变多见"，"眩晕=旋转感=vertigo=前庭系统病变多见"。这种理解其实存在很大的片面性：①忽略了同一种疾病可以同时、先后存在头晕/眩晕等症状；②忽略了头晕/眩晕症状可以广泛发生于内科、神经科及心理科等学科疾病中；③不恰当地将中文的头晕/眩晕的含义用英文dizziness及vertigo进行了对应表达，歪曲了英文dizziness及vertigo的本义表达；④应用眩晕概念狭义地表达了前庭多样的临床症状。这样对头晕/眩晕概念的理解，极易导致医生在诊治眩晕患者时，思路变窄，鉴别诊断能力下降。

早在20世纪70年代，美国的Drachman和Hart将患者的头晕（dizziness）作为症状的总称，分为四类亚型：①眩晕［vertigo（illusion of spinning or motion）］，一种自身或外界环境的旋转感觉，提示前庭源性疾患；②晕厥［presyncope（feeling of impending faint）］，一种晕厥前或即将晕厥时的感觉，提示心血管源性疾患；③失衡［disequilibrium（loss of balance or equilibrium when walking）］，一种无法保持平衡的感觉，提示神经源疾患；④头昏或非特异性头晕［non-specific dizziness（lightheadedness，wooziness，giddiness，etc.）］，一种比较含糊、难以描述的头昏或头晕的感觉，提示精神源性或代谢性疾病。这篇论文此后被大量引用，至今仍广泛地影响着各国的临床实践。这种临床分类之所以在临床中仍然能够被广泛应用，主要是因为这四类主诉的确可以为临床医师提供倾向性的诊断思路及权重诊断方向。

在2006年瑞典乌普萨拉举行的第24届巴拉尼协会（Bárány Society）会议上，大会发出了建立前庭疾患分类的倡议。2008年国际耳神经协会的专家、西班牙耳鼻喉科协会与美国耳鼻咽喉头颈外科学会（American Academy of Otolaryngology-Head and Neck Surgery，AAO-HNS）的成员也一起加入了巴拉尼协会分类委员会，共同细化、完成了前庭症状的分类。在这次讨论中，明确了不再应用美国Drachman、Hart的美式用法，不再把头晕（dizziness）作为一个总称，不再将眩晕（vertigo）作为其中一部分，这样的选择也被认为在之后翻译中的语言学方面更具兼容性。将头晕和眩晕单独定义这种情况当时在欧洲较为普遍，现在看来，国内医师把头晕、眩晕分别定义与欧洲分类颇为类似。然而，这次讨论最大的亮点在于针对前庭症状的分类更为细腻，症状分类如下：①眩晕（vertigo），为一种运动错觉，包括自发性眩晕［内在-外在眩晕，包括旋转感（多与半规管有关）、线样动感和倾倒感（多与耳石器有关）］及诱发性眩晕［位置、头动、直立、视觉、声音、瓦尔萨尔瓦（Valsalva）动作等］；②头晕（dizziness），为一种空间定向能力受损或障碍的感觉，没有运动的虚假或扭曲的感觉，包括自发性头晕和诱发性头晕（位置、头动、直立、视觉、声音、Valsalva动作等）；③前庭视觉症状（vestibulo-visual），为前庭病变或视觉与前庭系统相互作用所引起的视觉症状，包括外在眩晕、视振荡、视滞后、视倾斜、运动性视模糊；④姿势性症状（postural），为维持姿势稳定有关的平衡症状，包括不稳、方向性倾倒、平衡性近乎跌倒、平衡性跌倒。虽然该讨论强调这些症状没有特异的定位含义及与前庭病理生理相关，但是我们还是可以看出，这些症状还是基于前庭眼反射（vestibulo-ocular reflex，VOR）及前庭脊髓反射（vestibulo-spinal reflex，VSR）受损而相应产生的。可以看出，对于前庭相关症状的细化将有助于我们更为真实、准确地获得前庭受损的证据。

值得提出的是，由于患者主诉的不稳定性即临床的复杂性，过分依靠症状的性质来诊断病因误差较大，常导致误诊的概率较高。这就要求医师除了细化患者头晕/眩晕的主诉之外，一定要充分结合患者的其他病史、相关床边检查及必要的辅助检查，诊断才可能更为准确。

三、眩晕医学的研究进展和规范化

关于眩晕的研究在很多方面都取得了成绩，但最大的进展是对良性阵发性位置性眩晕（BPPV）的研究，它是医学史上的一个奇迹，解决了近乎 1/3 眩晕患者的诊断与治疗问题。对于 BPPV 的诊疗有 3 个里程碑的突破：第一个突破是，发现 BPPV 的患病率很高，占眩晕的 20%～40%，有的报告占 60%，累计患病率达 10%。过去不知道这个病，经过几十年的研究才逐渐认识了该病，但是患病率这么高是最近几年才认识到的。BPPV 包括多种类型，有原发性的 BPPV、继发性的 BPPV、突发性聋伴 BPPV、前庭神经炎伴 BPPV、梅尼埃病伴 BPPV、拉姆齐·亨特综合征（Ramsay Hunt syndrome）伴 BPPV、典型的 BPPV 和不典型的 BPPV 等。第二个突破是，BPPV 的手法复位治疗可以取得良好的疗效，非常有经验的医生 BPPV 手法复位治疗的有效率可以达到 90%。现在全国各地医院比较普遍地开展了 BPPV 手法复位治疗，取得了很大的成绩，解决了很多问题。但是手法复位全凭个人经验，难以标准化和精确化，大部分医生只能达到 40%～60% 的疗效。第三个突破是，诞生了一种医疗设备，以 SRM-Ⅳ 为代表的 BPPV 诊疗系统，实现了定位、定量、定速的全自动化诊断和复位，达到了对 BPPV 的精确化诊断和治疗。BPPV 的研究使大量的眩晕患者得到了立竿见影的治疗效果，解除了很多患者的疾苦，提升了医务工作者对眩晕诊疗的信心，促进和带动了眩晕医学的发展。

眩晕性疾病长期存在诊断不准确、治疗不规范的问题，成为医学诊疗领域的弱势区域。近年来，眩晕相关临床研究在国内外医学领域均引起了特别的关注。国际上对前庭基础与临床研究最有权威的巴拉尼协会在 2006 年启动了前庭疾病国际分类工作。2009 年首先完成了前庭症状的分类，前庭症状被分为眩晕、头晕、前庭视觉症状和姿势性症状四类，并就每种前庭症状进行了明确的定义。2015 年完成了前庭综合征分类，包括急性前庭综合征、发作性前庭综合征和慢性前庭综合征，每个综合征又包含多种疾病，这有利于临床进一步识别眩晕的种类。2012 年发布了前庭性偏头痛的诊断标准，诊断上包括明确的和可能的前庭性偏头痛两类。由于前庭性偏头痛的机制仍然不清楚，其临床诊断仍需要进一步的研究和认识。巴拉尼协会和美国耳鼻咽喉头颈外科学会、日本平衡研究协会、韩国平衡协会就梅尼埃病诊断达成了共识，于 2015 年发布了该病的诊断标准，世界卫生组织（World Health Organization，WHO）也将在新版国际疾病分类中采用这一新的诊断标准。在 2015 年巴拉尼协会还发布了 BPPV 的诊断标准。在 2016 年又发布了前庭阵发症的诊断标准。在 2017 年则发布了持续性姿势 – 感知性头晕和双侧前庭病的诊断标准。巴拉尼协会将继续制定和发布其他眩晕疾病的诊断标准及指南。一系列的眩晕疾病诊断标准和指南的发布，将使眩晕的诊疗达到国际化的统一，具有重要的意义。

四、眩晕医学的学术发展

1987 年 7 月 19 ~ 24 日，全国眩晕专题学术讨论会在贵阳市召开，参加会议的有来自全国各地的正式代表 78 名，列席代表 88 名，参加人员包括耳鼻咽喉科、神经耳科和耳神经外科等专家，许多神经内科医师也参加了这次会议。会议收到论文 172 篇，参加大会交流的 34 篇，小会交流 63 篇。这次会议是在中华医学会及贵阳分会和贵阳医学院（现贵州医科大学）的精心安排下，召开的全国首次眩晕专题会议。

2013 年，河南省中西医结合学会眩晕病专业委员会成立，眩晕医学作为一个学科正式诞生。2014 年 9 月 10 日，北京医学会正式成立了眩晕医学分会，在全国带了头，这个学会是一个跨学科的学会，由包括耳鼻咽喉头颈外科、神经内科、骨科等多个学科从事眩晕医学工作的专家组成。2014 年 9 月 12 日，中国研究型医院学会正式成立了眩晕医学专业委员会，建立了国家级眩晕学会组织，多个学科的眩晕医学专家走在一起，共同研究眩晕。2014 年 11 月 29 日，中国中西医结合学会耳鼻咽喉科专业委员会在上海正式成立了眩晕医学专家委员会，100 多名中西医耳鼻咽喉科专家云集上海，共同探索眩晕的中西医结合治疗。2016 年 5 月 6 日，中国中西医结合学会眩晕病专业委员会在郑州成立。2016 年 6 月 18 日，中国医药教育协会眩晕专业委员会在北京成立。2017 年 6 月 17 日，中国医疗保健国际交流促进会眩晕医学分会在北京成立。2017 年 6 月 24 日，中国卒中学会卒中与眩晕分会成立。2018 年 6 月，中国医师协会神经内科医师分会眩晕专业委员会成立。2018 年 11 月 16 日，中国康复医学会眩晕康复专业委员会在北京成立。2022年5月28日，中国老年医学学会眩晕／前庭医学分会在北京成立。其他还相继成立了诸多专业委员会的眩晕学组。这些眩晕学会的成立，标志着我国的眩晕医学已经诞生，对于提高我国眩晕疾病的诊治水平具有重大的意义。

近几年来，眩晕受到神经内科、耳鼻咽喉头颈外科等多个学科越来越多的关注，以眩晕为专题的学术会议越来越多，一些学科的学术会议专门设立了眩晕分会场，而眩晕分会场的人数通常最多。多学科共同关注眩晕，迎来了空前的局面。然而，眩晕疾病的诊断还存在很多局限，例如，梅尼埃病的内淋巴积水，影像学还不能作为直接的诊断依据，CT、MRI仍不能达到有效的判定；BPPV的耳石理论，没有影像学的依据，只是理论上的推测。随着眩晕医学的基础研究不断进步，现代遗传技术、分子影像技术、生物信息技术会进一步揭示眩晕性疾病的原理，更好地指导临床。

五、眩晕医学专业化的理念

BPPV的重大研究进展使近1/3的眩晕患者有立竿见影的治疗效果，但眩晕性疾病有100多种，由于多数医院没有眩晕科，众多的眩晕患者就诊时不知道挂哪个科的号看病，经常辗转于多个学科、多家医院，做了大量的检查，可能仍然诊断不清而得不到病因治疗。为了改变这一状况，学者们提出了眩晕医学专业化的理念：眩晕的整合医学，也就是在全国各医院诞生一个新的学科——眩晕科，这样才能从真正意义上提高我国的眩晕诊疗水平。全国各地先后成立了专业化的眩晕诊疗机构，搭建专业化的平台，建立了专业化的眩晕门诊、眩晕病房和眩晕实验室，组织和培养了大量专业化人才，使眩晕达到专业化的诊疗水平。

六、存在的不足之处

眩晕医学的概念刚刚形成和建立，尽管BPPV的复位治疗取得了良好的效果，带动了眩晕医学在国内的发展，但是大部分医院对BPPV还不能达到精确化诊断和复位的目标。还有很多医院尤其是基层医院仍把BPPV这个眩晕的第一大疾病群当作椎基底动脉供血不足予以输液治疗或当作颈性眩晕进行治疗。各学科间的交流还远远不够。广大人民群众尚缺乏眩晕的基本知识，导致有病乱投医。大部分医院只有极少数医生重点从事眩晕的诊疗和研究工作，尚未形成专门的团队。

总之，眩晕性疾病已得到多个学科的重视，并已成为研究的热点，近年来已经取得了瞩目的成绩，眩晕的诊疗水平正在迅速提高，尤其是眩晕学科的诞生和多学科诊疗模式（multi-disciplinary treatment，MDT）将会进一步推进眩晕诊疗的规范化。临床研究、基础研究与现代科学的结合，以及中西医结合诊疗思路将会使眩晕疾病的诊疗和全面发展迎来新的局面，眩晕诊治水平也将会全面提高。

第三节　眩晕学科的发展目标

眩晕学术会议数量成倍增加，多个眩晕学会的成立，多个眩晕中心和部分眩晕门诊的诞生，新闻媒体宣传力度的增大和广大人民群众认知度的提高等多个方面充分说明并体现了眩晕的热度，今后几年这个热度将会持续。

眩晕学科的建立正在全国各医院兴起，建立有眩晕门诊、眩晕诊疗中心、眩晕专科等，有的是在耳鼻咽喉科名下，有的则是在神经内科名下，还有的是在老年病科或康复科名下，形成了多学科关注和竞争的态势。眩晕的学科规范设置将会逐步完善，眩晕病专科医院将会建立。眩晕的互联网医疗和眩晕的智能医疗正在兴起，眩晕互联网医院已经上线。从事眩晕工作和研究的人员将会越来越多，逐渐形成一支越来越庞大的专业化队伍。

（一）大力宣传和推广眩晕医学专业化理念，有力推进眩晕医学发展

实现眩晕医学专业化，才能在真正意义上改变目前国内对眩晕性疾病诊疗的状况，由对症治疗到病因治疗，节省大量的医疗费用，普遍提高眩晕的诊疗水平。推广眩晕三级学科和二级学科的建立，争取建立专业化的眩晕学科和眩晕病专科医院。

（二）加强眩晕医学科学研究

现在还有很多眩晕病的发病机制不清楚，缺乏新的发现和突破，仍然靠症状诊断，治疗上缺少针对性的措施。要开展结合临床的科学研究，在诊断不清的眩晕病上争取有所突破，或者在实践中找到良好的治疗方法，包括眩晕的中西医结合治疗。晕动病的治疗已经取得了突破性的进展，要在国内外推广并继续加强研究。对 BPPV 这一高发病率的眩晕群体，要达到精确化的诊断和复位，研究如何降低复发率。建立眩晕中

心平台的大数据，第一步先进行规范化诊断治疗，统一纳入信息平台。加强眩晕外科的研究，梅尼埃病的半规管阻塞术已经取得了良好的效果，应在全国进一步推广。

（三）普及眩晕医学知识

不仅要给医疗人员普及眩晕医学的知识，还要给广大群众普及眩晕医学知识，要让群众知道什么叫耳石症，什么是梅尼埃病。我们的专家要多做讲座，多上台宣讲，多做活动，尤其要利用新闻媒体做好科学普及工作，要充分利用新媒体做好宣传工作。我们已经建立了眩晕的多个微信公众平台和微信群，要进一步加强这方面的工作，做好与患者的互动。

（四）培养眩晕医学专业化人才

目前在国内从事眩晕诊疗与研究工作的医生和专家较少，一般一个大医院只有一两个医生做眩晕诊疗工作，只能看看门诊和做做手法复位。培养一大批眩晕医学专家和医生是提高眩晕诊疗水平的关键点之一。要培养一大批眩晕专家、一大批眩晕学科带头人，这对我们从事眩晕医学研究的医务工作者来说是一个难得的机遇，这要求眩晕医学工作者掌握多学科知识。

1.耳鼻喉科知识　耳解剖、前庭解剖及生理基础知识；耳镜、听力图、前庭评价、影像学及常见病（BPPV/单侧前庭病变失代偿、突发性聋/梅尼埃病、迷路梗死等）诊断要点等临床知识。

2.神经科知识　神经系统、脑血管解剖及中枢前庭生理知识；神经科电生理、血管评价、影像学及常见病（小脑下后动脉、小脑下前动脉脑血管病/前庭性偏头痛）诊断要点等临床知识。

3.多学科基础知识　心理科、骨科及内科学知识亦很重要。

4.诊断学思维的知识凝练　病史＋查体＋辅助检查的流程掌握；定位定性的思维灵活运用。

（五）培养眩晕医学中西医结合治疗思维

在没有揭示疾病原理时，应该重视治疗学，以解决问题为主。中医学从宏观的角度和全身来认识问题，对眩晕性疾病积累了丰富的诊治经验。眩晕性疾病适合中西医结合进行治疗。如前庭性偏头痛、良性复发性眩晕及儿童良性眩晕等多种眩晕性疾病，以中西医结合的方法多能取得较好的治疗效果。

参考文献

［1］吴子明.眩晕疾病诊治行业现状［J］.中国医疗前沿，2007（7）：85-89.

［2］单希征，王恩彤.眩晕医学进展的回顾［J］.中华全科医师杂志，2018，17（2）：85-87.

［3］单希征.眩晕医学国内外研究进展与展望［J］.武警医学，2018，29（2）：109-112.

［4］单希征.我国眩晕的诊疗现状、发展和策略［J］.中国研究型医院，2017，4（1）：11-14.

［5］徐进.中国中西医结合学会眩晕病专业委员会成立大会暨第一届学术会议在郑州召开［J］.中国中西医结合杂志，2016，36（10）：1190.

［6］廉能静.全国眩晕专题学术讨论会在贵阳举行［J］.中国医学文摘（耳鼻咽喉科学），1987（3）：121.

［7］鞠奕，赵性泉.更新头晕／眩晕理念，厘清诊疗思路［J］.中华全科医师杂志，2020，19（3）：198-200.

［8］蒋子栋.多学科合作规范眩晕／头晕诊治［J］.中华神经科杂志，2019，52（2）：153-156.

［9］何菊，张怀亮.后循环缺血性眩晕的中西医研究进展［J］.中国中医基础医学杂志，2018，24（6）：871-872.

［10］粟秀初，孔繁元，黄如训.进一步提升眩晕、头晕和头昏诊疗工作中的理性共识［J］.中国神经精神疾病杂志，2011，37（11）：702-704.

［11］吴子明，张素珍.前庭系统疾病诊治的现状［J］.中华耳科学杂志，2011，9（4）：359-360.

［12］杨旭.国内神经科眩晕诊断现况及对策［J］.中国卒中杂志，2015，10（5）：373-381.

（张怀亮　张道培　赵　敏）

第二章

眩晕的病史、检查与诊断

第一节　眩晕的病史采集

在日常诊疗过程中，眩晕患者最易被误诊为椎基底动脉供血不足、颈椎病、脑梗死、梅尼埃病或笼统称之为"眩晕综合征"等病。进行详细、全面的病史采集，能够为眩晕的诊断与鉴别诊断提供重要的线索和依据。事实上，详细地采集患者症状的发作性质、持续时间、诱发因素（自发发作还是诱发发作）、伴发症状（尤其是神经系统症状及听力）、发作频率及各类病史（既往史、个人史、药物史及家族史），70% 的眩晕患者可以明确诊断的方向。值得提出的是，有效的病史采集，尤其结合患者的现病史和既往史，更有助于定性诊断。目前存在重定位、轻定性的趋势，比如一看到前庭神经受损的患者，就很容易将前庭神经受损等同于前庭神经炎，这就存在定性的问题。事实上，是炎症还是血管介导发病，还是要依据患者的发病快慢、疾病基础等因素进行综合判断，因此，详细的病史问诊非常重要。

一、与前庭疾患密切相关的四类症状和发作性质

1. 眩晕　内在的旋转感、线样动感、倾倒感，还包括摇摆感、浮动感、弹跳感、滑动感。提示前庭眼反射（VOR）受损为主，单侧受损、急性期多见。

2. 头晕　头昏感，强调的是空间定向受损但未有虚假或扭曲的感觉。提示 VOR 受损为主，但受损程度较轻、双侧受损对称，而且在眩晕的恢复期及中枢性原因多见。

3. 前庭视觉症状　外在的旋转感、振动幻觉、视觉延迟、视觉倾斜、运动性视物模糊。提示 VOR 受损。

4. 姿势性症状　不稳感、方向性倾倒感、平衡相关的（近乎）跌倒感。提示前庭脊髓反射（VSR）受损。

二、不同病因所致眩晕持续时间及鉴别

1. 眩晕持续数秒　多见于良性阵发性位置性眩晕（BPPV）、前庭性偏头痛、心律失常、梅尼埃病后期、外淋巴瘘、上半规管裂、前庭阵发症。

2. 眩晕持续数分钟　多见于短暂性脑缺血发作（transient ischemic attack，TIA）、

惊恐发作、前庭性偏头痛。

3. 眩晕发作持续数分钟至数小时　多见于梅尼埃病、前庭性偏头痛、听神经瘤。

4. 眩晕持续数天　多见于前庭神经炎初期、迷路炎、前庭性偏头痛、脑血管病或脱髓鞘病。

5. 眩晕持续数周至数年　多见于心因性疾病、神经系统疾病、双侧前庭功能减退、慢性中毒、持续性姿势感知性头晕。

三、不同病因所致眩晕的诱发因素及鉴别

1. 眩晕自发性发作（无特定诱发因素）　多见于前庭性偏头痛、急性前庭外周病变、梅尼埃病、脑血管疾病（卒中或 TIA）、脱髓鞘病、韦尼克（Wernicke）脑病。

2. 眩晕在头部 / 体位位置改变时发作　多见于 BPPV、前庭性偏头痛、急性迷路炎、脑桥小脑角肿瘤、脱髓鞘病、外淋巴瘘。

3. 眩晕在 Valsalva 动作、强声时发作　多见于外淋巴瘘、上半规管裂。

4. 眩晕在工作压力、应激等情况下发作　多见于精神或心理疾病、前庭性偏头痛。

5. 近期上呼吸道病毒感染诱发的眩晕发作　多见于急性前庭神经炎。

6. 免疫功能低下抑制（如免疫抑制药物治疗、老龄化、应激状态）时出现的眩晕发作　应该注意耳部带状疱疹合并 Ramsay Hunt 综合征。

四、不同病因所致眩晕的伴发症状及鉴别

1. 眼球震颤　见于周围性或中枢性眩晕。

2. 神经系统局灶症状　见于脑血管疾病、脱髓鞘病、颅内肿瘤、颅内感染等。

3. 畏光、畏声　见于前庭性偏头痛。

4. 面神经麻痹　见于听神经瘤、疱疹病毒感染。

5. 头痛　见于前庭性偏头痛、听神经瘤。

6. 耳鸣　见于梅尼埃病、急性迷路炎、听神经瘤。

7. 耳胀满感　见于梅尼埃病、听神经瘤。

8. 耳或乳突疼痛　见于急性中耳疾病（如中耳炎）、疱疹、听神经瘤。

9. 听力损失　见于梅尼埃病、外淋巴瘘、听神经瘤、胆脂瘤、耳硬化症、TIA 或侵及小脑下前动脉的卒中、带状疱疹病毒感染。

10. 平衡失调　见于单侧前庭神经病变、脑桥小脑角肿瘤（程度较重）、脑血管病等中枢病变。

五、不同病因所致眩晕伴听力损失及鉴别

1. 耳硬化症和胆脂瘤　多合并进行性、传导性聋。

2. 带状疱疹（如 Ramsay Hunt 综合征）　多出现亚急性和急性起病，单侧感音神经性聋。

3. 梅尼埃病　多合并感音神经性聋，初期具有搏动性，先累及低频听力，随后进行性加重影响高频听力。

4. 听神经瘤　多出现进行性加重、单侧、感音神经性聋。

5. 外淋巴瘘　多出现进行性的单侧听力损失、混合性或感音神经性聋。

6. TIA 或卒中累及小脑下前动脉或内听动脉　多出现突然发作的单侧听力损失、感音神经性聋。

六、不同病因所致眩晕发作频率及鉴别

1. 单次或首次发作眩晕　多见于脑血管疾病、前庭神经炎、迷路炎、迷路梗死、药物中毒、首次发作的梅尼埃病、首次发作的前庭性偏头痛、脱髓鞘病。

2. 复发性眩晕　多见于 BPPV、前庭性偏头痛、梅尼埃病、TIA、惊恐性发作、单侧前庭功能代偿不良、自身免疫性内耳病、癫痫性眩晕、发作性共济失调 2 型。

第二节　眩晕的体格检查

眩晕是一种患者对自身或周围环境的运动错觉，通常主诉旋转性眩晕，有时是一种线性移位或者倾斜感等症状，常在头部运动时加重并伴有恶心、呕吐，是由前庭-皮质通路神经活动的不平衡引起的。眩晕可由周围性前庭器官（迷路或者前庭神经）损伤引起，也可由中枢前庭系统（前庭神经核、前庭-丘脑通路、前庭-皮质通路及小脑等）损伤引起。由此可见，眩晕的诊断涉及前庭周围及中枢等方面的知识，这对于神经科、耳科及其他专科医师而言，都需要准确掌握。随着近年来眩晕临床工作的发

展，眩晕床旁规范检查技术日臻完善，包括患者的一般情况、神经系统及听力检查、眼部检查、头动检查、姿势步态检查及变位检查六部分内容。

眩晕诊断流程见图2-2-1。

一、一般情况

1. 血压

（1）双侧肱动脉血压测量：进行双侧肱动脉血压测量，当两侧收缩压差超过20mmHg并伴随脉搏的延迟，听诊椎动脉-锁骨下动脉区可闻及杂音，提示锁骨下动脉盗血综合征（subclavian steal syndrome，SSS），SSS是引起椎基底动脉/后循环缺血发作性眩晕的原因之一，可进一步行颈动脉彩超、经颅多普勒超声（transcranial Doppler，TCD）、计算机体层血管成像（computed tomography angiography，CTA）或数字减影血管造影（digital subtraction angiography，DSA）等相关检查明确诊断。

（2）卧、立位血压测量：患者通常平卧位休息至少5min后测量卧位血压，然后测量站立后即刻血压和站立位3min时血压。卧、立位血压测量若收缩压下降＞20mmHg和（或）舒张压下降10mmHg，则提示存在直立性低血压（orthostatic hypotension，OH），可进一步寻找药源性、神经源性等病因。

2. 心脏

患者临床若无明显原因出现短暂的发作性头晕，存在晕厥前期或晕厥病史或既往伴有心脏基础疾病，则需要注意心源性头晕/眩晕的可能，可进一步评估患者相关情况，通过进行心脏听诊（了解有无杂音）、心电图检查（了解有无心律失常）及心脏彩超等检查评估患者心功能状态，有助于明确诊断。

3. 眩晕主观感觉评估

眩晕主观感觉评估又称为视觉模拟评分法（visual analogue scale，VAS）、直观类比标度法。即用一把刻有0～10刻度的尺子（纸板），询问患者眩晕、震动幻视、不稳感，从0至10不同程度的主观感觉。此方法简单、快速、精确、易操作，可以用来评估眩晕对患者的影响及治疗前后效果。VAS也用于进行评估BPPV患者头晕/眩晕程度及复位效果。

二、神经系统及听力检查

1. 神经系统检查

神经系统检查在眩晕诊断中是非常重要的，有助于医师寻找到

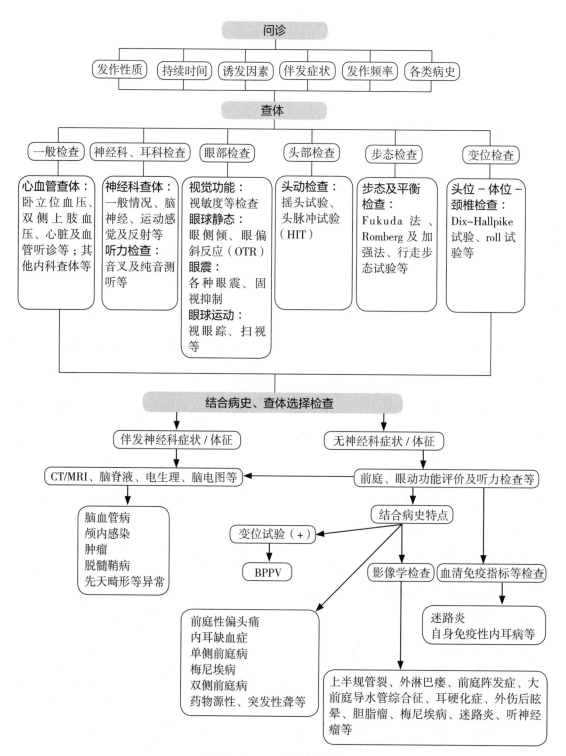

图2-2-1 眩晕诊断流程

中枢受损的证据，应按步骤系统地进行检查。通常包括一般情况（主要是高级皮质功能的评价）、脑神经系统、感觉系统、运动系统、反射系统和自主神经系统六部分的检查。在进行检查时，除了注意患者的肢体无力、麻木等症状，尤其要注意一些相对隐匿的体征，如高级皮质功能受损（诸如精神异常及突然的记忆障碍、视野缺失、共济失调）等，有助于医师定位诊断。值得注意的是，神经科的眩晕患者以老年人居多，常伴不稳感，动脉硬化危险因素、变性疾病及精神心理因素等交错在一起，需要临床医师仔细、准确地寻找与眩晕发生最为相关的临床证据。

2. **听力初步检查**　听力损失的评价极有助于对外周前庭受损的定位（小脑下前动脉梗死例外）。检查方法：避开患者视线，双手指在患者耳边搓动，两侧声音大小可不一致，看患者是否能鉴别哪一侧声音大。也可以应用 128Hz/256Hz 音叉，通过振动产生的声音进行韦伯（Weber）试验和林纳（Rinne）试验检查。传导性聋时，Rinne 试验骨导＞气导，Weber 试验患侧较响；感音神经性聋时，虽 Rinne 试验气导＞骨导，但时间均缩短，Weber 试验健侧较响。临床中，因为许多老年患者通常不同程度地伴有听力受损，给眩晕的中枢定位带来干扰，要注意结合病史、神经系统查体及前庭功能等检查进行综合评价，常可以为医师的诊断提供可靠的线索。亦有部分患者因为听力损失较轻而仅主诉眩晕症状，可进一步完善电测听评价，以协助寻找外周前庭受损的证据，有时候，电测听的动态监测、评价，极有助于对眩晕患者的外周前庭受损定位、定性诊断。

三、眼部检查

（一）动态视敏度（dynamic visual acuity，DVA）检查

动态视敏度是指患者在头动的同时读出正常视力表的能力。检查者用手以2Hz的频率水平或垂直摇动患者的头来观察其动态视敏度，同时患者读正常视力表，如果视力比静止时下降2行，则怀疑前庭眼反射功能减退。

（二）眼位检查

1. **9个方位的眼位检查**　检查时可以用一个小物体或者小手电筒，让患者注视这个目标物，应用小手电筒的优势在于可以观察到对光反射，也可以很容易观察眼位。

可能出现以下几个方面的异常：①斜视、眼偏斜、周期性的眼球运动异常及自发眼震；②凝视诱发眼震（凝视固定能力障碍）；③单眼或双眼眼位不正（如眼肌麻痹、进行性核上性眼肌麻痹）。

第一眼位（直视）：首先观察是否存在眼偏斜或周期性的眼球运动（自发眼震、扫视振荡）。如果存在自发眼震，参照自发性眼震检查。扫视振荡包括眼球摆动、眼球阵挛，并不是严格意义上的眼震，可以在多种疾病中观察到，比如脑干脑炎、脑干或小脑肿瘤、中毒，最常见于副肿瘤综合征。

第二眼位（眼球内收、外展、上转和下转）：主要观察凝视固定能力及部分眼肌运动。

第三眼位（眼球向内上、内下、外上和外下的转动）：主要观察部分眼肌运动情况。注意，显斜视容易识别，但是部分隐斜视需要加做遮盖试验（单眼遮盖法、遮盖/去遮盖法和交替遮盖法）进行观察。耳石通路病变也可引起眼偏斜，应注意鉴别。

2. 眼偏斜反应 眼偏斜反应（ocular tilt reaction，OTR）包括眼扭转（ocular torsion，OT）、眼偏斜（skew deviation，SD）、头歪斜（head tilt，HT）3个特征。有时候还包括主观视觉垂直线（subjective visual vertical，SVV）偏斜，可作为OTR的第4个指征。检查时，要求患者双眼直视前方，可以观察到患者头位姿势和眼位的异常（头歪斜、眼偏斜），头歪斜通常偏向眼低位一侧。眼扭转通常是眼低位侧出现的眼球外旋，通过眼底拍片检查进行确定。OTR核心是因为耳石重力传导通路受损而致眼扭转。周围耳石重力传导通路的损害可见于椭圆囊、迷路和前庭神经病变，引起同侧OTR；中枢性耳石重力传导通路的损害多见于脑干和小脑病变，也可见于丘脑和前庭皮质中枢。脑干传导通路起自前庭神经核，在脑桥经内侧纵束交叉至对侧抵达位于中脑上端的Cajal（卡哈尔）间质核。交叉之前OTR偏向同侧，交叉之后OTR偏向对侧。延髓和脑桥下部由于处于交叉之前，表现为同侧病变。小脑的损伤可引起同侧或对侧的OTR，取决于损伤的结构。小脑梗死损伤齿状核会引起对侧OTR，而非齿状核区域受损则引起同侧OTR。丘脑病变引起OTR多见于脑血管疾病，损伤累及中脑上端Cajal

间质核。岛叶前庭皮质中枢是多种前庭感觉皮质的整合中枢，一侧的前庭皮质损伤通常造成对侧主观视觉垂直线偏斜，常不伴有头歪斜和眼偏斜。

3. 眼侧倾检查 眼侧倾常提示橄榄 – 小脑通路受损。让患者闭上眼睛，然后迅速睁开，观察是否存在异常眼球移动或偏斜及移动的方向。如，患者睁眼时眼球由右外侧回到中间位，则提示患者在闭目时存在眼侧倾为右侧位（ + ），患者可能为右侧（同侧）延髓背外侧或左侧（对侧）小脑受损。

（三）眼震

1. 自发性眼震 自发性眼震提示前庭迷路静态张力不平衡或中枢性张力不平衡。正确地评估自发性眼震的方向和强度在眩晕定位诊断中具有很重要的意义。单侧周围前庭通路传入受损，眼震水平成分通常朝向健侧，朝向快相侧眼震更强，朝向慢相侧注视时眼震减弱，符合 Alexander 定律，但是眼震方向不改变，通常可被固视抑制。为了仔细观察眼震，可用 Frenzel 镜去除视觉影响。Frenzel 镜是 20° 屈光的凸透镜，可不受固视抑制的影响，并且有放大作用，可以对眼震进行更好的观察。如没有 Frenzel 镜，可遮盖另一侧眼睛，同时用眼底镜直接观察视神经盘漂移情况，注意视神经盘漂移的方向与眼震方向相反。中枢性自发眼震形式多种多样，通常不能被固视抑制。一般来说，若眼震的方向不符合周围前庭性眼震，需要考虑是否为中枢性的。单向的水平 / 扭转眼震可以被固视抑制，不能简单地被认为是周围性的，除非观察到其他支持周围性损害的临床证据，比如双温试验阳性、踏步试验阳性等。

2. 诱发眼震

（1）凝视诱发眼震：凝视诱发眼震（gaze-evoked nystagmus，GEN）指的是当患者偏心注视某个位置时出现的眼震，即凝视不同方向时眼震方向可发生改变，一般不符合 Alexander 定律。GEN 是急性前庭综合征（acute vestibular syndrome，AVS）患者中支持中枢性 AVS 最敏感的标志之一。凝视性眼震的出现与神经整合中枢受损关系密切。正常情况下，这些整合中枢可以将皮质运动前区眼球速率的信号转换成眼球移动的信号，并同时能够保证眼睛维持在水平和垂直的凝视眼位。通常，凝视性眼震在水平方向和垂直方向都可以出现，凝视性眼震方向一般朝向凝视侧。舌下前核和前庭内侧核是水平方向主要的整合中枢，Cajal间质核是垂直方向和扭转方向的主要整合中枢，小脑绒球/副绒球也参与眼球运动信号的整合，其主要接受旁正中通路细胞群的眼球运动信号的反馈。凝视性眼震最常见的原因是药物因素，如镇静剂、抗癫痫药或酒精等，药物引起的凝视性眼震在水平方向和垂直方向都可以出现。

凝视性眼震出现，推测受损的可能解剖部位：①损伤的 GEN 各个方位都会出现。尤其在小脑绒球/副绒球，主要是神经变性疾病，也可以是由于中毒（抗癫痫药、苯二氮䓬类、酒精）引起。②纯水平 GEN，提示脑干水平凝视固定的神经整合中枢（舌下神经前置核、前庭神经核、小脑绒球/副绒球）损伤。③纯垂直 GEN，提示垂直凝视固定的整合中枢（中脑涉及 Cajal 间质核）。④分离性 GEN（外展比内收增强），伴有内收障碍时，可出现在核间性眼肌麻痹。⑤出现下跳性眼震时，向下看时眼震增强，一般是双侧小脑绒球/副绒球功能损伤。⑥凝视性眼震的患者若能观察到反跳性眼震，即若在右侧凝视至少 60s 后回到第一眼位，则出现瞬时的左向眼震（慢相朝向之前眼睛凝视的方位），提示小脑绒球/副绒球或小脑通路受损。

注意凝视性眼震与末位性眼震的区分。末位性眼震在正常人群也会出现，在眼睛过度偏斜凝视时出现，一般持续时间较短，且幅度、频率较低。若末位眼震持续超过 20s（持续的末位眼震），则为病理性眼震。其他类型的中枢性眼震，包括垂直眼震（上跳、下跳眼震）、摆动眼震、跷跷板眼震、错位眼震等。

（2）摇头诱发眼震（head shaking nystagmus，HSN）：详见下文"四、头动检查"中"2.摇头眼震"。

（3）变位诱发眼震：详见下文"六、变位检查"。

其他少见的诱发眼震检查包括：

1）屏气诱发眼震（Valsalva动作）：患者深吸气后屏气并用力鼓起腹部，通过增加颅内压而增加中心静脉压，屏气诱发眼震可见于颅底病变、外淋巴瘘、上半规管裂、球囊病变等。

2）过度换气诱发眼震：患者深呼吸后诱发的眼震，见于周围疾病如外淋巴瘘、前庭神经胶质瘤，也可见于中枢病变等。需注意过度换气主观性较强，假阳性率和假阴性率很高。

3）强声诱发眼震（Tullio试验）：强声刺激诱发的眼震，见于外淋巴瘘、上半规管裂、耳石器病变、梅尼埃病及其他继发性迷路积水和镫骨术后。

4）压力诱发眼震（Hennebert sign）：又称安纳贝尔征，通过外耳道压力诱发的眼震，见于淋巴管瘘、迷路感染及积水，也可见于半规管裂等。

5）振动诱发眼震：通过振动乳突诱发眼震，主要见于外淋巴瘘。

（四）眼动检查

1. 平滑跟踪　平滑跟踪（smooth pursuit）是指医师通过移动自己的手指、笔、灯等作为视靶，诱发患者的慢速眼球运动。先水平后垂直方向移动，患者头不能动，只能用双眼跟踪移动的视靶。如果不能跟上靶点的移动就会出现快速的矫正（追赶或者回跳），表现为平滑跟踪的增益（眼球运动的速率和固视目标运动的速率）太低或者太高。平滑跟踪涉及许多神经结构（视皮质、脑桥背外侧核团、小脑绒球、前庭内侧核、展神经核、动眼神经核）。注意：高龄、药物及患者的配合程度也会对平滑跟踪有影响。小脑绒球/副绒球损伤［脊髓小脑共济失调、药物（如抗癫痫药、苯二氮䓬类）中毒、酒精滥用］通常各个方向上都出现扫视性平滑跟踪异常。如平滑跟踪向左侧扫视异常，提示左侧小脑绒球/副绒球损伤。平滑跟踪双侧显著不对称，提示单侧跟踪通路的损伤，有助于诊断 AVS 中的中枢病变。注意：在前庭外周病变急性期，由于存在自发眼震，患者的自发眼震方向会影响平滑跟踪曲线。

2. 扫视　扫视（saccades）是视觉目标诱发的快速眼球运动，要求患者的眼睛在水平或者垂直方向两个物体间来回移动。通常在大约 20° 位置的两个视靶（医师自己的手指、笔、灯等）之间，检查患者快速眼球运动情况，如要求患者先注视医师的鼻子，在头不能动的情况下，然后再快速移至医师的手指视靶，医师手指可位于上下左右各不同方向 20° 位置。注意观察扫视的速率、准确度和共轭性：①正常人能够通过简单的快速移动快速捕捉到靶点或者可出现很小的纠正性扫视；②若出现各个方位慢扫视运动，提示神经变性疾病或者中毒（抗癫痫药、苯二氮䓬类）；③孤立性慢性扫视，提示脑干病变（缺血、出血、肿瘤）；④孤立性垂直慢性扫视，提示中脑损伤（缺血、变性疾病），常涉及内侧纵束头端，尤其进行性核上性眼肌麻痹；⑤小脑下脚损伤常出现对侧欠冲，小脑上脚损伤及延髓背外侧综合征［又称瓦伦贝格综合征（Wallenberg syndrome）］患者常出现病变同侧的过冲，小脑蚓部损伤亦常出现过冲；⑥若出现眼肌内收迟缓，提示同侧内侧纵束损伤，见于核间性眼肌麻痹；⑦反应迟缓大部分是由于幕上皮质功能障碍，可能与额叶或额顶叶眼动中枢失用有关。扫视的速率可以用视频眼震电图量化，可以检测至轻至中度的扫视迟缓，周围前庭系统损伤一般不会影响扫视。

四、头动检查

1. 头脉冲试验　头脉冲试验（head impulse test，HIT）是进行高频检测前庭眼反射（VOR）受损的方法，与视动跟踪反射之间在高频旋转时无重叠，不存在视觉抑制作用。具体操作：要求患者注视眼前的一个靶点（或医师的鼻子），患者事先对头部转动方向是不可预知的。然后医师快速地以 2Hz 的频率向左或向右水平方向移动患者的头，振幅为 10°～20°，如果前庭眼反射正常，眼球将以相同的振幅向头动相反方向代偿性移动，以使得眼球稳定地固视靶点。若出现矫正性扫视，提示患者 VOR 增益减弱，表明周围前庭功能受损；若水平转动之后出现垂直扫视，则提示中枢疾病的可能。临床中若 HIT 阴性，不能完全排除外周前庭受损的可能，因为常与操作者方法不当有关，也可能与外周前庭受损较轻有关，可进一步联合双温试验、踏步试验综合评估患者外周前庭功能是否受损。值得注意的是，最近报道床旁 9%～39%HIT 检查为阳性结果的是小脑和脑干卒中患者。

2. 摇头眼震　摇头眼震（HSN）检查是评价患者双侧前庭功能的对称性及中枢速度储存机制的完整性。HSN 检查可以是被动的也可以是主动的（即由医师进行被动摇头或患者自己主动摇头），患者头前倾接近 30°，使水平半规管在刺激平面，然后在水平方向上以 2Hz 的频率摇动 15s，振幅接近 20°。摇头停止后，嘱患者立刻睁大眼睛直视前方，观察有无眼震发生。摇头的主要目的是把潜在前庭张力不平衡诱发出来，如果存在潜在的两侧外周前庭张力不平衡或中枢的速度储存机制受损，可观察到摇头后水平眼震或错位眼震。由此可见，摇头眼震既可以来自周围前庭疾病，也可以来自中枢疾病。在单侧周围前庭疾病，急性期 HSN 朝向健侧，大约 1 周后常可逆转朝向损伤侧；双侧前庭病变时，如果两侧为均衡性损害，没有张力不平衡或非对称性存在，则不会出现摇头眼震。摇头眼震对单侧前庭病变的敏感性达 31%，特异性为 96%。一般来说，中枢性摇头眼震的形式多种多样，包括轻度摇头诱发出强烈的摇头眼震，而这种强烈的眼震通常不伴有双温试验异常，常出现错位型眼震（垂直或者扭转眼震），脑干梗死患者 HSN 可表现为多种形式。大部分单侧小脑梗死患者 HSN 水平成分朝向损伤侧，也有朝向健侧。仔细评估 HSN 的形式有助于定位诊断。

五、姿势、步态检查

眩晕患者常常伴有姿势、步态的失衡、偏斜，可为潜在的前庭功能损伤提供重要的线索。需要注意的是，造成步态异常和躯体平衡障碍的因素很多，需要同时对患者的心理因素、神经系统的肌力、肌张力、共济、步基、腱反射、深感觉、病理反射等进行检查，综合分析。

1. **龙贝格（Romberg）试验** 要求患者双脚并拢站立，睁开双眼，然后闭上眼睛去除视觉的校正作用。若睁眼时可以，闭眼时不能保持平衡，提示患者本体感觉（深感觉）受损，有单侧前庭疾病或者严重的双侧前庭疾病；若在睁、闭眼时都不能保持平衡，提示小脑功能障碍。如果 Romberg 试验不能确定，可以进一步行加强 Romberg 试验，要求患者脚尖对脚后跟站立再闭眼，单侧前庭神经受损、Wallenberg 综合征、小脑功能障碍的患者可出现偏向损伤侧，BPPV、双侧前庭功能障碍和伴有下跳或上跳眼震的患者可出现左右摇摆。

2. **原地踏步试验** 原地踏步试验是对前庭脊髓反射（VSR）受损的评价，有助于前庭外周病变的诊断，该方法是通过扰乱本体感觉的代偿机制来检测前庭功能损伤。检查者要求患者在固定的一个位置，双臂伸展，闭上眼睛，原地踏步 30 ~ 50 步，大多数单侧前庭损伤的患者通常会逐渐转向损伤侧 > 45° 或侧移 > 1m，为异常。亦可见前庭功能受损急性期患者踏步偏向健侧，可能是中枢代偿的结果。注意：该试验评价单侧前庭病变存在一定的假阳性率及假阴性率，判定需要结合病史、HIT 及双温试验等其他相关检查。

六、变位检查

需要鉴别的是中枢性发作性位置性眩晕（central paroxysmal positional vertigo，CPPV）的眼震。CPPV 患者改变体位时眼震方向是不符合半规管与眼外肌生理性关联的，常为纯垂直性眼震、纯旋转性眼震，通常与眩晕症状不同步，疲劳性差，多见于第四脑室背部外侧、小脑背侧蚓部及小脑小结叶和舌叶。

1. Dix-Hallpike 试验或侧卧（side-lying）试验 是确定后半规管或上半规管 BPPV 的常用方法。检查时，患者坐于检查床上，医师位于患者身旁，双手把持其头部向右或向左转 45°，保持上述头位不变，同时患者体位迅速改变为仰卧位，之后头向后悬垂于床外 30°，若患耳向地时诱发出垂直成分向眼球上极，扭转成分向地的垂直扭转性眼震，回到坐位时眼震方向逆转，则诊断为垂直半规管 BPPV。垂直半规管管结石症眼震持续时间 < 1min，垂直半规管嵴帽结石症眼震持续时间 ≥ 1min。若患耳向地时诱发出以眼球上极为标志的垂直扭转性眼震（垂直成分向眼球下极，扭转成分向地），回到坐位时眼震方向逆转，则诊断为上半规管 BPPV。上半规管管结石症眼震持续时间 < 1min，上半规管嵴帽结石症眼震持续时间 ≥ 1min。临床上，垂直半规管 BPPV 非常常见，上半规管 BPPV 非常罕见，其原因可能与患者起卧位的过程使上半规管的耳石极易于自行回到椭圆囊中去有关。

2. 滚转试验 滚转试验（roll test）是确定水平半规管 BPPV 最常用的方法。患者取平卧位，头部及身体向左侧做90°桶状滚动，然后回到平卧位，头部及身体向右侧做90°桶状滚动，再回到平卧位。双侧变位检查中均可诱发出向地性（geotropic）或背地性（ageotropic）水平眼震（常带有旋转性的混合型眼震，而不是纯粹的水平眼震）。向地性眼震多提示为管结石类型，较多见；而对于背地性眼震，多为嵴帽结石类型，亦不少见，诱发眼震持续时间多 > 1min。值得注意的是，有时候根据眼震的方向、程度进行判断侧别不一定可靠（尤其在不典型的、非早期的 BPPV），需要进一步评价患者的前庭、听力学来协助判断患侧的定位。

七、HINTS 床边检查法与眩晕的定位诊断

HINTS检查包括三部分：①HIT检查；②自发性眼震（nystagmus）试验；③眼

偏斜试验（test of skew）。HINTS能够快速区分AVS中的中枢性AVS和周围性AVS；HINTS检查区分卒中的敏感性为100%，特异性为96%。HIT阴性、中枢类型眼震、眼偏斜或者垂直平滑跟踪异常任何一项阳性提示中枢AVS，区分卒中的敏感性为100%，特异性为90%。但在实际操作中需注意存在假阳性率和假阴性率问题。

面对眩晕患者，包括眼静态、眼震、眼动、头动及姿势步态等床旁检查是神经科及耳科眩晕查体的进一步延伸。眩晕规范化查体的熟练掌握，有助于医师更为准确地进行定位诊断，识别恶性眩晕，尤其是孤立性眩晕的诊断。在进行眩晕定位诊断时，医师需要不断地去寻找支持中枢或外周受损的证据，应该从中枢、外周都可以出现的体征如OTR、自发性眼震、位置试验及摇头试验等初筛查体入手，然后进行较为特异性的中枢、外周相关查体证据获取，比如HIT、原地踏步及双温试验的异常常提示外周受损可能性极大，扫视、平滑跟踪及固视抑制的失败则提示中枢受损可能性极大。对于经床旁检查高度怀疑为中枢性眩晕的患者，需要进一步行MRI等检查及早地确诊。

第三节　眩晕的定位与定性诊断

一、定位和定性诊断概述

（一）临床诊断中的问题

眩晕/前庭疾病涉及多学科知识，长期以来，该临床诊断问题一直困扰着临床医生。目前，临床诊断颇为突出的问题是：

（1）定位诊断问题：部分患者定位诊断难。包括：①急性发作期患者：前庭评价配合问题。②非发作期的患者：体征缺如问题，需要进行诱发发作评价。③孤立性眩晕/头晕/不稳患者。④多重发病背景交互的患者：尤其神经科的老年患者。

（2）机制/病因学诊断问题：很多还是缺乏足够证据，常常需要进一步进行随访诊断。涉及主要因素包括：①病史采集：偏倚问题。②复发性眩晕：随诊不足问题。③现有检查技术不足问题：如单侧前庭病变（unilateral vestibular lesion，UVL）（不能确定是炎症、免疫或是血管机制）/突发性聋伴眩晕（不能确定是血管或是炎症机制）。

（3）前庭评价手段问题：外周前庭直接评价手段虽多但不足，中枢特异评价手段少，与临床症状相关的中枢代偿及失代偿的临床评价关注甚少。

（二）诊断的要点和技巧

1. 首先寻找前庭系统结构／功能受损的证据　首先甄别前庭系统是否存在结构性受损或精神／功能性受损，这很重要。

2. 临床诊断流程及诊断、鉴别诊断相关要点　熟练运用病史＋查体＋辅助检查＋随诊诊断策略进行临床诊断信息的获取，同时，进一步进行临床定位定性诊断、鉴别诊断及机制推测，是诊断的"主旋律"。①定位诊断：为诊断的首要问题。注意结合查体、辅助检查（主要为前庭评价）进行定位诊断。②定性诊断（病因诊断）：注意结合病史、辅助检查（主要为影像学、化验等指标）和随诊诊断，寻找真正的病因。

3. 质控、随诊很重要　准确及多维度的前庭评价质控和随诊诊断策略，是眩晕／前庭疾病诊断的核心技术，有助于精准地定位、定性诊断。

4. 学习、研究很重要　不断学习、强化临床研究，有助于探索很多未知问题。

（三）定位诊断和定性诊断

1. 定位诊断　基于病史＋查体＋前庭评价技术及其他辅助检查技术＋随诊信息，进行定位诊断。

（1）注意隐匿性定位体征："孤立性"眩晕有时候并"不孤立"，注意病史的问诊技巧、神经系统查体及听力检查（注意隐匿性听力下降）。

（2）外周、中枢前庭定位：眼部检查（静态眼位＋眼震＋眼动检查）＋头部检查（摇头、甩头检查）＋姿势平衡检查，尽可能多地寻找患者中枢或外周受损的证据。同时要注意，辅助检查进一步印证查体结果的准确性是非常重要的。如自发摇头眼震呈水平方向（＋）＋Fukuda（＋），双温试验（＋）：定位外周。如自发眼震呈水平方向（＋）、摇头眼震呈垂直方向（＋）＋Fukuda（−），双温试验（−）：定位中枢。

（3）仍有一部分患者无法定位诊断，随诊再进行定位诊断。自发摇头眼震呈水平方向（＋）＋甩头（−）＋Fukuda（−），双温试验有助于定位诊断。

2.定性诊断（病因诊断） 注意结合病史、辅助检查（主要为影像学、化验等指标）和随诊诊断，查找真正的病因。

（1）急性前庭综合征：①如自发／摇头眼震呈水平方向（＋）、Fukuda（＋）、双温试验（＋）：定位外周；＋病史：定位前庭外周病变（前庭神经炎、中毒等）。②如自发眼震呈水平方向、垂直眼震（＋），平滑跟踪（＋），Fukuda（－），双温试验（－）：定位中枢；＋病史：定位前庭中病变小脑／脑干／半球（需要考虑脑血管疾病、炎症、外伤、中毒、脱髓鞘病等疾病）。

（2）发作性前庭综合征（复发性眩晕）：如随诊明确是短暂性脑缺血发作（TIA）、前庭性偏头痛（VM）、遗传性共济失调（HA）、梅尼埃病（Ménière's disease，MD）或良性复发性眩晕（BRV）等疾病。

（3）慢性前庭综合征：如鉴别是 AVS 后失代偿评价问题或是变性遗传病的问题。

二、眩晕诊治多学科专家共识所述定位和定性诊断

2017 年中华医学会神经病学分会和《中华神经科杂志》编辑委员会拟定的新版《眩晕诊治多学科专家共识》摒弃中枢性眩晕及周围性眩晕的概念，但按病因将眩晕／头晕分为五类，见图 2-3-1。

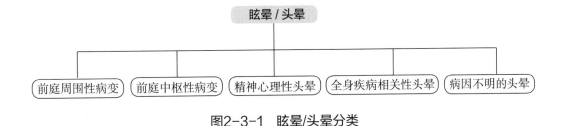

图2-3-1 眩晕/头晕分类

（一）分类

1.前庭周围性病变 前庭周围性病变在眩晕／头晕疾病谱中的占比为 44%~65%，其中，良性发作性位置性眩晕（BPPV）、前庭神经炎（vestibular neuritis，VN）、梅尼埃病（MD）、突发性聋伴眩晕等相对常见。

2.前庭中枢性病变 导致眩晕／头晕的中枢病变，多位于脑干和小脑，少数见于丘脑、前庭皮质或颅底高颈髓。

前庭中枢性病变大致分为三类：一类为存在解剖结构改变的病灶且常能被影像学等检查所证实，除眩晕/头晕之外，患者往往合并中枢损害的其他表现，主要见于血管性、炎症性、肿瘤或变性疾病等；一类则没有解剖结构的改变，除眩晕/头晕和头痛之外，患者没有中枢损害的其他表现，见于前庭性偏头痛；还有一类极为少见，如癫痫性眩晕和发作性共济失调等。

3. 精神心理性头晕　目前对精神心理性头晕的诊断尚无统一意见，大致可概括为4个方面：①患者没有器质性病理损害或损害轻微难以解释其前庭症状（巴拉尼协会的定义）；②患者存在器质性病理损害但因为合并的精神心理障碍而明显加重或导致前庭症状的迁延；③患者并无器质性病理损害但因精神心理障碍而表现为非特征性的头昏闷，既往相关的诊断概念包括姿势性恐惧性眩晕（phobic postural vertigo，PPV）和慢性主观性头晕（chronic subjective dizziness，CSD）等；④2015年前庭疾病国际分类将PPV和CSD合并修改为持续性姿势–感知性头晕（persistent postural–perceptual dizziness，PPPD），作为行为性前庭疾病纳入最新的国际疾病分类草案中。

4. 全身疾病相关性头晕　临床上部分贫血、低血糖、甲状腺功能减退或亢进、严重的心肌梗死或心律失常、心力衰竭、体液电解质或酸碱度紊乱、眼肌麻痹和屈光不正等疾患可能导致头晕，应重视全身相关疾病的病史采集、全面的体格检查和必要的辅助检查。一些特殊疾病需注意鉴别：①直立性低血压；②药源性眩晕（drug-induced vertigo，DIV）；③视性眩晕；④晕动病。

5. 病因不明的头晕　限于认识的局限性，目前仍有部分头晕患者的病因不明。对于此类患者，经过仔细的病史询问、认真查体、必要辅助检查后，应该密切随访。

（二）病因诊断中值得商榷的问题

1. 椎基底动脉供血不足（VBI）　VBI（vertebrobasilar insufficiency）曾被广泛地应用于眩晕/头晕的诊断，尽管近年来VBI的诊断鲜有见到，却出现了以后循环缺血（posterior circulation ischemia，PCI）代之的错误倾向。后循环缺血仅指后循环的脑梗死和TIA。眩晕常见病因并非VBI或被曲解的PCI。

2. 颈性头晕　目前推测有3种病理机制参与头晕的发生：①旋转性椎动脉闭塞

（rotational vertebral artery occlusion，RVAO）：RVAO 是指当头颈部转向一侧时，椎动脉受到牵拉或被压迫，在侧支循环缺乏的情况下，导致一过性后循环血流的下降，其本质为 PCI，临床报道罕见。②颈部交感神经损伤：该假设已基本被否定。③颈部本体觉损伤：颈部本体觉异常，多与挥鞭样损伤相关，相对较为肯定。多数国内外的专家对颈性头晕的概念和机制仍持谨慎的态度，需进一步研究。

3. 良性复发性眩晕（BRV） BRV（benign recurrent vertigo）这一概念由 Slater 在 1979 年提出，曾一度被认为与偏头痛性眩晕（migrainous vertigo，MV）的关系密切。支持的证据主要来自以下两方面：一方面，临床观察发现约 1/3 的前庭性偏头痛患者，其头痛发作与眩晕发作是分开的，始终没有同时发作，显示相当部分的前庭性偏头痛与 BRV 有重叠；另一方面，多数 BRV 患者伴随有偏头痛的个人或家族史，其 70% 的 BRV 发作伴随有非头痛的其他偏头痛发作症状，如恶心、呕吐、运动后加重、畏光、畏声、畏嗅、视觉先兆等，说明这些患者就是前庭性偏头痛。

虽然 BRV 与偏头痛密切相关，也可以按照前庭性偏头痛的诊断标准进行诊断，但是临床长期观察还是发现一些重要的现象值得注意：①并非所有 BRV 患者都具有偏头痛个人史或家族史；②有报道 82% 患者的症状在随访 4 年多的时间里会逐渐缓解，有些患者则是临床发作非常稀疏（每年 1 次或数年 1 次），这与偏头痛的自然病程有所不同；③发作时有或无偏头痛样症状（不含头痛）的 BRV 是否具有相同的机制或属于相同的疾患仍然不清楚；④临床研究发现 BRV 与偏头痛对硝酸甘油的反应性差异大，可能有不同的机制；⑤遗传学分析提示 BRV 与偏头痛没有共同的等位基因连锁。近年来的研究发现，BRV 仅有少数发展为前庭性偏头痛或梅尼埃病，绝大部分依然保持其初始表现，因此应加强 BRV 的随访。

三、前庭疾病国际分类结构所述定位和定性诊断

前庭疾病国际分类（International Classification of Vestibular Disorders，ICVD）建议的结构目前包括 4 层（图 2-3-2）。第 I 层：症状和体征；第 II 层：综合征；第 III A 层：功能失调和疾病；第 III B 层：机制。每一层所包含的元素（如具体的症状或疾病）本身很重要，但是它们与其他元素之间的连接也很重要。这种结构使 ICVD 可以

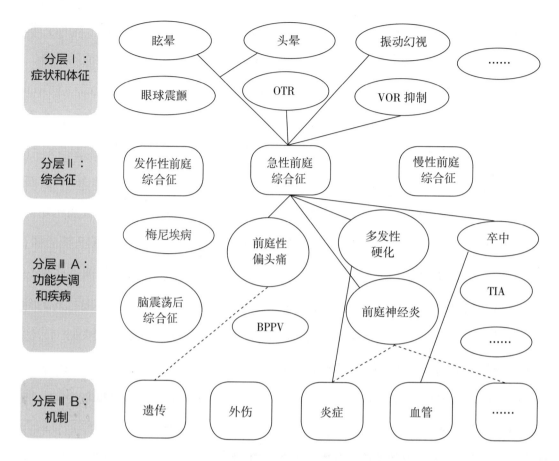

图2-3-2　前庭疾病国际分类四层框架结构

　　注　图上显示的是每层之间的关系。如图所示，"急性前庭综合征"（分层Ⅱ），它的症状构成（分层Ⅰ）、病因学（分层ⅢA）、机制基础（分层ⅢB）之间的关系实线代表确定的关系，虚线代表关系不明确。

描述每个层次内元素和跨层元素之间在概念上的联系。目前对这些连接的了解可能并不全面，某些连接可有跳层现象。

（一）分类

　　1. 前庭疾病国际分类第Ⅰ层——症状和体征　在ICVD第Ⅰ层前庭症状的定义已经完成并发表。具体的体征，尤其是病理性眼动的定义工作正在进行中。第Ⅰ层是所有接续定义的基础，其绝大多数都基于临床现象。ICVD限定的范围是前庭疾病的核心临床症状，而摒弃诸如恶心、疲劳和焦虑等次要症状。

　　对前庭症状的定义遵循下述原则：①前庭症状本身不具备完全特异的定位和疾病分类学含义，前庭症状的发生机制可能没有完全认识；②症状定义应尽可能是纯粹现象描述，不特指前庭疾病病理生理的具体理论；③症状定义最好没有重叠和分层，一个患者可同时表现一个或多个症状。

ICVD提出前庭核心症状分为四大类：①眩晕；②头晕；③前庭视觉症状；④姿势症状。每一个核心症状都包括几个亚型。新的命名区分了眩晕（一种运动的错觉，旋转或不旋转）和头晕（空间定向能力受损，没有运动的错觉）的概念。虽然眩晕和头晕在ICVD症状分类中有区别，但二者与潜在的前庭疾病特征均无确定联系。无论是急性还是慢性的、前庭或非前庭疾病患者，眩晕和头晕常同时存在。眩晕和头晕各分为两类，即自发性和诱发性。

前庭功能失调会导致一定程度的视觉功能异常，前庭视觉症状独立列入眩晕症状的亚类。因内在眩晕和外在眩晕在临床上有时是分离的（如伴有眼震的患者，睁眼时有旋转感，而闭眼时无旋转感），运动的视感觉不能简单地被纳入眩晕的定义中。而外在性眩晕是指视景内的运动错觉，被列入前庭视觉症状。这类外在性眩晕此前的研究称为"振动幻视"。振动幻视应仅限于描述一个双向的、摆动的包括诸如"跳跃性"或"反弹性"的视觉运动。

ICVD的姿势平衡症状使用"不稳"作为直立姿势不稳（如坐、立或行走时的摇摆、摇晃或摆动感）的描述性术语，而非经常使用的但语言学上含糊其辞的"不平衡"或"失衡"。如果"不稳"是有定向性，那么使用"定向侧偏"（例如向右侧偏）这一术语。

2. 前庭疾病国际分类第Ⅱ层——综合征　第Ⅱ层是综合征，它提供了一个分类的中间层，它是症状、体征及引起这些症状与体征的疾病和功能失调之间的桥梁。例如，突发性眩晕、恶心、呕吐、头动耐受不良、步态不稳、眼震等构成了急性前庭综合征，可能是前庭神经炎或急性小脑梗死。目前提出的有3个特定的综合征包括了大部分前庭表现：①急性前庭综合征：包含单次突然发作的前庭症状和体征的疾病（如前庭神经炎或急性脑卒中）。②发作性前庭综合征：包含复发性疾病和功能失调（例如梅尼埃病、前庭性偏头痛、TIA等）。③慢性前庭综合征：包含持续时间超过一定标准的前庭症状和体征的疾病与功能失调（如双侧前庭功能减退或小脑变性）。分层Ⅱ的重点是诊断准确性和研究纳入标准的标准化，有利于建立临床诊治路径。

3. 前庭疾病国际分类第Ⅲ A 层——功能失调和疾病　第Ⅲ A 层试图全面包含前庭疾病和功能失调。ICVD 对前庭疾病和功能失调尽量使用现有的术语进行描述，只对以往分类没有的或者在极少数情况下因为多个名称与 ICVD 的命名相矛盾时才使用新的术语描述。如果现有若干术语描述同一种情况，选择一个最佳的进入 ICVD 分类系统，而未采用的定为"该系统命名不使用的术语"。

大多数前庭疾病都没有单一的能够确定诊断的有效检查。鉴于此，应该给出症状维度（如类型、时间、诱因）或症状群，以及辅助检查结果等临床适用的标准。支持和否定的标准都会被考虑在内。将标准分级，从确定的诊断（清楚和确定）到可能的诊断（不太清楚和确定），前者有更多的限制（更多特异性），后者包含更多（更多敏感性）。指明诊断确定性的程度对于临床诊治和研究都很重要。例如，临床医生可能仅对明确诊断的疾病患者采取高风险的治疗手段（如前庭神经切除术），而对可能诊断的疾病采取低风险的方法（如改变饮食习惯）。

前庭疾病国际分类机构建立了四个以疾病为导向的下属委员会来解决目前多发且有争议的疾病的定义和诊断标准的问题。这些下属委员会聚焦于梅尼埃病、BPPV、前庭性偏头痛和行为神经耳科学疾病。

第一个发表的是前庭性偏头痛的诊断标准。前庭性偏头痛的定义是把它确定为偏头痛的一种亚型，类似于视网膜偏头痛，前庭症状是一种主要的感觉表现形式。诊断标准于 2001 年由 Neuhauser 等首次提出，后来由 Furman 等确定定义。

梅尼埃病下属委员会建立了以美国耳鼻咽喉头颈外科学会（AAO-HNS）听力分级标准为基础的梅尼埃病的定义，该定义自 1995 年发布以来已被世界广泛采用。新的定义只包括两类即确定的诊断和很可能的诊断，关于听力损失和其他也表现为发作性前庭综合征的情况（主要是前庭性偏头痛）在诊断上重叠的部分将会更加准确。

BPPV 下属委员会对于目前在医学文献中描述的所有种类的半规管耳石症和嵴帽耳石症的症状与体征已经提出了详细的定义，并且根据目前可获得的证据把它们细分为已经确立和新产生的定义，这些定义已于 2015 年发表。

行为下属委员会是当前工作小组中最后成立的，于 2010 年 8 月在雷克雅未克第 26 届巴拉尼协会会议上首次面世。该委员会任务有二：①确定表现为前庭症状的原发和继发性精神疾病，修改这些疾病的标准定义，以便于耳科医生和神经耳科医生使用。②评估关于恐惧性姿势性眩晕、慢性主观性头晕、空间运动不适、视觉诱发的头晕（以往称为"视觉性眩晕"）可用的数据，来确定这些概念代表的是一种还是更多的疾病，然后提出为 ICVD 提供一种合适的定义或多种定义。这个任务的复杂之处在于下属委员会成立之时，两套精神病学标准化命名正在修订中。经过漫长的修改周期，更新后的版本 *DSM-5*［《精神障碍诊断与统计手册（第 5 版）》］已于 2013 年出版（中文版于 2016 年出版）。它的定义与第 11 版的国际疾病分类（ICD-11）更趋一致。下属委员会准备修改表现为前庭症状的焦虑和抑郁的定义，以便于神经耳科学临床和研究使用。下属委员会还确定，恐惧性姿势性眩晕和慢性主观性头晕是同一临床疾病实体的不同描述，空间运动不适和视觉诱发的头晕是其重要的临床症状。行为下属委员会依据其关键特征，将其定义为慢性前庭综合征，为了与 ICVD 命名方式保持一致，命名为持续性姿势 - 感知性头晕。

4. 前庭疾病国际分类 Ⅲ B 层——机制 第 Ⅲ B 层包括前庭疾病的病理解剖、病理生理、病因学机制。这一部分预计最后完成，也将是第一版 ICVD 解释中最不完全的，随着科学发展，将是最有发展空间的。Ⅲ B 层创立是基于这样的认识，为了诊断和治疗的需要，临床现象（症状和体征）与发病机制（如基因突变）最终会直接链接。而在目前，诊断过程跳过中间步骤将不可避免（如梅尼埃病的诊断）。

（二）前庭疾病国际分类和功能结局

人们已经认识到前庭疾病对前庭功能的重要影响，所以残障标准化评估是必需的。诊断本身不能提供患者功能转归的信息。WHO 已经创立了功能、残障和健康的国际分类，描述了疾病对日常活动的负面影响，并对各种疾病导致的功能损害和残障进行系统评估和比较。一个工作小组正在开发一种工具，使用功能、残障和健康国际分类方法来评估前庭功能失调患者的功能状态。

参考文献

［1］鞠奕，赵性泉.全面掌握、规范操作、合理运用眩晕查体［J］.中华医学杂志，2018，98（16）：1207-1208.

［2］韩军良，付炜.眩晕和头晕病史采集的场景化描述［J］.临床耳鼻咽喉头颈外科杂志，2017，31（4）：247-249.

［3］桑文文，洪渊，杨旭.眩晕患者床旁检查［J］.中国卒中杂志，2015，10（5）：414-422.

［4］杨旭.专题综述：眩晕定位诊断和后循环卒中［J］.中国卒中杂志，2015，10（5）：413-413.

［5］中华医学会神经病学分会，中华神经科杂志编辑委员会.眩晕诊治多学科专家共识［J］.中华神经科杂志，2017，50（11）：805-812.

［6］田军茹，赵性泉.前庭疾病国际分类方向下眩晕疾病的临床诊疗思维及治疗原则［J］.中华内科杂志，2016，55（10）：746-749.

［7］吴子明.眩晕临床诊断思维模式的建立［J］.中华内科杂志，2009，48（7）：605-606.

［8］吴子明，张素珍.前庭症状国际分类与解析［J］.中华耳科学杂志，2015，13（1）：187-189.

［9］杨旭.国内神经科眩晕诊断现况及对策［J］.中国卒中杂志，2015，10（5）：373-381.

（张道培　张怀亮　赵　敏）

第三章

前庭应用解剖生理与功能检查

第一节 内耳的应用解剖

内耳又称迷路，位于颞骨岩部内，由复杂的管道组成，含有听觉感受器与位置觉感受器。内耳分骨迷路与膜迷路，膜迷路位于骨迷路之内。膜迷路含有内淋巴，内淋巴离子成分呈高钾低钠。膜迷路与骨迷路之间充满外淋巴，外淋巴离子成分呈高钠低钾。内、外淋巴互不相通。

一、骨迷路

骨迷路由致密骨质构成，包括前庭、骨半规管及耳蜗三部分（图3-1-1、图3-1-2）。

1.**前庭** 位于耳蜗和半规管之间，可分为前、后、内、外四壁。前壁有蜗螺旋管入口，与耳蜗前庭阶相通。后壁有3个骨半规管的5个开口。外壁有前庭窗，为镫骨足板封闭。内壁构成内耳道底，有自前上向后下的斜行骨嵴，名前庭嵴，嵴的后方为椭圆囊隐窝，容纳椭圆囊；嵴的前方为球囊隐窝，内含球囊。前庭嵴后下端呈分叉状，其间有小窝，名蜗隐窝。蜗隐窝与后半规管壶腹间的有孔区称下筛斑（壶腹筛区），有迷

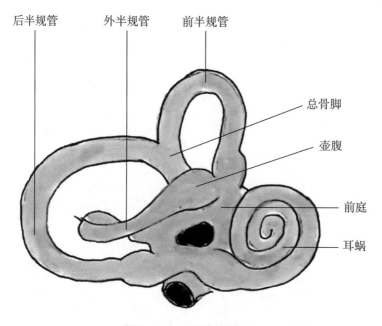

图3-1-1 骨迷路外面

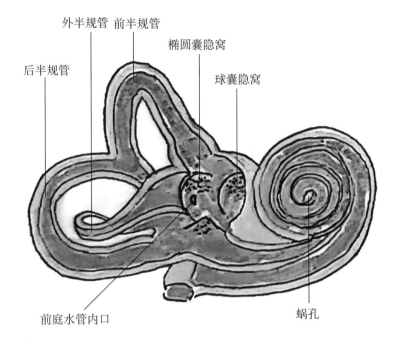

图3-1-2　骨迷路内面

路段面神经通过。椭圆囊隐窝下方有前庭水管内口。

2.**骨半规管**　3个骨半规管位于前庭的后上方，为弓状弯曲的环形骨管，依其所在的空间位置，称为外（水平）、前（垂直）、后（垂直）半规管。每个半规管的两端开口于前庭，膨大端称为壶腹，外半规管内端为单脚，前半规管内端和后半规管上端合成总骨脚，故三个半规管由5孔与前庭相通。3个半规管彼此均成直角，当头位前倾30°时，双侧外半规管与地面平行，双侧前半规管平面与同侧岩部长轴垂直，双侧后半规管与同侧岩部长轴平行，一侧前半规管与对侧后半规管平面相互平行。

3.**耳蜗**　位于前庭前面，形似蜗牛壳，由蜗轴和骨蜗管构成。骨蜗管绕蜗轴2.5～2.75周，蜗轴伸出骨螺旋板在骨蜗管中旋绕。骨蜗管分为上下两腔，上腔由前庭膜分为两腔。骨蜗管内共有三腔，分别为前庭阶、中阶、鼓阶，前庭阶、鼓阶的外淋巴经蜗孔相通。

二、膜迷路

膜迷路由膜性管和膜性囊构成，分为椭圆囊、球囊、膜半规管及膜蜗管，各部分相互连通。椭圆囊、球囊位于骨迷路前庭内，膜半规管位于骨半规管内，膜蜗管位于耳蜗骨蜗管内（图3-1-3）。

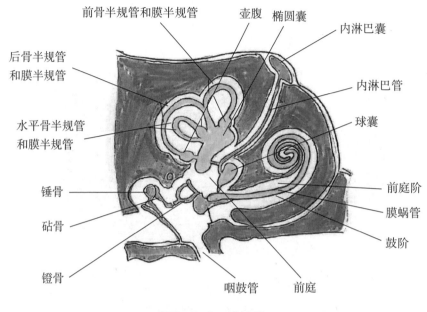

图3-1-3　膜迷路

1. **椭圆囊和球囊**　椭圆囊借结缔组织附着于前庭后上部的椭圆隐窝内，后壁5孔与3个半规管相通，前壁内侧有椭圆囊管，连接球囊与内淋巴管，囊壁上端及前壁感觉上皮增厚区称为椭圆囊斑，感受位置觉。球囊位于前庭下方球囊隐窝内，囊壁前壁的感觉上皮呈长圆形增厚区，称为球囊斑，感受位置觉。球囊前下端经连合管与蜗管相通。椭圆囊斑和球囊斑感觉上皮构造相同，毛细胞的纤毛较壶腹嵴的短，上覆盖胶体膜，称为耳石膜，主要由碳酸钙结晶颗粒和蛋白凝合组成。囊斑的纤毛极性排列与微纹有关。微纹是一条略高起的曲线，穿过囊斑的中心，分为两个区，椭圆囊与球囊囊斑微纹两侧的动纤毛方向相反，椭圆囊斑的动纤毛向着微纹侧，球囊斑的动纤毛背离微纹。

2. **膜半规管**　膜半规管附着于相应骨半规管的外侧壁，在骨壶腹的部位有3个膨大的膜壶腹，经5个开口与椭圆囊相通，膜半规管约占骨半规管间隙的1/4。膜半规管内有一横位的镰状隆起，称壶腹嵴，由支柱细胞和毛细胞组成；毛细胞纤毛黏集成束，插入胶体层，称为嵴帽，其成分为黏多糖，将半规管侧与椭圆囊侧隔开。超微结构表明，囊斑与壶腹嵴的感觉毛细胞有两型：Ⅰ型毛细胞呈杯状，与耳蜗的内毛细胞相似；Ⅱ型毛细胞呈柱状，与耳蜗的外毛细胞相似。位觉毛细胞顶端有1根动纤毛与50～110根静纤毛。动纤毛位于一侧边缘，最长，易弯曲；静纤毛以动纤毛为排头，按长短排列，距动纤毛愈远则愈短。前庭毛细胞呈极性排列，水平半规管壶腹嵴动纤毛在椭圆囊侧，而前、后半规管壶腹嵴动纤毛在管侧。

3.**内淋巴管与内淋巴囊**　内淋巴管经椭圆球囊管与椭圆囊及球囊相通，椭圆囊与内淋巴管相接处有一瓣膜，称椭圆囊内淋巴管瓣膜，可防止逆流。内淋巴管末端膨大部分称为内淋巴囊，其一半位于前庭水管内，囊壁表面富有皱褶，称内淋巴囊粗糙部；另一半位于两层硬脑膜之间，囊壁光滑，称硬脑膜部。内淋巴囊具有免疫功能，是内耳产生免疫应答的主要部位。

三、内耳的血管

内耳供血主要来自基底动脉或小脑下前动脉分出的迷路动脉，少数来自茎乳动脉的分支，分布于半规管（图3-1-4）。迷路动脉进入内耳道后分为前庭动脉和蜗总动脉，蜗总动脉分蜗固有动脉和前庭蜗动脉，前庭蜗动脉再分出前庭后动脉供养后半规管、椭圆囊及球囊下部，前庭动脉供血于前、外半规管及两个囊斑上部。静脉血液汇成迷路静脉、前庭水管静脉、蜗水管静脉，注入岩下窦或侧窦及颈内静脉。

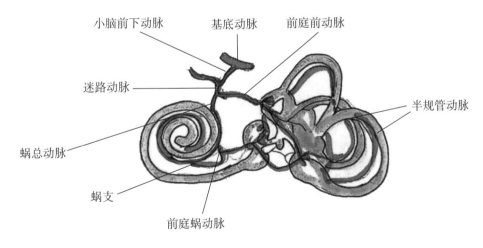

图3-1-4　内耳的血液供给

四、前庭神经的传导路径

（一）前庭神经

前庭神经和前庭神经节（Scarpa节）位于内耳道底部，前庭神经节由双极神经元构成，传导前庭感受器毛细胞的兴奋冲动，分为上、下前庭神经节。

前庭上神经分布于椭圆囊斑、前半规管壶腹嵴、外半规管壶腹嵴，另有一细小分支分布于球囊斑前上部。

前庭下神经分布于球囊斑、后半规管壶腹嵴。前庭神经之间、前庭神经与蜗神经及前庭神经与面神经之间有细小吻合支。

（二）前庭神经核

前庭神经核位于脑桥和延髓部分，每侧共有4个，分别为前庭神经上、下、外侧、内侧核。上核接受壶腹嵴的传入神经纤维，外侧核与内侧核主要接受椭圆囊斑及壶腹嵴的传入神经纤维，下核接受所有前庭感受器的传入神经纤维。

（三）前庭的中枢通路

前庭神经节发出的1级神经元止于前庭上、下、内侧、外侧四核，其发出的2级神经元有下列纤维投射径路。

1. **前庭脊髓束**　将前庭终器信息传到脊髓，控制颈肌及四肢肌肉运动。前庭神经诸核发出的前庭脊髓纤维经内侧纵束走向脊髓，前庭神经外侧核发出下行纤维进入同侧脊髓前束，所有前庭脊髓纤维与脊髓前角细胞相连，因此，来自内耳前庭的冲动可引起颈部、躯干和四肢肌肉的反射性反应。

2. **前庭眼束**　前庭神经核发出神经纤维经内侧纵束到达同侧和对侧的展神经、滑车神经、动眼神经诸核，因而头位改变引起两侧眼球的反射，这种反射与维持双眼的协同运动密切相关。

3. **前庭小脑束**　前庭神经下核传入纤维上行到达小脑，小脑接受前庭纤维投射的区域与躯干纵向肌群及头部和眼球的共济运动有关。

4. **前庭网状束**　前庭神经内侧核发出的纤维通过脑干网状结构与自主神经细胞群相连，引起自主神经系统反应，如面色苍白、出汗、恶心、呕吐等。

5. 前庭皮质束 前庭神经到大脑皮质的通路尚未确定。皮质前庭中枢对前庭功能起调节和控制作用。

参考文献

［1］孔维佳，周梁. 耳鼻咽喉头颈外科学［M］. 3版. 北京：人民卫生出版社，2015.

（文 任 飞 图 段云飞）

第二节　前庭平衡生理

一、维持平衡功能的信息系统

在日常生活中，人体主要依靠前庭、视觉及本体觉组成的"平衡三联"维持平衡，其中内耳的非听觉部分前庭系统是专司平衡的器官，由半规管和耳石器构成。半规管负责头部旋转运动，即角加速度；耳石器感受头部直线加速度及地心引力。椭圆囊的主要功能在于定位与地心引力相关的头部位置。球囊除感受垂直加速度外，还是低频听觉感受器。视觉系统和本体觉系统协助维持人体平衡。当双侧前庭系统功能丧失（双侧前庭病），其他两系统之一出现问题就足以造成平衡障碍，例如在黑暗中行走或走在柔软的地面上造成失衡与不稳。

视觉感受器主要提供头部相对于环境物体位置的变化，以及头部相对于周围物体运动的信息。这些信息有助于中枢神经系统确定从耳石器传入的信号是由头部相对于重力方向的倾斜刺激而引发还是因头部线性运动刺激所产生的。在运动中保持清晰视觉有赖于前庭终器的调节，这样的眼球调节称为代偿性眼球运动。

而体感系统通过位于肌腱、关节和内脏的本体感受器，感受身体的位置和运动，以及身体各部位的相对位置和运动。

身体平衡的维持是由前庭系统、视觉系统及本体感觉系统三者传入信息与平衡整合中枢相互协调来完成的。因此，平衡三联中，一个系统发生障碍，其他两个系统代偿仍能维持平衡；当两个系统发生障碍时，在日常活动中就难以维持平衡。就维持平衡功能而言，前庭系统最为重要。

二、前庭感受器的生理

前庭感受器由半规管、椭圆囊和球囊组成。

（一）半规管

人体每个半规管均为直径约6.5mm的2/3周弧形管，按三维空间排列，每侧半规管所围成的平面互相垂直，两侧水平半规管在同一平面，一侧前半规管与对侧后半规管互相平行，且半规管平面与眼外肌平面相近，因此，半规管可感受任何方向的角加速度刺激。当半规管随角加速度旋转时，内淋巴液的惰性，使其运动速度落后于管壁，加速度使内淋巴液流动，当角减速度时，内淋巴液因惯性作用，在一段时间内仍顺原旋转方向流动。内淋巴液的流动对壶腹嵴产生冲击，使壶腹嵴帽发生偏移，其产生的剪切力作用于嵴帽的毛细胞纤毛，使毛细胞纤毛偏斜弯曲，产生神经冲动。当淋巴液停止流动，或转为恒速运动，壶腹嵴帽可依靠自身弹性恢复到正常位置，因此恒速运动状态下，嵴帽不发生偏移。

角加速度刺激壶腹神经，会产生共轭性眼动，眼球运动方向和内淋巴液流动方向相同，方向与头部运动方向相反，并和所被刺激的半规管同一平面。Ewald（1892）详细阐述了半规管平面和内淋巴流动方向与诱发性眼震和头部运动方向的关系，被称为Ewald定律：①受刺激的半规管平面与内淋巴流动的方向一致，即诱发性眼震和头部运动所在平面一致；②当内淋巴向壶腹流动时，引起外半规管较强反应，而垂直半规管为较弱反应；③当内淋巴离壶腹流动时，引起外半规管较弱反应，而垂直半规管为较强反应。

前庭感受器的超微结构显示，前庭毛细胞呈极性排列，外半规管壶腹嵴毛细胞的动纤毛在椭圆囊侧，垂直半规管壶腹嵴毛细胞的动纤毛在半规管侧。毛细胞感受外力方向的敏感性在于内淋巴流动使静纤毛束向动纤毛方向弯曲，毛细胞去极化兴奋；静纤毛背离动纤毛方向弯曲，毛细胞超极化则处于抑制状态。

（二）椭圆囊和球囊

椭圆囊和球囊又称耳石器，是维持机体平衡的器官，其主要功能是感受直线加速度刺激，并产生位置觉、眼球运动及体位调节运动。椭圆囊斑与水平半规管平行，球囊斑与同侧前半规管平行。椭圆囊斑和球囊斑的空间排列是沿着弧形微纹（striola）

极性排列，使其可感受各个方向的直线加速度运动刺激。而直线加速度运动刺激耳石器，可反射性地产生眼球运动和体位调节运动。耳石器受刺激引起的眼球运动，使头部运动时眼球向相反的方向移动，对保持清晰视觉有着重要意义。

三、前庭中枢的生理

来自前庭感受器的神经电信号传至前庭神经核，前庭神经核将前庭感受器的电信号向上传至大脑皮质平衡中枢，引起位置及平衡觉。前庭神经核将身体各处不断传来的平衡冲动信息进行综合分析和处理，通过传出通路将传出信号送达各处有功能联系的神经核团和神经元（如眼运动神经核、脊髓前角运动神经元），引起各种前庭反射，如前庭眼反射、前庭脊髓反射、前庭小脑反射等。

四、前庭系统的特殊生理现象

1. **前庭代偿现象**　一侧前庭功能急性受损后出现眩晕、平衡障碍，大多数人在数日后症状消失，这种现象称为前庭代偿，与前庭中枢密切相关。

2. **疲劳现象**　持续刺激或反复刺激而引起前庭系统反应降低或消失，称为疲劳现象。疲劳现象的特点是将刺激强度加大，疲劳的程度随之加重，刺激停止后疲劳现象消失缓慢。其产生的部位可能是前庭神经突触。

3. **习服现象**　一系列相同的刺激引起前庭系统反应逐渐降低或衰减，称为习服现象。

4. **适应现象**　前庭眼反射系统随刺激改变而做出相应的调整，称为前庭适应。其控制部位在小脑。

5. **冲动复制**　中枢神经系统可将机体受到的复杂且有节律的综合刺激作为母型加以复制，以便产生对抗和控制。在刺激消失后，这种前庭冲动的复制尚可保留数小时至数日，以致外来刺激虽已消失，机体还存在着与受刺激时相似的前庭反应。

参考文献

［1］孔维佳，周梁.耳鼻咽喉头颈外科学［M］.3版.北京：人民卫生出版社，2015.

（任　飞）

第三节　前庭功能检查

一、纯音听阈检测、声导抗检测

（一）纯音听阈检测

听阈是在规定条件下（符合国家标准的隔音室）给受试耳一定次数的声信号，受试者对其中50%做出刚能听及反应时的声级。纯音听阈测试是测试受试耳对一定范围内不同频率纯音的听阈，包括气导听阈测定和骨导听阈测定。

普通纯音听阈发生频率范围为125～8 000Hz的纯音，其中250Hz以下为低频，500～2 000Hz为中频，4 000Hz以上为高频。通过纯音听阈检测（表3-3-1、表3-3-2）我们可以了解以下情况：①听力是否存在障碍；②如有，听力障碍的程度；③听力障碍的性质（感音神经性聋、传导性聋或混合聋）。

表 3-3-1　纯音听阈记录符号

	右（红色）	左（蓝色）
气导，未掩蔽	○	×
气导，掩蔽	△	□
骨导，未掩蔽	<	>
骨导，掩蔽	[	]
气导，无反应	○↓ △↓	×↓ □↓
骨导，无反应	<↓	>↓

表 3-3-2　WHO 2021 听力障碍分级标准（0.5kHz、1kHz、2kHz、4kHz 平均听阈）

分级	较好耳听阈（dB HL）	多数成人在安静环境下的表现	多数成人在噪声环境下的表现
正常	<20	听声音没有问题	听声音几乎没有问题
轻度	20～<35	谈话没有问题	可能听不清谈话声
中度	35～<50	可能听不清谈话声	在谈话中有困难
中重度	50～<65	在谈话中有困难，提高音量后可以交流	在大部分谈话中有困难
重度	65～<80	大部分谈话内容听不到，即使提高音量也不能改善	参与谈话非常困难
极重度	80～<95	听到声音极度困难	听不到谈话声
全聋	≥95	听不到言语声和大部分环境声	听不到言语声和大部分环境声
单侧聋	好耳<20 差耳≥35	除非声音靠近差耳，否则听声不会有问题	可能在谈话中和声源定位中存在困难

参考文献：WHO.World report on hearing［R］.Geneva：2021.

1. **感音神经性聋**　感音神经性聋，指的是气导、骨导曲线呈一致性下降，无气骨导差（气骨导差在 5dB 以内属误差）（图 3-3-1）。一般高频听力损失较重，故听力曲线呈渐降型或陡降型。少数感音神经性聋亦可以低频听力损失为主。

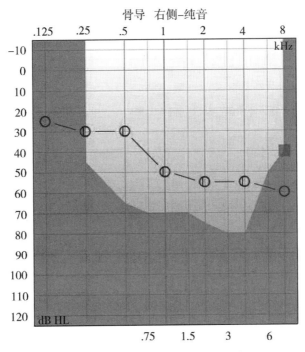

图3-3-1　感音神经性听力损失

2. **传导性聋**　传导性聋是指骨导正常或接近正常，气导听阈提高，气骨导间有间距，称气-骨导差，一般不大于60dB HL（图3-3-2）。

3. **混合聋**　混合聋兼有传导性聋与感音神经性聋的听力曲线特点，气、骨导曲线都下降，但存在一定的气骨导差值（图3-3-3）。

（二）**声导抗检测**

声导抗检测是客观测试中耳传音系统、内耳功能、听神经及脑干听觉通路功能的方法。

1. **鼓室图分型**　Liden-Jerger 分型。

A型：峰在0daPa（-100至+50daPa），见于正常耳（图3-3-4）。

As型：0daPa处低峰，见于听骨活动度差。

Ad型：0daPa处高峰，见于鼓膜-听骨链活动度过大。

B型：平坦型，无峰，见于中耳积液和中耳明显粘连者（图3-3-5）。

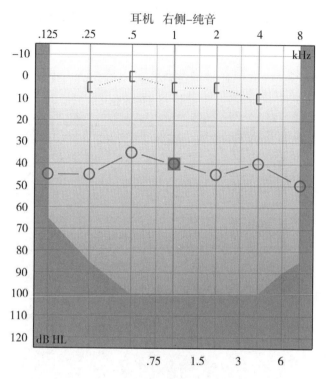

图3-3-2 传导性听力损失

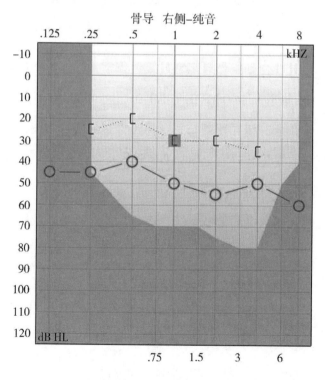

图3-3-3 混合性听力损失

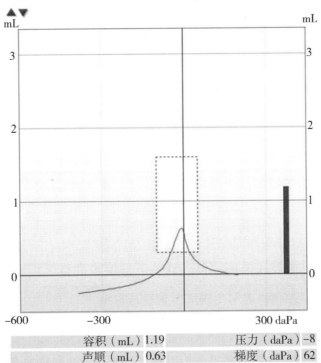

图3-3-4　A型

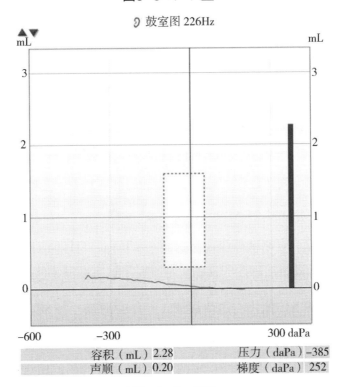

图3-3-5　B型

C型：峰在-100daPa以外，见于咽鼓管功能障碍、中耳负压。

D型：切迹型，鼓膜松弛。

2. 声反射测试　正常耳镫骨肌声反射诱发的声音强度为70～100dB SL，正常人左右耳分别可引出交叉（对侧）和不交叉（同侧）两种反射。

镫骨肌声反射检测的内容包括反射阈、振幅、潜伏期等。镫骨肌声反射弧中任何一个环节受累，轻者影响它的阈值、潜伏期、幅度等，重者可使其消失。因此根据反射的有无和变异，对比交叉与非交叉反射，可为许多疾病的诊断提供客观依据。

镫骨肌声反射的临床意义在于对传导性病变、耳蜗性病变、蜗后病变提供有价值的资料，但应注意诊断听神经疾患的假阳性及假阴性；声反射对于脑干病变有诊断价值，对于确定面神经损伤部位和评估听敏度也有临床价值和意义。临床上有82%～88%的听神经损伤患者可出现声反射衰减现象。

二、听觉诱发电位

声波在耳蜗内通过毛细胞转导、传入神经冲动，沿听觉通路传到大脑，在此过程中产生的各种生物电位，称为听觉诱发电位（auditory evoked potentials，AEP），是一种不需要受试者做主观判断与反应的客观测听法。

目前临床上应用的主要有耳蜗电图、听性脑干反应、中潜伏期反应及皮质电位等，它们的信号都极微弱，需要在隔音电屏蔽室内进行检测，受试者在保持安静状态下进行，本书中主要讨论与眩晕临床诊断关系密切的耳蜗电图和听性脑干反应。

1. 耳蜗电图　耳蜗电图包括3种诱发电位，耳蜗微音器电位（cochlear microphonics，CM）、总和电位（summating potential，SP）及听神经复合动作电位（compound action potential，CAP）。

耳蜗微音器电位响应速度极快，潜伏期小于0.1ms，无不应期，在人和动物语言频率范围内可重复刺激声的频率。总和电位是在中等或较强声波刺激时，由毛细胞产生的一种直流性质的电位变化。包括正SP（+SP）和负SP（-SP）两种成分。声刺激强度较低时+SP较明显；随着刺激强度增加，-SP渐占优势。

试验和临床研究表明，膜迷路积水的情况下，-SP的幅值相对增加。用耳蜗电图检测梅尼埃病和监测膜迷路积水变化情况是目前临床常用的技术。

2. 听性脑干反应（auditory brainstem response，ABR）对后循环缺血性眩晕的诊断意义　高刺激率 ABR 可提高后循环缺血性眩晕诊断的阳性率。研究发现，后循环缺血患者常规低刺激率（11 次 /s）和高刺激率（51 次 /s）的 ABR 测试，高刺激率组和正常组比较，各波潜伏期及波间期延长均有显著性差异，与 11 次 /s 组比较各波潜伏期也有显著差异，因而高刺激率 ABR 的测试结果可用于后循环缺血性眩晕的辅助诊断。

三、前庭功能检查

前庭功能检查的主要目的在于了解前庭功能状况，为临床诊断提供依据。眩晕和前庭关系密切，内耳迷路虽然只是参与平衡功能维持的一部分，但是很大一部分眩晕及头晕患者都可能与其相关，因此准确而全面的前庭功能检查对眩晕患者的诊断意义重大。

前庭功能检查的分类，包括临床上常用的分类、按前庭解剖与生理特性的分类等。本书根据前庭功能解剖与检查内容相结合的方式进行介绍。

前庭功能检查的内容与前庭系统的解剖密切相关，包括半规管的高中低频、耳石器功能检查及平衡功能检查。

1. 半规管功能

（1）低频：双温试验、转椅试验（水平半规管）。

（2）中频：摇头试验（水平半规管）。

（3）高频：头脉冲试验、前庭自旋转试验（三对半规管）。

2. 前庭中枢及外周疾病鉴别　眼动功能检查。

3. 耳石器　①眼性前庭肌源性诱发电位（oVEMP）检查：椭圆囊功能；②颈性前庭肌源性诱发电位（cVEMP）检查：球囊功能。

4. 耳石症诱发及复位　良性阵发性位置性眩晕（BPPV）诊疗系统检查。

（一）水平半规管低频功能检查

目前的前庭功能检查设备只能检测水平半规管的低频功能，前、后半规管低频功能暂时无法检测。双温试验用于检测水平半规管超低频功能，相当于0.003～0.004Hz的头动频率。

1. **双温试验** 双温试验（caloric test）是通过将冷、温水或空气注入外耳道内诱发前庭反应（图3-3-6）。根据眼震的各参数（主要是慢相角速度）来分析两侧耳反应的强弱，评价水平半规管的超低频功能（图3-3-7）。

双温试验操作方法：受试者仰卧，头枕30°斜枕，使水平半规管处于垂直位，向

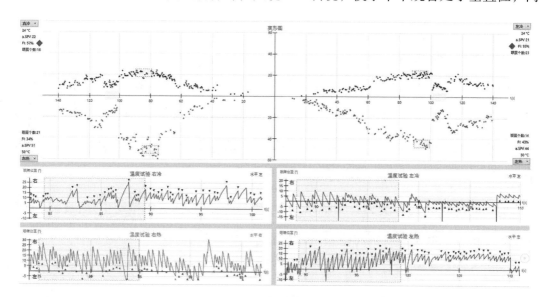

图3-3-6 正常双温试验蝶形图

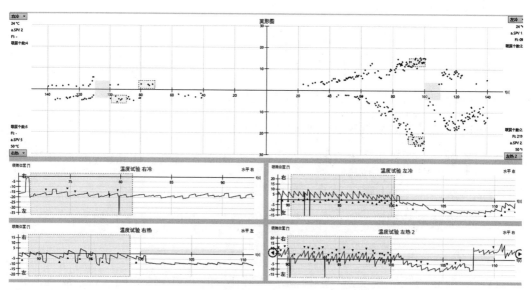

图3-3-7 单侧水平半规管低频功能减退

外耳道内分别注入44℃和30℃水（或50℃和24℃空气），每次注水持续40s（注入空气1min），并记录眼震。一般先注温水（空气），后注冷水（空气），先检测右耳，后检测左耳，每次检测间隔3～5min，待上一次刺激眼震消失后方可进行下一次刺激。

一般以慢相角速度作为参数来评价一侧半规管轻瘫（unilateral weakness，UW；或 canal paresis，CP）（正常参考值＜25%）和优势偏向（directional preponderance，DP）（正常参考值＜30%）。

注：计算公式如下。

CP={［（RW+RC）－（LW+LC）］/（RW+RC+LW+LC）}×100%

RW=右侧44℃，RC=左侧30℃，LW=左侧44℃，LC=左侧30℃（水）。

DP={［（RW+LC）－（LW+RC）］/（RW+RC+LW+LC）}×100%

RW=右侧50℃，RC=左侧24℃，LW=左侧50℃，LC=左侧24℃（气）。

此外，冷热刺激时固视抑制是否失败可以用来区别周围性和中枢性前庭病变，周围性病变固视抑制阳性，而中枢性病变可见固视抑制阴性。

2. 冰水试验　双温试验冷热水或冷热气灌注均无反应时，加做冰水试验。冰水灌注后能诱发出眼震，表明仍有前庭功能；如果冰水试验反应减弱或消失，提示前庭功能病变，但是中枢性或外周性病变仍需进一步鉴别。

冰水试验操作方法：受试者体位同双温试验，从外耳道向鼓膜处注入4℃水0.2mL，保留10s后偏头，使水外流，记录眼震。若无眼震，则每次递增0.2mL 4℃水试之。当水量增至2mL亦不出现反应时，示该侧前庭无反应。试毕一耳后休息5min再试对侧耳。前庭功能正常者0.4mL可引出水平性眼震，方向朝向对侧。

3. 转椅试验　转椅试验原理如下：半规管在其平面上沿一定方向旋转，开始时，管内的淋巴液由于惰性作用而产生和旋转方向相反的壶腹终顶偏曲，旋转骤停时淋巴液又因惰性作用而使壶腹终顶偏曲，但方向和开始时相反。转椅试验方法主要分为两类：①正弦脉冲式旋转试验；②摆动旋转试验。

转椅试验有3个参数结果：增益、相位和对称性。增益是转椅速度与眼睛速度的比值，相位是眼睛和转椅运动的时间关系，对称性是左右方向眼震幅度的比较。外周病损急性期，尚未产生代偿时，转椅试验可以明确判定损伤在哪一侧，对于双温试验无反应的患者，转椅试验可以判定两侧前庭功能是否完全丧失；转椅试验同时作用于两侧前庭感受器，反映前庭输入中枢整合结果，能反映出在前庭一侧受损后中枢代偿过程，对观察眩晕治疗和康复的整个进程有独特意义，其缺点是不能像双温试验一样评估水平半规管的损伤侧别及程度。

（二）水平半规管中频功能检查

摇头眼震（HSN）是通过受试者头部水平方向上一定频率的摇头，记录摇头后的眼震。可引出单相或双相眼震，检测频率为1～2Hz。该检查通过两侧水平半规管的前庭眼反射系统评估两侧前庭的对称性，以检测该特定频率下的单侧前庭功能不全，并做量化评估。目前诱发出摇头眼震，基本可以肯定为异常，但是对侧别和病理性质的认定应结合其他检查，尚不具备特异性的诊断意义，需要进行进一步的临床研究。

（三）半规管高频功能检查

目前临床常用的高频前庭功能检查包括头脉冲试验、前庭自旋转试验（vestibular autorotation test，VAT）。VAT检测频率为2～6Hz整个频段，而头脉冲试验检测2～4Hz中某个频率点的功能，两个检测可以相互补充。

1. 头脉冲试验 头脉冲试验是指通过受试者快速、低幅且不能预测的中等角速度和高等角速度的被动转头，通过视频眼罩记录并观察眼球在甩头过程中的补偿性眼动，即在甩头过程中是否能凝视视靶，或是否出现跟踪不能的扫视眼动，以评估半规管系统的功能，该检查可用于眩晕与平衡障碍患者的半规管前庭眼反射（VOR）功能的量化分析，并对患者损伤的侧别及半规管进行定位。

正常人或VOR完整者在做头脉冲时双眼能够固视眼前视靶不动，无扫视性眼动。水平半规管的VOR的增益为0.9（±0.1，95%可信区间），垂直半规管为0.7～0.8（95%区间），左右侧基本一样（不同厂家的仪器正常参考值可能有细微差别，具体参考厂家说明）。损伤的半规管表现为眼位曲线低于头位并伴有隐性或显性扫视，且眼速低于头速。而健侧半规管眼位和眼速与头位和头速一致，不伴有扫视，床旁的甩头试验可以捕捉到显性扫视，但是隐性扫视在床旁甩头中无法被识别，只有靠头脉冲试验才能捕捉到。

水平半规管和前半规管由前庭上神经支配，后半规管由前庭下神经支配，因而在临床上我们可以根据损伤的半规管与前庭诱发肌源性电位相结合判断前庭神经炎的患者属于前庭上神经、前庭下神经或前庭全神经炎，具有重要的临床意义。

需要注意的一点是：头脉冲试验对前庭功能完全丧失的患者识别敏感度特别高，对前庭功能轻度或中度减弱的患者敏感度相对较低，因而需要和其前庭功能检查技术结合运用。

2. 前庭自旋转试验　前庭自旋转试验（VAT）是一种高频前庭半规管功能检测技术，通过受试者主动地左右摇头和上下点头诱发的慢相眼球运动评估两侧半规管系统功能状态，检测 2 ~ 6Hz VOR 功能，其中左右摇头检测水平半规管，上下点头检测垂直半规管。

VAT增益指标用于前庭损伤定性评估。脑外伤、后循环缺血等中枢性眩晕的增益多呈现增高的特征，而前庭神经炎、前庭外周性眩晕则以低增益表现为主。需要注意的是眩晕急性期、颈部损伤、严重颈椎病或者医嘱限制颈部活动者禁做VAT检测，幼儿及高龄反应迟钝和视觉、听力严重障碍者也不宜做VAT检测。

（四）眼动功能检查

眼动功能检查属于视频眼震图的检查内容，常规的视频眼震图可进行眼动功能、自发性眼震检测、动态位置试验、静态位置试验、双温试验等内容。双温试验用于水平半规管超低频功能检测，在前文已经介绍过，此处略过。

眼震（nystagmus）是眼球震颤的简称，是前庭功能检查中一项重要的观察内容，指眼球的一种不随意节律性运动。前庭系统的周围性病变、中枢性病变及某些眼病均可引起眼震。前庭疾病引起的眼震由交替出现的慢相和快相组成。其中慢相为眼球向某个方向的缓慢运动，由前庭刺激所引起；快相为眼球的快速回位运动，为中枢矫正性运动。眼震中的慢相朝向前庭兴奋性较低的一侧，快相朝向前庭兴奋性较高的一侧。因快相便于观察，故通常将快相所指方向作为眼震方向。按眼震方向的不同，可分为水平性、垂直性、旋转性等眼震。

1. 自发性眼震检查　自发性眼震（spontaneous nystagmus）是指未通过任何诱发就存在的眼震。受试者向前正视即可，用视频眼震图仪记录。

按照自发性眼震特征的不同（表3-3-3），可初步区别其性质。

表 3-3-3　自发性眼震的区分

类别	周围性	中枢性	眼性
眼震性质	水平性、略带旋转	可为垂直性，旋转性或对角线性	钟摆性或张力性
方向	一般不变换	可变换	无快慢相
强度	随疾病发展过程而变化	多变	不稳定
眩晕感及恶心、呕吐等自主神经症状	有，严重程度与眼震强度一致	可无，若有，其严重程度与眼震强度不一致	无

2. 视眼动系统检查

（1）扫视试验：指受试者注视并随视靶上的光标移动，以视频眼震图仪记录眼球运动的速度和精确度。眼动迅速、准确是扫视结果的正常表现（图3-3-8），偶有过冲和欠冲可视为正常。准确度正常为70%～115%，低于70%为欠冲，高于115%为过冲，潜伏期通常不超过250ms。

常见异常包括：①视辨距不良（图3-3-9、图3-3-10）：是欠冲和过冲的统称，多提示脑干或小脑病变，欠冲多提示小脑绒球病变，过冲多提示小脑蚓部病变。②反应迟缓：指受试者潜伏期延长，但峰速度、准确度一般不受影响，常提示额叶或额顶叶大脑皮质、基底核等中枢部位病变。

（2）平稳跟踪试验（smooth pursuit test）：受试者头部处正中位，注视眼前120cm处水平匀速移动的视标且随视标移动，视频眼震仪记录眼动曲线，正常情况下，平稳追踪试验应该得到平滑而准确的正弦眼动轨迹，偶有扫视波出现为正常。临床上眼动曲线分四型。Ⅰ型：正常型，为光滑正弦曲线；Ⅱ型：正常型，为光滑正弦曲线上附加少量阶梯状扫视波（图3-3-11）；Ⅲ型：异常型，曲线不光滑，呈阶梯状，为较多扫视波叠加于其上所致（图3-3-12）；Ⅳ型：异常型，曲线波形完全紊乱。异常曲线（Ⅲ型、Ⅳ型）提示中枢病变，如跟踪不良是双向（对称）性的，病变多在小脑、纹状皮质和脑干；如跟踪不良是单向（不对称）性，病变多位于同侧枕

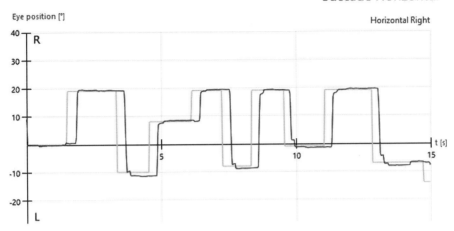

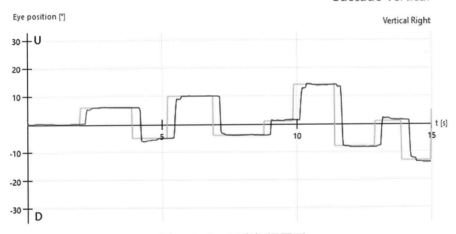

图3-3-8　正常扫视图形

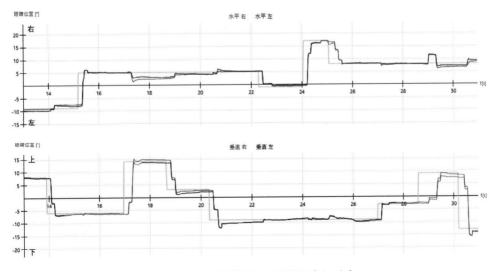

图3-3-9　视辨距不良图形（欠冲）

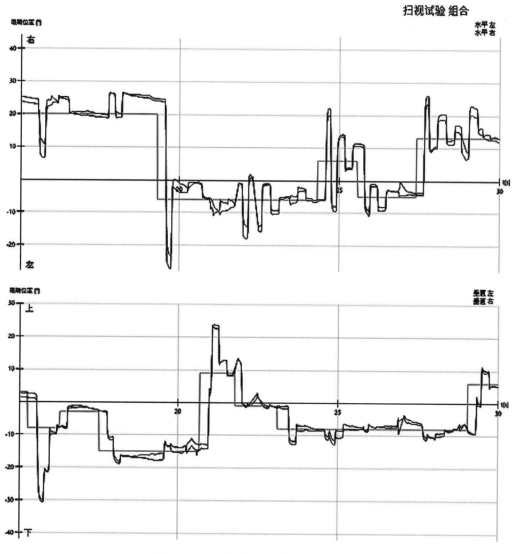

图3-3-10 视辨距不良图形（过冲）

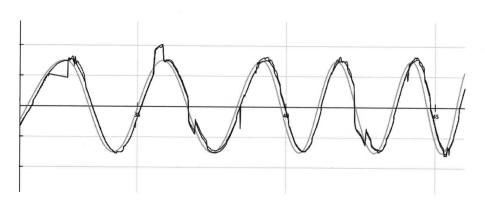

图3-3-11 Ⅱ型曲线

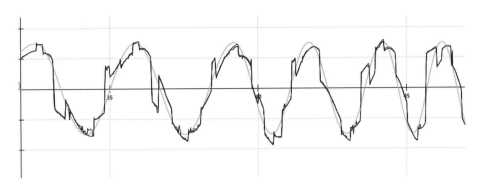

图3-3-12　Ⅲ型曲线

叶、顶部皮质和额叶，也可见于急性单侧周围性前庭损伤。

（3）视动试验（正常图形）：视动性眼震（optokinetic nystagmus，OKN）是注视眼前不断向同一方向移动的物体时出现的一种眼震。检查时请受试者注视眼前等速运动黑白条纹相间的光点或光条屏幕，记录出现的眼震，其方向与光点运动的方向相反，两侧对称，速度随光点运动速度而改变。正常人可引出水平性视动性眼震，其方向与视标运动方向相反，如果视标向右连续移动，则引出水平性眼震方向向左（图3-3-13）。

异常改变有眼震不对称、眼震减弱或消失（图3-3-14、图3-3-15），或方向逆转，主要提示中枢病变，如皮质、间脑、脑干、小脑病变。需要注意的一点是周围性前庭损伤急性期也可出现双向眼震不对称。

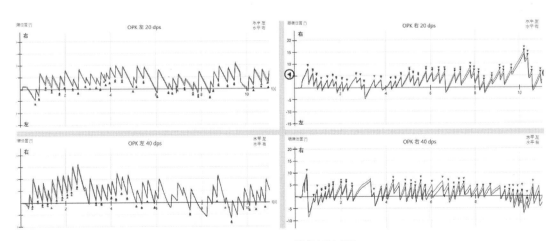

图3-3-13　正常视动试验

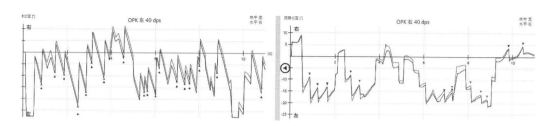

图3-3-14　双侧视动性眼震不对称

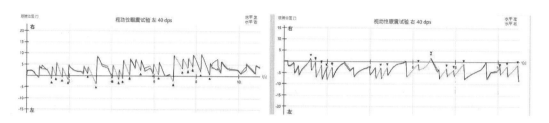

图3-3-15　双侧视动性眼震减弱

（4）凝视试验：凝视性眼震（gaze nystagmus）指眼球向一侧偏移时出现的眼震。正常人在睁眼（固视）时，任何凝视位均无凝视性眼震，消除固视时，任何凝视位均无眼震或有慢相角速度（SPV）<6° /s的眼震，记为凝视试验（-）（图3-3-16）。极度凝视位（靶点位置>45° ）时有轻度眼震（SPV<6° /s）为终极性眼震，属正常。

凝视试验向右凝视出现右相眼震，向左凝视时出现左相眼震且左右眼震度数大致相等，向上下凝视时无眼震，称为对称性凝视性眼震。临床常见于服用苯巴比妥、地西泮等药物和饮酒48h内，还可见于重症肌无力、多发性硬化、小脑萎缩等。

1）非对称性凝视性眼震：向右凝视出现右相眼震，向左凝视时出现左相眼震，但左右眼震度数不一致，称为非对称性凝视性眼震。多见于中枢性前庭病变。非对称性凝视性眼震的一种特殊表现Brun眼震，临床常见于脑桥小脑角肿瘤。

2）急跳性眼震：凝视试验中受试者向上、下、左、右凝视时水平向均记录到方波形的眼震波，称为急跳性眼震。提示中枢性前庭病变，病变位于小脑或基底核，临床常见于橄榄体脑桥小脑萎缩、脊髓小脑变性、多发性硬化等。

3）周期交替性眼震：眼震每2~6min方向改变一次，眼震呈水平性、共轭，固视或固视消除时均存在，称为周期交替性眼震。多为中枢性前庭病变，临床常见于颅底

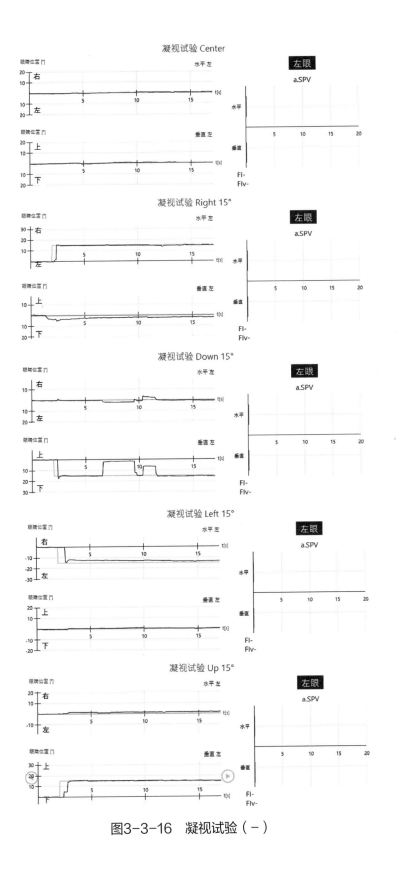

图3-3-16　凝视试验（一）

枕颈椎接合部病变、多发性硬化、双目失明患者、抗惊厥药并发症等。使用肌松剂巴氯芬可以消除周期交替性眼震。

4）下跳性眼震：在垂直方向记录到垂直向下的眼震，水平方向无凝视性眼震，称为下跳性眼震。提示中枢性前庭病变，病变位于小脑后中线和延髓下段，临床常见于先天性小脑扁桃体下疝畸形、小脑变性、脑干或小脑梗死、多发性硬化、小脑肿瘤、药物中毒等。

5）上跳性眼震：在垂直方向记录到的眼震，快相向上，水平方向无眼震，称为上跳性眼震。提示延髓、前小脑蚓部的中枢性病变，临床常见于小脑变性、多发性硬化、延髓或小脑梗死、延髓或小脑肿瘤等。

3. 其他激发性眼震检查法

（1）位置性眼震检查法：位置性眼震（positional nystagmus）是患者头部处于某种位置时方才出现的眼震。检查时取如下头位：

1）坐位，头向左、右歪斜，前俯、后仰，向左右各扭转到患者的极限，60°～90°。

2）仰卧位，头向左右扭转，角度同上。

3）仰卧悬头位，头向左右扭转。

检查时需注意每次变换位置时均应缓慢进行，每一头位至少观察记录30s。观察诱发眼震的特征如潜伏期、持续时间、疲劳性、眼震方向及眩晕与眼震的相关性等。

（2）变位性眼震检查法：变位性眼震（positioning nystagmus）是在头位迅速改变过程中或其后短时间内出现的眼震。变位性眼震主要用于诊断良性阵发性位置性眩晕。

1）Dix-Hallpike试验：用于检查同侧后半规管及对侧前半规管结石，但由于前半规管特别少见，故在临床中主要用于后半规管的检测。受试者坐于检查床上，头平直，检查者立于受试者右侧，双手扶其头，坐位头右转45°，然后患者仰卧右侧45°悬头。观察在仰卧悬头的位置患者是否产生位置性眼震，并记录眼震的方向和持续时间，一侧检查结束后进行对侧检测。

2）滚转试验（roll test）：用于水平半规管耳石的诱发。受试者平卧，头枕30°斜枕，分别向左侧和右侧快速转头，转至最大幅度。注意每次变位应在3s内完成，变位后观察、记录20～30s。如发现眼震，记录潜伏期、眼震方向、慢相角速度及持续时间等，并记录有无眩晕感、恶心、呕吐等。若有眼震，应连续观察，记录2~3min，眼震仍未消失方可变换至下一体位。

（五）耳石器功能检查

常见的耳石器检查内容包括前庭诱发肌源性电位和主观视觉水平线、主观视觉垂直线。前庭诱发肌源性电位（vestibular evoked myogenic potentials，VEMP）是由高强度的短声或短纯音诱发的同侧颈肌（胸锁乳突肌）或对侧眼外肌的短潜伏期肌电图，胸锁乳突肌记录的为颈性前庭诱发肌源性电位（cVEMP），眼肌记录的为眼性前庭诱发肌源性电位（oVEMP）。肌肉的反应起源于前庭系统，该电位的可能起源为cVEMP和oVEMP，cVEMP反映的是同侧的球囊和前庭下神经通路的功能，而oVEMP反映的是对侧的椭圆囊和前庭上神经通路的功能，测试参数包括引出率、反应阈、两侧对称性、潜伏期等。主观视觉水平线（subjective visual horizontal，SVH）和主观视觉垂直线（subjective visual vertical，SVV）是近年来发展的新型耳石器检查方法，静态SHV＞3°提示椭圆囊通路功能异常。下面主要介绍前庭诱发肌源性电位。

正常人的VEMP反应特征是双向波，波峰、波谷通常用大写字母P（正波）或N（负波）进行标记。VEMP幅度变化较大，依据肌肉紧张水平和刺激强度，从几毫伏到几百毫伏不等，因而双侧检测时要求患者的肌肉紧张度保持在同一水平；反应的潜伏期变化较小，左右侧无显著不同。cVEMP和oVEMP检测波形分别见图3-3-17、图3-3-18。

VEMP经过多年临床应用，已成为临床眩晕检查的不可缺少的方法，它对前庭上神经、椭圆囊及前庭下神经、球囊病损的诊断和鉴别诊断起着重要作用，结合头脉冲试验和双温试验，可以诊断和鉴别诊断前庭上神经炎和前庭下神经炎。另外，Streubel等发现VEMP对于诊断具有不同听力状况的上半规管裂综合征患者具有相当高的灵敏度。

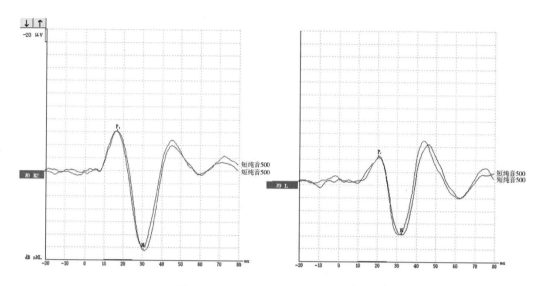

图3-3-17　cVEMP检测波形

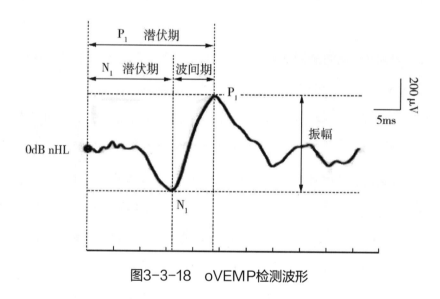

图3-3-18　oVEMP检测波形

（六）平衡功能检查

检查平衡功能的方法很多，大致可分为静态平衡检查和动态平衡功能检查两大类。

1. 静态姿势描记法　静态平衡功能检查的床旁检查凭主观判断，结果不够精确，静态姿势描记法则可取得客观而精确的检查结果。静态平衡台检测可以量化患者的姿势移动，并且可记录压力中心变化，增加的海绵垫或者泡沫垫则可以去除本体觉的作用，增加前庭功能检测结果。

2.动态姿势描记法　动态姿势描记法有两种类型：一种测试受检者在跨步运动中的重心平衡状态；另一种通过改变受检者视觉条件（睁眼、闭眼）及站立面条件，来检测受检者在不同感觉条件下维持平衡的功能。动态姿势稳定平衡系统由感觉统合、运动协调和中枢适应三部分组成。

感觉统合试验（sensory organization test，SOT）：人体在接收的感觉信息发生矛盾时大脑必须快速选择正确定向信息的感觉输入并排除错误感觉输入，这个选择和组合正确感觉信息的过程称为感觉构建。SOT检测的目的是使检测者有效利用视觉、前庭觉和本体觉整合后进行姿态控制以保持姿态稳定的能力，并识别姿态不稳或平衡障碍可能是由哪种感觉系统所致。

在姿势控制上是否能正确构建感觉信息对日常生活环境中姿态控制及稳定非常重要，一些患者视觉参照物减少或在视觉冲突的环境中不能保持稳定或者摔倒，这都很可能反映了患者姿势控制中的感觉信息构建和统合发生障碍。

感觉整合和平衡的临床试验（CTSIB）或改良CTSIB中，被检者分别站立于坚硬平板和海绵垫，分别在睁眼和闭眼条件下，评估其维持平衡的功能。

（七）良性阵发性位置性眩晕诊疗仪检查

传统的手法诱发及复位对于检查者及患者都有较高要求，检查者必须熟练掌握手法诱发的角度和速度，并且颈部和腰部僵硬无法快速躺卧的患者检查受限，另外有一些眼震轻微的患者也可能会出现手法诱发眼震不明显无法诊断等问题，近年来广泛应用于临床的良性阵发性位置性眩晕诊疗仪解决了这些问题。该仪器可以实现动态位置精准角度及速度的诱发，排除了人为技术不熟练的干扰，颈部活动度差及腰部不能进行坐卧动作的患者也可进行，对于尚无法掌握准确手法复位的操作医师也方便了操作。但是，虽然机器可以代替操作者做诱发试验，阳性患者的眼震仍需要操作者自己识别，所以准确并熟练掌握耳石症患者的各种类型眼震对于操作者来讲是必需的。

参考文献

［1］孔维佳，周梁. 耳鼻咽喉头颈外科学［M］. 3版. 北京：人民卫生出版社，2015：82–89.

［2］于立身. 前庭功能检查技术［M］. 西安：第四军医大学出版社，2013：192-196.

［3］李晓璐，卜行宽，Kamran Barin，等. 实用眼震电图和眼震视图检查［M］. 2版. 北京：人民卫生
　　　出版社，2015：67-69，128-133.

［4］韩东一，翟所强，韩维举. 临床听力学［M］. 2版. 北京：中国协和医科大学出版社，2008：
　　　203-229，379-380.

（段云飞）

第四章

周围性眩晕

第一节　良性阵发性位置性眩晕

良性阵发性位置性眩晕（benign paroxysmal positional vertigo，BPPV）又称耳石症，是一种相对于重力方向的头位变化所诱发的、以反复发作的短暂性眩晕和特征性眼球震颤为表现的外周性前庭疾病，具有自限性，易复发，是最常见的前庭外周性疾病。

一、流行病学

目前为止报道的BPPV年发病率为（10.7～600）/10万，年患病率约1.6%，终身患病率约2.4%。BPPV占前庭性眩晕患者的20%～30%，男女比例为1：（1.5～2.0），通常40岁以后高发，且发病率随年龄增长呈逐渐上升趋势。

二、发病机制

BPPV确切的发病机制尚不清楚，目前公认的学说包括以下两种。

1. 管结石症　椭圆囊斑上的耳石颗粒脱落后进入半规管管腔，当头位相对于重力方向改变时，耳石颗粒受重力作用相对半规管管壁发生位移，引起内淋巴流动，导致壶腹嵴嵴帽偏移，从而出现相应的体征和症状。当耳石颗粒移动至半规管管腔中新的重力最低点时，内淋巴流动停止，嵴帽回复至原位，症状及体征消失。

2. 嵴帽结石症　椭圆囊斑上的耳石颗粒脱落后黏附于壶腹嵴嵴帽，导致嵴帽相对于内淋巴的密度改变，使其对重力敏感，从而出现相应的症状及体征。

三、临床表现与分类

（一）临床表现

典型的BPPV发作是由患者相对于重力方向改变头位（如起床、躺下、床上翻身、低头或抬头）所诱发的、突然出现的短暂性眩晕（通常持续不超过1min）。其他症状可包括恶心、呕吐等自主神经症状，以及头晕、头重脚轻、漂浮感、平衡不稳感及振动幻视等。

（二）分类

1. 按病因分类

（1）特发性BPPV：病因不明，占50%～97%。

（2）继发性BPPV：继发于其他耳科或全身系统性疾病，如梅尼埃病、前庭神经炎、突发性聋、中耳炎、头部外伤、偏头痛、手术后（中耳内耳手术、口腔颌面手术、骨科手术等）及应用耳毒性药物等。

2. 按受累半规管分类

（1）后半规管BPPV：最为常见，占70%～90%，其中嵴帽结石症约占6.3%。

（2）外半规管BPPV（水平半规管BPPV）：占10%～30%。根据滚转试验（roll test）时出现的眼震类型可进一步分为向地性眼震型和离地性眼震型，其中向地性眼震型占绝大部分。

（3）前半规管BPPV：为少见类型，占1%～2%。

（4）多半规管BPPV：为同侧多个半规管或双侧半规管同时受累，占9.3%～12%。

四、诊断

（一）诊断标准

（1）相对于重力方向改变头位后出现反复发作的、短暂的眩晕或头晕（通常持续不超过1min）。

（2）位置试验中出现眩晕及特征性位置性眼震。

（3）排除其他疾病，如前庭性偏头痛、前庭阵发症、中枢性位置性眩晕、梅尼埃病、前庭神经炎、迷路炎、上半规管裂综合征、后循环缺血、体位性低血压、心理精神源性眩晕等。

（二）眼震特征概述

1. 潜伏期　管结石症中，眼震常发生于激发头位后数秒至数十秒，而嵴帽结石症常无潜伏期。

2. 时程　管结石症眼震短于1min，而嵴帽结石症长于1min。

3. 强度　管结石症呈渐强—渐弱改变，而嵴帽结石症可持续不衰减。

4. 疲劳性 多见于后半规管 BPPV。

（三）各类 BPPV 位置试验的眼震特点

1. 后半规管 BPPV 在 Dix-Hallpike 试验或侧卧试验（side-lying test）中患耳向地时出现带扭转成分的垂直上跳性眼震（垂直成分向上，扭转成分向地），由激发头位回复至坐位时眼震方向逆转。眼震时间＜1min，考虑管结石症；眼震时间＞1min，考虑嵴帽结石症。具体操作：以右侧后半规管耳石症为例，检查者站在患者的右侧，将患者的头向右转 45°，然后将患者从坐位快速转为卧位，仍保持头右转 45° 右耳向下，将头垂悬于检查床 20°～30°，在 5～20s 潜伏期后患者出现眩晕和逆时针旋转眼震（向上加向地旋转），持续时间为 10～40s，多在 60s 以内。

2. 外半规管 BPPV ①水平向地性：若双侧滚转试验均可诱发水平向地性眼震（可略带扭转成分），持续时间＜1min，则可判定为漂浮于外半规管后壁内的管石症。②水平离地性：双侧滚转试验均可诱发水平离地性眼震，持续时间≥1min，且与体位维持时间一致，则可判定为外半规管嵴帽结石症。

患侧判定：滚转试验中水平向地性眼震诱发眼震强度大、持续时间长的一侧为患侧；水平离地性眼震中诱发眼震强度小、持续时间短的一侧为患侧。

3. 前半规管 BPPV 在 Dix-Hallpike 试验中出现带扭转成分的垂直下跳性眼震（垂直成分向下，扭转成分向患耳）。

4. 多半规管 BPPV 多种位置试验可诱发相对应半规管的特征性眼震。

注：描述眼震垂直方向时，向上为指向眶上缘，向下为指向眶下缘。眼震扭转方向是以眼球上极为标志，其快相所指的方向。

五、鉴别诊断

1. 中枢性发作性位置性眩晕（central paroxysmal positional vertigo，CPPV） CPPV 是一组中枢源性的发作性位置性眩晕，与 BPPV 很相似，很难鉴别。CPPV 眼震潜伏期相对较短，但持续时间较长，眼震方向不符合刺激半规管旋转轴方向，多为纯垂直性或纯旋转性眼震。病因有血管源性及肿瘤占位、炎性、变性等。常见的病变部位有：第四脑室外侧部、小脑背蚓部、小脑小结叶和舌叶。

2. 前庭性偏头痛（vestibular migraine，VM） VM 也可因位置变化引起头晕或眩晕发作，症状持续时间相对较长，且变位试验无特征性眼震。且BPPV很少伴有偏头痛、耳鸣耳闷等症状。

六、治疗

（一）复位治疗

耳石复位是目前治疗BPPV最主要的方法，操作简便，可徒手或借助仪器完成，效果良好。复位时应根据不同半规管类型选择相应的方法。

1. 后半规管 BPPV 建议首选 Epley 法或 Semont 法等。

Epley手法复位：以右侧后半规管BPPV为例，医生站在患者右侧后方，进行如下步骤。①患者坐在检查床上，头右转45°位置（半规管与地平面垂直，与重力方向一致）；②迅速躺下，头垂悬于床沿下30°（耳石可顺重力移向后半规管中心）；③医生将患者头向左侧转90°；④再左转90°成左侧卧位，使患者面部斜朝下；⑤患者起身坐起，头转至正中位，下颌下倾成20°位置。复位成功后无眩晕或眼震。

Semont手法复位：以右侧后半规管BPPV为例，进行如下步骤。①患者坐在检查床中间，医生站在患者前方，患者头从正中向左侧（健侧）转头45°（使患侧半规管与地平面垂直与重力方向一致）；②迅速向右侧卧（患侧），后脑勺枕在检查床上，此时会诱发旋转性向上眼震，在此位置停留1～2min直至眼震消失；③迅速坐起，向健侧（左侧）俯卧，要保持头与肩膀之间的45°位置，在此位置停留1～2min直至眩晕和眼震消失；④最后恢复直立坐位，并保持头稍向前倾。复位成功后无眩晕或眼震。

2. 外半规管 BPPV

（1）水平向地性眼震：可采用BBQ以及Gufoni法（向健侧）。

BBQ复位方法：①患者鼻朝上仰卧位；②头快速向健侧转90°，观察30～60s直到眼震消失；③再向相同方向（健侧）转头90°，肩膀和身体同时转动至俯卧位，观察30～60s直至眼震消失；④继续转头90°成患侧在下的侧卧位，观察30～60s，如果在此位置观察到强烈的向地性眼震，提示复位可能不成功；⑤可以继续左转90°，回到鼻子朝上的仰卧。

Gufoni复位方法（向健侧）：①患者坐位朝前；②快速向健侧卧位，当头接触到床时迅速减速；③然后头向上转45°，在此位置停留2min并且观察；④患者缓慢恢复直立坐位。此手法可连续重复2～3次。

（2）水平离地性眼震：可采用Gufoni法（向患侧）或Semont法。

Gufoni复位方法（向患侧）：①患者坐位朝前；②快速向患侧卧位，当头接触到床时迅速减速；③然后头向上转45°，在此位置停留2min并且观察；④患者缓慢恢复直立坐位。此手法可连续重复2～3次。

3. 前半规管BPPV　可采用Yacovino法（又名深悬头位法，deep head hanging，DHH）。具体步骤：患者正坐于检查床上，迅速躺下，使患者正位垂直悬头于床下至少30°，至多可至75°；30s后医生将患者头部上抬至下颏抵住胸部；30s后患者缓慢坐起，头略前倾，待患者眩晕及眼震消失后，嘱患者坐直，头位恢复至起始位。尤其适用于患侧判断困难的患者。

4. 多半规管BPPV　采用相应的复位手法依次治疗各半规管BPPV，优先处理诱发眩晕和眼震更强烈的责任半规管，一个半规管复位成功后，其余受累半规管的复位治疗可隔日进行。

5. 耳石仪器复位治疗　需要在BPPV诊疗仪上操作，适用于手法复位操作困难的患者。

（二）药物治疗

药物辅助治疗，可减轻眩晕症状及复位后头晕昏沉不适等症状，用药如倍他司汀、银杏叶提取物等。眩晕剧烈者可给予异丙嗪等前庭抑制剂或镇静药物应用，因前庭抑制剂可抑制或减缓前庭代偿，故不推荐常规使用或不宜长期应用；恶心呕吐严重者可配合甲氧氯普胺注射液肌内注射，以及补液营养支持等对症治疗。

（三）手术治疗

目前临床应用较少。对于诊断清楚，经过1年以上规范的耳石复位等综合治疗仍然无效且活动严重受限的难治性患者，可考虑行半规管阻塞等手术治疗。

（四）前庭康复训练

前庭康复训练可以通过中枢适应和代偿机制提高患者前庭功能，减轻前庭损伤导致的后遗症。可作为BPPV患者耳石复位的辅助治疗，用于复位无效及复位后仍有头晕或平衡障碍的患者。

七、预后

本病有自愈性，预后较好。

参考文献

［1］ Von Brevem M，Radtke A，Lezius F，et al. Epidemiology of benign paroxysmal positional vertigo：a population based study ［J］. J Neurol Neurosurg Psychiatry，2007，78（7）：710-715.

［2］ Caruso G，Nuti D. Epidemiological data from 2270 BPPV patients ［J］. Audioloical Medicine，2005，3（1）：7-11.

［3］ Karlberg M，Hall K，Quicker N，et al. What inner ear diseases cause benign paroxysmal positional vertigo? ［J］. Acta Otolaryngol，2000，120（3）：380-385.

［4］ Prokopakis E P，Chimona T，Tsagournisakis M，et al. Benign paroxysmal positional vertigo：10-year experience in treating 592 patients with canalith repositioning procedure ［J］. Laryngoscope，2005，115（9）：1667-1671.

［5］ Cakir B O，Ercan I，Cakir Z A，et al. Whatisthetrueincidence of horizontal semicircular canal benign pamlysmal positional vertigo? ［J］. Otolaryngol Head Neck Surg，2006，134（3）：451-454.

［6］ Imai T，Ito M，Taketa N，et al. Natural course ofthe remission of vertigo in patients with benign paroxysmal positional vetigo ［J］. Neuroloy，2005，64（5）：920-921.

［7］ BaIatsouras D G. Benign paroxysmal positional vertigo with multiple canal involvement ［J］. Am J Otolaryngol，2012，33（2）：250-258.

（范晓飞）

第二节　梅尼埃病

梅尼埃病（Ménière's disease，MD）由法国医生Prosper Ménière于1861年首先报道，是一种以特发性膜迷路积水为病理特征的内耳病。本病的特点是发作性眩晕、波动性听力下降、耳鸣和耳胀满感。尽管目前尚不能治愈该病，但约85%的患者可通过药物治疗和生活方式改变得到改善。

一、流行病学

文献报道该病发病率差异较大，为（7.5～157）/10万。发病年龄在4～90岁，多发于青壮年，发病高峰40～60岁。男女发病率为（1～1.3）∶1。一般单耳发病，随病程延长，可出现双耳受累。

二、病因与发病机制

该病病因迄今不明，梅尼埃病发生机制主要是内淋巴产生和吸收障碍。主要学说如下：

1. **内淋巴管机械阻塞与内淋巴吸收障碍**　内淋巴纵流中任何部位的狭窄或梗阻，都可能引起内淋巴管机械性阻塞或内淋巴吸收障碍，是膜迷路积水的主要原因。

2. **内分泌与双侧梅尼埃病**　据报道，胰岛和甲状腺功能都与梅尼埃病有关。双侧梅尼埃病患者听力波动与血糖波动有关。梅尼埃病在活动期与甲状腺功能减退有关，临床有必要进行甲状腺功能的筛选试验，尤其是超过60岁的老年梅尼埃病患者。

3. **偏头痛与双侧梅尼埃病**　双侧梅尼埃病也可能与偏头痛有关。梅尼埃病与偏头痛发作常常同时存在，说明两者在病理生理机制上有某种联系，目前认为可能的机制有遗传学机制、血管机制、神经递质的异常释放和离子通道疾病等。

4. **变应性反应与双侧梅尼埃病**　抗核抗体、抗DNA抗体、类风湿因子、补体水平、抗干燥综合征抗体A和B、血沉、抗磷脂抗体、热休克蛋白70等，在单侧梅尼埃病只有27%出现阳性结果，而双侧梅尼埃病患者抗核抗体阳性率最高为38%，因此，单侧梅尼埃病患者免疫因素或感染因素是主要原因，而双侧梅尼埃病患者较单侧梅尼埃病患者有系统免疫疾病的可能性更大。

三、临床表现

（一）典型梅尼埃病的临床表现

1.眩晕 发作性眩晕多持续 20min 至 12h，常伴有恶心、呕吐等自主神经紊乱和走路不稳等平衡功能障碍，无意识丧失；间歇期无眩晕发作，但可伴有平衡功能障碍。

2.听力下降 一般为波动性感音神经性听力下降，早期多以中低频为主，间歇期听力可恢复正常。随病情进展，听力损失逐渐加重，间歇期听力无法恢复至正常或发病前水平。

3.耳鸣及耳闷胀感 发作期常伴有耳鸣和（或）耳闷胀感。疾病早期、间歇期可无耳鸣和（或）耳闷胀感，随病情发展，耳鸣和（或）耳闷胀感可持续存在。

（二）不典型梅尼埃病的临床表现

1.蜗性梅尼埃病 仅有耳鸣、听力下降。首次发作与突发性聋相似，但多表现为低频感音神经性聋。但可反复发作。

2.前庭型梅尼埃病 仅表现为突发眩晕或倾倒。

3.Tumarkin 耳石危象 这是一种患者在意识清醒的情况下出现的突发倾倒，由于发作突然，患者会出现头面部损伤。患者突感腿部无力跌倒，猝不及防，可以自行站起，且无眩晕。可见于梅尼埃病的早期或晚期。年轻、年长均可见。

4.莱穆瓦耶（Lermoyez）综合征 这是梅尼埃病的一种少见的特殊类型，先有耳聋、耳鸣，然后出现眩晕，听力在眩晕发作后好转。

5.Tullio 现象 梅尼埃病患者偶尔可见强声刺激出现眩晕或者倾倒。一般出现在梅尼埃病的中晚期。

梅尼埃病首发症状耳鸣最常见，其次是听力下降，眩晕是第三位的临床表现，倾倒的出现率最低。由于很多梅尼埃病患者首发症状并无眩晕，可仅为耳鸣和（或）耳聋，或者为平衡障碍或倾倒。据统计，首发症状累及耳蜗者占55.9%，耳蜗前庭同时受累者占20.7%，首发症状为眩晕者占19.3%，首发症状为倾倒或平衡障碍者占4.1%，这意味着梅尼埃病在疾病的早期易被误诊。

四、辅助检查

1. 纯音测听　是梅尼埃病患者必须检查的项目。

2. 耳蜗电图　为选择性检查项目，不能作为诊断的依据，可以作为判断无症状耳有无积水的参考（图4-2-1）。

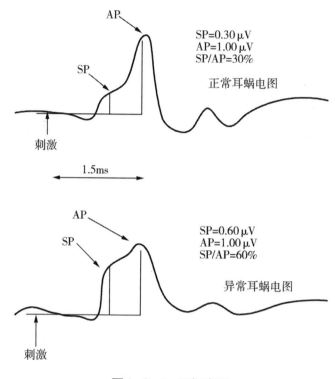

SP=0.30μV
AP=1.00μV
SP/AP=30%

正常耳蜗电图

1.5ms

SP=0.60μV
AP=1.00μV
SP/AP=60%

异常耳蜗电图

图4-2-1　耳蜗电图

3. 耳声发射　为选择性检查项目，不能作为诊断依据，如果联合甘油试验可以作为判断早期梅尼埃病的参考。

4. 眼震视图（VNG）　为选择性检查项目。该项检查的主要目的是进行疾病的定侧，早期检查结果可正常，不能作为诊断的依据。

5. 摇头眼震（HSN）　为选择性检查项目，可在眼震视图正常时出现异常，作为眼震视图的补充。

6. 前庭诱发肌源性电位　为选择性检查项目。反映梅尼埃病患者的球囊功能情况。用于诊断不典型梅尼埃病、迟发性膜迷路积水、上半规管裂综合征。

7. 实验室检查　对于怀疑有免疫内耳病者，可以检查C反应蛋白、血清免疫球蛋白、补体水平、抗核抗体等。

8. 磁共振内耳钆造影 可以发现膜迷路积水情况（图4-2-2）。

梅尼埃病的诊断，临床表现最重要，多数检查项目的意义可能系判断疾病的范围、疾病对治疗的反应和观察疗效所需，而非诊断所必需。

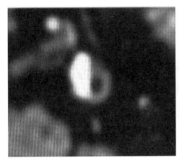 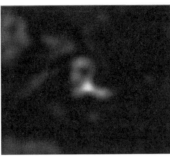 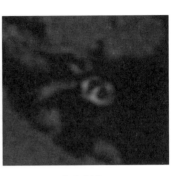

无积水　　　　　　　　中度积水　　　　　　　　重度积水

图4-2-2　磁共振内耳钆造影

五、诊断

梅尼埃病的诊断参照《中华耳鼻咽喉头颈外科杂志》编辑委员会、中华医学会耳鼻咽喉头颈外科学分会制定的《梅尼埃病诊断和治疗指南（2017）》。诊断标准如下：

（1）2次或2次以上眩晕发作，每次持续20min至12h。

（2）病程中至少有一次听力学检查证实患耳有低到中频的感音神经性听力下降。

（3）患耳有波动性听力下降、耳鸣和（或）耳闷胀感。

（4）排除其他疾病引起的眩晕。

六、治疗

（一）治疗目的

减少或控制眩晕发作，保存听力，减轻耳鸣及耳闷胀感。

（二）发作期的治疗

主要为控制眩晕、对症治疗。

1. 前庭抑制剂 临床常用药物包括异丙嗪、苯海拉明、地西泮等。原则上使用不超过72h。

2. 糖皮质激素　如果急性期眩晕症状严重或听力下降明显，可酌情口服糖皮质激素。

3. 支持治疗　如恶心、呕吐症状严重，可加用补液支持治疗。

（三）间歇期的治疗

治疗原则是减少、控制或预防眩晕发作，同时最大限度地保护患者现存的内耳功能。

1. 患者教育　向患者解释梅尼埃病相关知识，使其了解疾病的自然病程、诱发因素、治疗方法及预后。

2. 调整生活方式　规律作息，避免不良情绪、压力等诱发因素。低盐饮食，避免酒精、咖啡因制品、烟草等摄入。

（四）中医中药治疗

张怀亮教授通过总结临床发现，梅尼埃病表现为真性眩晕，以急性发作为主，病理因素以风、火、痰或夹瘀居多，病性多实。病机以风、火、痰、瘀夹杂为主。基于病治异同原则，根据患者主要症状及持续时间，结合次要症状、兼症及舌脉，分为急性期、缓解期（或慢性期）。

1. 梅尼埃病急性期中医药治疗

（1）三焦郁阻型眩晕：三焦气机畅通是主要切入点，疏利三焦气机、息风化痰活血为基本治法，以加味柴芩温胆汤为主加减治疗。

（2）痰饮上泛型眩晕：多因平素饮食劳倦伤于脾胃或先天脾胃虚弱，造成脾失健运，气化不利，痰湿水饮内生，痰饮随气升降，阻滞中焦，上蒙清窍。治以温阳化饮、健脾化痰，方选苓桂术甘汤合泽泻汤加减。

2. 梅尼埃病缓解期中医药治疗

（1）阳虚水泛型眩晕：多因素体阳虚或久病伤阳，阳虚不能温运气血、濡养脑窍，故头晕头昏、精神萎靡。治以温阳利水，方选真武汤加减。

（2）痰湿中阻型眩晕：多因患者属痰湿体质，痰浊中阻脾胃，阻滞气机，浊阴不降，清阳不升。治以健脾化痰、息风止晕，方选半夏白术天麻汤加减。

（五）外科治疗

如内淋巴囊减压术、半规管阻塞术。

参考文献

［1］肖本杰，庄建华.梅尼埃病研究进展［J］.中国现代神经疾病杂志，2019，19（2）：81-84.

［2］韩永平，张俊义，高霞，等.1.5T MRI条件钆造影在梅尼埃病患者中的临床应用［J］.中华耳科学杂志，2019，17（6）：833-837.

［3］徐开旭，陈太生，王巍，等.梅尼埃病患者半规管损伤频率特征分析［J］.中华耳鼻咽喉头颈外科杂志，2017，52（3）：190-194.

［4］牛晓蓉，韩鹏，陈籽辰，等.前庭耳石器通路功能评价在梅尼埃病分期中的初步研究［J］.中华耳鼻咽喉头颈外科杂志，2017，52（3）：195-199.

［5］王凤，陆平，沙炎，等.梅尼埃病耳蜗内淋巴积水程度与听力及其症状的相关性分析［J］.中华放射学杂志，2017，51（2）：91-95.

［6］林有辉，林少莲，叶胜难，等.听力学检测和内耳磁共振成像在梅尼埃病诊断中的作用［J］.中华耳科学杂志，2017，15（3）：290-294.

［7］张祎，刘博.梅尼埃病的听功能研究进展［J］.中华耳鼻咽喉头颈外科杂志，2017，52（3）：236-240.

［8］王庆林，郭向东，姚卫杰，等.46例双侧梅尼埃病的临床特点分析［J］.重庆医学，2018，47（29）：3759-3762.

［9］陈元星，孙悍军，张清华，等.梅尼埃病与前庭性偏头痛共病患者的临床特点［J］.临床耳鼻咽喉头颈外科杂志，2020，34（9）：820-823.

［10］中国医药教育协会眩晕专业委员会.2020 AAO-HNS"梅尼埃病临床实践指南"专家解读［J］.听力学及言语疾病杂志，2020，28（5）：487-491.

［11］中华耳鼻咽喉头颈外科杂志编辑委员会，中华医学会耳鼻咽喉头颈外科学分会.梅尼埃病诊断和治疗指南（2017）［J］.中华耳鼻咽喉头颈外科杂志，2017，52（3）：167-172.

［12］吴文瑾，杨军.梅尼埃病治疗的国际共识解读［J］.临床耳鼻咽喉头颈外科杂志，2019，33

（6）：515-516，524.

［13］范晓飞，杨克勤，张道培，等.眩晕分类分期辨治探讨［J］.中医学报，2023，38（10）：2106-

　　　2112.

（任　飞）

第三节　前庭神经炎

　　前庭神经炎（vestibular neuritis，VN）是指一侧前庭神经急性损害后出现的，临床表现为急性、持续性眩晕，伴恶心、呕吐和不稳，易向患侧倾倒等症状的一种急性前庭综合征，是临床常见的急性外周性眩晕疾病。以往又称为前庭神经元炎，但研究显示VN患者的病理结果显示受累前庭神经萎缩伴或不伴末梢感受器受损，即病变部位主要在前庭神经而非前庭神经元，因此建议统一使用前庭神经炎。

一、流行病学

　　在外周前庭疾病中，VN发病率仅次于良性阵发性位置性眩晕（BPPV）和梅尼埃病。任何年龄、任何季节均可发病，30～60岁多发，无性别差异。VN患者复发率低，约为2%，因此再次发作常不支持 VN 诊断。10%～15%的VN患者可以继发 BPPV，30%～50%的患者发展为慢性头晕，可表现为持续性姿势-感知性头晕（PPPD）。

二、病因与发病机制

　　VN病因目前仍不明确，多数认为与病毒感染有关，尤其是上呼吸道感染；还有认为与慢性感染有关，比如部分患者存在耳、鼻、喉部位的感染灶。现有证据多提示VN是由潜伏于前庭神经节的HSV-1再激活引起，炎性反应及继发的骨性通道对肿胀的前庭神经的压迫损害是VN最可能的发病机制。前庭上、下神经所属的骨性通道的解剖学差异及其他因素导致前庭上神经更易受累。

三、临床表现

　　大部分VN患者为单相病程，急性或亚急性起病，眩晕、不稳等症状一般在24h内发展至高峰。急性起病，持续性眩晕、不稳为主要表现的急性前庭综合征，不伴听力和其他局灶性神经系统受累的症状和体征。临床自然病程可分为急性期及恢复期。急性期：急性眩晕起病14天内，或床旁检查仍存在向健侧的自发性眼震；恢复期：急性眩晕起病超过14天，且床旁检查未发现自发性眼震。

1. 急性期 临床出现持续且严重的眩晕，伴恶心、呕吐及不稳感，站立时易向患侧倾倒，不伴听力下降及其他脑干、小脑症状，头部活动加重眩晕。急性期患者常会选择健侧耳向下、闭目侧躺、保持头部不动等姿势以减轻眩晕症状，眩晕症状一般在1天至数天后逐渐缓解。

2. 恢复期 患者眩晕症状消失，此时主要表现为非旋转性头晕、不稳和（或）头部运动后的短暂眩晕，以及站立、行走时明显不稳感，行走时伴有周围视物晃动（振动幻视）。此阶段患者通常可独立站立行走，部分患者会出现行走时向一侧的偏斜，偏斜方向与前庭代偿状态相关。多数在经过治疗 3 ～ 4 周后症状基本消失，少部分患者可持续半年左右，慢性前庭神经炎患者可持续更长时间。

3. 体格检查 VN患者发作期常见到单向水平或水平略带扭转向上的自发性眼震，眼震快相指向健侧，改变凝视方向时眼震符合亚历山大定律，即向健侧凝视时，眼震速度幅度增大；向患侧凝视时，眼震速度幅度减小，但眼震方向和眼震类型不发生改变。床旁水平甩头试验在向患侧甩头时，可观察到明显的纠正性扫视眼动；向健侧水平甩头时，常无或出现轻微的纠正扫视。恢复期可无自发性眼震，部分患者可在摇头试验时出现快相朝向健侧的水平眼震，闭目直立试验或闭眼原地踏步试验仍可出现向一侧的偏斜，但偏斜方向不固定。

四、辅助检查

1. 头脉冲检查 大约 80% 的患者可以出现患侧半规管扫视阳性，可以检查到累及前庭上神经和下神经（图 4-3-1）。

2. 双温试验 双温试验异常常作为 VN 的诊断依据。急性前庭神经炎患者患侧水平半规管功能减

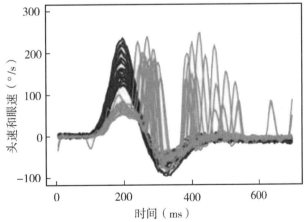

图4-3-1 头脉冲检查显示隐性扫视和显性扫视

退，但是双温试验仅能评价水平半规管的低频功能状态（约 0.003Hz），如果不累及水平半规管的前庭上神经炎患者，其双温试验结果可无异常。

3. 前庭诱发肌源性电位 包括颈性前庭诱发肌源性电位（cVEMP）和眼性前庭诱发肌源性电位（oVEMP）。cVEMP 和 oVEMP 可以分别评估球囊和椭圆囊的功能状态，从而对 VN 进行更加精确的分型诊断。cVEMP 和 oVEMP 的异常分离值可以为确定患侧提供重要的参考依据，即前庭上神经炎表现为 oVEMP 异常而 cVEMP 正常，可据此对 VN 做出分型诊断。VN 患者的前庭眼反射（VOR）不对称，在转动过程中，患侧 VOR 增益降低，正常侧不变。

五、诊断与鉴别诊断

（一）诊断标准

包括：①突然发作的强烈旋转性眩晕；②自发性眼震快相向健侧；③头脉冲试验患者半规管扫视阳性；④双温试验前庭功能明显减退或丧失；⑤无耳蜗功能障碍；⑥无其他神经系统异常征象。

（二）鉴别诊断

血管源性中枢性眩晕：后循环短暂性脑缺血发作或卒中也可引起孤立性眩晕发作，可引起急性眩晕发作的梗死灶多位于小脑下前动脉供血区域，但对于48h内发生的脑干或小脑的微小梗死灶，即便是弥散加权 MRI也存在12%～20%的假阴性，因此需要结合神经系统查体和其他检查。主要鉴别点有：①中枢性眼震方向会发生变化，而前庭神经炎眼震为朝向健侧；②头脉冲检查中枢性眩晕为阴性，前庭神经炎为阳性；③还要结合头颅核磁弥散加权成像鉴别。

六、治疗

1. 对症治疗 VN 患者急性期恶心、呕吐和眩晕症状持续不缓解，可短暂应用前庭抑制剂，但不可长期使用，因该类药物延迟中枢代偿的建立。

2. 病因学治疗 鉴于前庭神经炎病毒学说，可给予抗病毒药物和糖皮质激素治疗。

3. 前庭康复治疗 具有针对性的前庭康复治疗可显著提高前庭中枢的代偿能力，改善行走不稳等症状。摇头固视、交替固视、分离固视和反向固视等外周康复治疗可改善受损的凝视功能。头动训练、平衡协调训练、靶向移动训练和行走训练可重新建立前庭反射，提高前庭位置觉和视觉反应能力。前庭康复训练是前庭神经炎后期恢复很重要的治疗方法。

七、预后

本病预后较好，多数患者症状在3个月内完全消失，少数患者可持续半年以上。

参考文献

［1］Baloh R W，Honrubia V. Clinical neurophysiology of the vestibular system［J］. Contemp Neurol Ser，1979，18：1-21.

［2］Strupp M，Brandt T.Vestibular neuritis［J］. Semin Neurol，2009，29（5）：509-519.

［3］中国医师协会神经内科分会眩晕专业委员会，中国卒中学会卒中与眩晕分会.前庭神经炎诊治多学科专家共识［J］.中华老年医学杂志，2020，39（9）：985-994.

［4］Huppert D，Strupp M，Theil D，et al. Low recurrence rate of vestibular neuritis：along-term follow-up［J］. Neurology，2006，67（10）：1870-1871.

［5］Mandala M，Santoro G P，Nuti D. Vestibular neuritis：recurrence and incidence of secondary benign paroxysmal positional vertigo［J］. Acta Oto-Laryngol，2010，130（5）：565-567.

（范晓飞）

第四节　突发性聋

急性特发性感音神经性听力损失，也称突发性聋或特发性突聋，指72h内突然发生的、原因不明的感音神经性听力损失，至少在相邻的两个频率听力下降≥20dB HL。

一、流行病学

我国突发性聋发病率近年有上升趋势，但目前尚缺乏大样本流行病学数据。美国突发性聋发病率为（5~20）/10万，每年新发4 000~25 000例；日本突发性聋发病率为3.9/10万（1972年）、14.2/10万（1987年）、19.4/10万（1993年）、27.5/10万

（2002年），呈逐年上升趋势；2004年德国突发性聋指南报告中发病率为20/10万，2011年新指南中增加到（160～400）/10万。

二、病因与发病机制

突发性聋的病因和病理生理机制尚未完全阐明，局部因素和全身因素均可能引起突发性聋，常见的病因包括：血管性疾病、病毒感染、自身免疫性疾病、传染性疾病、肿瘤等。只有20%～25%的突发性聋患者在发病期间能够明确病因，另有约2/3患者的病因是通过长期随访评估推测或确认的。目前较公认的可能发病机制包括：内耳血管痉挛、血管纹功能障碍、血管栓塞或血栓形成、膜迷路积水及毛细胞损伤等。不同类型的听力曲线可能提示不同的发病机制，在治疗和预后上均有较大差异：低频下降型多为膜迷路积水；高频下降型多为毛细胞损伤；平坦下降型多为血管纹功能障碍或内耳血管痉挛；全聋型多为内耳血管栓塞或血栓形成。因此，建议根据听力曲线进行分型，并采取相应治疗措施。

三、临床表现

（1）突然发生的听力下降。

（2）耳鸣（约占90%）。

（3）耳闷胀感（约占50%）。

（4）眩晕或头晕（约占30%）。

（5）听觉过敏或重听。

（6）耳周感觉异常（全聋患者常见）。

（7）部分患者会出现精神心理症状，如焦虑、睡眠障碍等，影响生活质量。

四、辅助检查

（一）必须进行的检查

（1）耳科检查：包括耳周皮肤、淋巴结、外耳道及鼓膜等。注意耳周皮肤有无疱疹、红肿。

（2）音叉检查：包括Rinne试验、Weber试验以及Schwabach试验。

（3）纯音听阈检测：包括 250Hz、500Hz、2 000Hz、3 000Hz、4 000Hz及

8 000Hz的骨导和气导听阈检测。

（4）声导抗检查：包括鼓室图和同侧及对侧镫骨肌声反射。

（5）伴有眩晕时，应进行自发性眼震检查，并根据病史选择性地进行床旁Dix-Hallpike试验和（或）roll试验。

（二）可能需要进一步完善的检查（应根据具体情况选择）

（1）其他听力学检查：如耳声发射、听性脑干反应（ABR）、耳蜗电图、言语测听（包括言语识别阈和言语识别率）等。

（2）影像学检查：包含内耳道的颅脑或内耳 MRI，应注意除外听神经瘤等桥小脑角病变；根据病情需要可酌情选择颞骨CT检查。

（3）实验室检查：血常规、血生化（血糖、血脂、同型半胱氨酸等）、凝血功能（纤维蛋白原等）、C反应蛋白检查等。

（4）病原学检查：支原体、梅毒、疱疹病毒、水痘病毒、HIV检查等。

（5）对伴有眩晕需要进一步明确诊断和治疗的患者，应根据其具体情况选择进行前庭和平衡功能检查。

五、诊断

（一）突发性聋诊断和治疗指南（2015）

（1）在72h内突然发生的，至少在相邻的两个频率听力下降≥20dB HL的感音神经性听力损失，多为单侧，少数可双侧同时或先后发生。

（2）未发现明确病因（包括全身或局部因素）。

（3）可伴耳鸣、耳闷胀感、耳周皮肤感觉异常等。

（4）可伴眩晕、恶心、呕吐。

（二）突发性聋分型

突发性聋根据听力损失累及的频率和程度，建议分为：低频下降型、高频下降型、平坦下降型和全聋型（含极重度聋）。

1.低频下降型　2 000Hz（含）以下频率听力下降，至少 250Hz、500Hz 处听力损失 ≥ 20dB HL。

2. 高频下降型　2 000Hz（含）以上频率听力下降，至少 4 000Hz、8 000Hz 处听力损失 ≥ 20dB HL。

3. 平坦下降型　所有频率听力均下降，250 ~ 8 000Hz（250Hz、500Hz、1 000Hz、2 000Hz、3 000Hz、4 000Hz、8 000Hz）平均听阈 ≤ 80dB HL。

4. 全聋型　所有频率听力均下降，250 ~ 8 000Hz（250Hz、500Hz、1 000Hz、2 000Hz、3 000Hz、4 000Hz、8 000Hz）平均听阈 ≥ 82dB HL。

六、治疗

听力曲线分型对突发性聋的治疗和预后具有重要指导意义；改善内耳微循环药物和糖皮质激素对各型突发性聋均有效，合理联合用药比单一用药效果要好；低频下降型疗效最好，平坦下降型次之，而高频下降型和全聋型效果不佳。

（1）突发性聋急性发作期（3周以内）多为内耳血管病变，建议采用糖皮质激素+血液流变学治疗（包括血液稀释、改善血液流动度及降低黏稠度/纤维蛋白原，具体药物有银杏叶提取物、巴曲酶等）。激素治疗首先建议全身给药，局部给药可作为补救性治疗，包括鼓室内注射或耳后注射，对于有高血压、糖尿病等病史的患者，在征得其同意，密切监控血压、血糖变化的情况下，可以考虑全身酌情使用糖皮质激素或者局部给药。

（2）突发性聋可能会出现听神经继发性损伤，急性期及急性期后可给予营养神经药物（如甲钴胺、神经营养因子等）和抗氧化剂（如硫辛酸、银杏叶提取物等）。

（3）高压氧的疗效国内外尚有争议，不建议作为首选治疗方案。如果常规治疗效果不佳，可考虑作为补救性措施。

（4）疗程中如果听力完全恢复可以考虑停药，对于效果不佳者可视情况延长治疗时间。对于最终治疗效果不佳者，待听力稳定后，可根据听力损失程度，选用助听器或人工耳蜗等听觉辅助装置。

参考文献

［1］张亚男，郝玲，韩梅. 突发性耳聋发病相关危险因素［J］. 中国老年学杂志，2021，41（5）：1022-1024.

［2］文艺，吕萍，石敏，等.突发性聋的分型及药物治疗研究现状［J］.中华耳科学杂志，2021，19（2）：301-305.

［3］杨安妮，李琦，李湘平.突发性聋预后研究进展［J］.中华耳科学杂志，2021，19（2）：306-310.

（任　飞）

第五节　前庭阵发症

Brandt等（1994）研究了一组表现典型的阵发性前庭和（或）耳蜗症状，可能由第Ⅷ对脑神经血管交叉压迫引起。目前认为前庭阵发症（vestibular paroxysmia，VP）的原发病变在中枢，可能在前庭神经核，主要表现为中枢截断性抑制的降低。由于神经元传递的异化，使受微血管搏动性压迫的前庭神经的活动信号异常放大、畸变，从而产生眩晕。压迫听神经的血管通常来自小脑下前动脉，偶尔来自小脑下后动脉、小脑上动脉、内听动脉、脉络丛血管袢、椎动脉。

一、临床表现与诊断

2016年巴拉尼协会制定的前庭阵发症诊断标准为：

（1）至少10次自发性旋转性或非旋转性眩晕发作。

（2）发作持续时间<1min。

（3）症状刻板。

（4）卡马西平/奥卡西平治疗有效。

（5）不能用其他诊断更好地解释。

二、治疗

1. 药物治疗　卡马西平/奥卡西平是有效药物。

2. 手术治疗　若药物疗效差，可推荐采用乳突后颅骨切开微血管减压术。手术适用于症状严重的病例。前庭耳蜗血管减压术是一个有争议的治疗手段。

参考文献

［1］李艺鸣，崇奕，薛慧，等.前庭阵发症的研究进展［J］.中国实用神经疾病杂志，2021，24（9）：

824-828.

［2］周伟锋，张赛赛. 奥卡西平与卡马西平治疗前庭阵发症的临床效果比较［J］. 临床医学研究与实践，2021，6（17）：67-69.

［3］贺永斌，何平，马守艳，等. 前庭阵发症的磁共振成像表现［J］. 中国老年学杂志，2018，38（9）：2148-2149.

（任　飞）

第六节　Ramsay Hunt 综合征

Ramsay Hunt综合征（Ramsay Hunt syndrome，拉姆齐·亨特综合征）是以美国神经学家 James Ramsay Hunt 博士的名字 "James Andrew Ramsay Hunt" 来命名的疾病，又称Andrew Hunt综合征，中文文献中以 "Hunt综合征" 最为常用。它是指单侧膝神经节的带状疱疹病毒感染，受损皮肤神经节的区域包括外耳、鼓膜、口腔黏膜及部分耳、面部肌肉，受累症状包括脸部瘫痪、严重耳痛、舌前2/3味觉丧失，以及唾液泪液减少、耳鸣、耳聋、眩晕等。

一、流行病学

该病的发病率每年约5/10万，是引起急性周围性面瘫的第二位原因。男女发病机会相等，儿童少见，没有感染过水痘的儿童，一般不会被感染。无传染性，但理论上可以通过开放伤口把病毒传给没有感染过水痘的人。糖尿病患者感染的可能性会增加4倍，免疫系统功能低下时（如艾滋病患者、孕妇在孕期最后3个月）更容易感染。

二、临床表现

James Ramsay Hunt 1907 年首次描述了耳带状疱疹与面瘫相关的这组症状，并将其分为以下4种类型。Ⅰ型：耳带状疱疹（没有神经症状）。Ⅱ型：耳带状疱疹+面部轻瘫。Ⅲ型：耳带状疱疹+面部轻瘫+听觉症状。Ⅳ型：耳带状疱疹+面部轻瘫+听觉症状+前庭症状。

（1）可包括（但不一定完全包括）口角偏向一侧，无法闭眼、微笑、皱额和吹口哨，发音轻度模糊，可讲话，眼不完全关闭导致溢泪。

（2）味觉丧失或异常，口周疱疹、口干；头、颈、耳部剧烈疼痛，耳甲腔疱疹破裂后感染疼痛。

（3）可出现耳聋、耳鸣、听觉过敏等听觉症状和眩晕、恶心、呕吐等前庭症状。

（4）耳镜检查表现为耳朵发炎和带状疱疹。

三、辅助检查

（1）外观通常表现为一侧周围性面瘫。

（2）耳镜检查可见外耳发炎和多位于耳甲腔或舟状窝处的带状疱疹。

（3）神经传导检测可以判断面部神经受损程度和预测恢复情况。

（4）血清学检测可证实带状疱疹病毒感染，但一般并不常规进行。

（5）听-前庭功能检查可发现第Ⅷ对脑神经受损，呈蜗性聋或蜗后聋，VEMP检测前庭下神经损伤。

（6）复视说明第Ⅵ对脑神经也已受损，眼底检查可发现视神经乳头炎。

（7）实验室PCR技术可以探测到皮肤病毒DNA，但多用于实验研究。

（8）少数情况特别是诊断不明确时需要行腰椎穿刺。

四、治疗

治疗的关键是有效控制带状疱疹病毒。

（1）抗病毒药物，如阿昔洛韦400mg/（次·d），建议用7～10天。

（2）类固醇激素。

（3）局部皮肤用抗生素、类固醇油膏外涂。

（4）抗晕、止吐、止痛等对症治疗。

（5）监测血压、血糖及电解质，给予全身治疗。

（6）滴眼液、涂抹眼膏或佩戴眼罩等以保护眼睛。

（7）面部肌肉训练。①康复过程中的一个关键因素是时间。在面部瘫痪后任何受损害的神经都有可视或内在的炎症，都需要时间来进行修复（任何刺激肌肉前）；②发病后应该立刻开始热敷和按摩。

（8）中医针灸。

（9）长期未恢复，可考虑手术修补受损神经。

五、预后

（1）轻微受损的神经，预期通常在数周全面恢复；损坏较严重者，可能几个月也不能完全康复。

（2）症状出现后3天开始治疗，恢复的机会会更大，在这时开始治疗，约70%的患者可以完全康复；如延误治疗（超过3天），完全康复的机会会减少到约50%。

（3）儿童多半比成年人更易恢复。

（4）易感人群容易复发，目前还没有任何已知的方法能防止，早期使用药物能改善预后。

参考文献

［1］郭小艳，张慧，耿曼英.30例Ramsay-Hunt综合征临床分析［J］.中国实用神经疾病杂志，2020，23（4）：345-348.

［2］范志涛，田永涛，王学霞，等.多组颅神经受累的不典型Ramsay-Hunt综合征2例［J］.中国耳鼻咽喉头颈外科，2017，24（8）：435-436.

［3］张晓，薛小文，廖文俊，等.Ramsay-Hunt综合征［J］.临床皮肤科杂志，2018，47（5）：307.

［4］尚进，朱荣欣，李鸿国，等.Ramsay-Hunt综合征1例并文献回顾［J］.皮肤病与性病，2020，42（5）：743-744.

（任　飞）

第七节　上半规管裂综合征

声音及压力敏感性眩晕包括很多疾病，其中之一为上半规管裂综合征（superior canal dehiscence syndrome，SCDS），这一疾病于1998年由美国霍普金斯大学医学院耳鼻咽喉科的Minor等首先报道；此外，还包括与Tullio现象及安纳贝尔征（Hennebert征）有关的疾病。

一、临床表现

（1）成年发病，男女发病无差异。患者无耳科疾病病史。SCDS多为单侧，双侧病变占1/4～1/3。

（2）一些患者只有前庭症状，即声音刺激、中耳压力变化（如Valsalva动作）或颅内压力变化（如咳嗽、喷嚏、体位改变等）时出现眩晕、垂直旋转性眼震及慢性平衡功能障碍，可伴有搏动性耳鸣，但无听力下降。

强声刺激诱发的眩晕（Tullio现象）是该病的特征性表现，增加耳道内压力或增加颅内压的方法也会诱发眩晕（Hennebert征），眩晕发生时多可以发现与受累上半规管平面一致的垂直或旋转眼震。部分患者会出现站立不稳、易倾倒等平衡功能紊乱的症状，可能与上半规管因素导致的前庭功能异常有关。

（3）一些患者只有听力下降，没有前庭症状。听力图显示低频传导性聋或合并高频感音神经性聋的混合性聋。患者可有骨导听敏度异常增高的现象，如将音叉置于踝关节处，可以闻及关节震动声。

（4）一些患者既有前庭症状又有听力下降。可有Tullio征（＋）、Hennebert征（＋）。听力图显示低频传导性聋或感音神经性聋或混合性聋。低频传导性聋或混合性聋中的传导聋部分显示气骨导差为10～20dB，可有骨导阈值降低。256Hz Weber试验偏向患侧，Rinne试验阴性。

二、辅助检查

1. SCDS 患者听功能表现 患耳通常表现为 2kHz 以下骨导听阈下降，骨导听阈常低于 0dB，气导听阈正常或提高，所以无论气导听阈是否正常，在低频部分均可出现明显的气骨导差。但声导抗测试表现为正常的鼓室导抗图、正常的镫骨肌声反射。SCDS 特征性的表现为内耳病变的传导性聋，可能是上半规管裂处形成可以往复运动的第三窗的原因，当镫骨足板振动引起内耳外淋巴波动时，上半规管裂处膜性封闭随之往复运动，导致传入耳蜗的声能衰减，从而引起传导性聋，气导听阈上升。当骨导声刺激引起内耳淋巴液波动时，上半规管裂处膜性封闭的往复运动增大了卵圆窗与圆窗之间的压力差，增加了基底膜振动幅度，从而提高了骨导听力。

2. 眼震图检查　强声或压力刺激诱发的垂直或旋转型眼震是SCDS的特征性表现，眼震方向与受累上半规管平面一致。机制是当迷路受到压力刺激时，上半规管裂处膜性封闭的反向运动引起壶腹部纤毛运动，诱发眼震。

3. 前庭诱发肌源性电位（VEMP）检查　VEMP是用声刺激一侧球囊并在胸锁乳突肌上记录肌源性电位来反映前庭颈反射通路完整性的一种电生理测试技术。SCDS前庭诱发肌源性电位检查的特征表现为：①反应阈值比正常人低15～30dB；②振幅比正常人振幅高大。刺激声频率在500～1 000Hz时，VEMP引出最敏感。VEMP阈值明显低于正常是由于上半规管壶腹部敏感性增高，从而引起经球囊的神经传入冲动增加所致。

4. 颞骨影像学表现　上半规管裂常位于中颅窝底、上半规管的最高点，而且可见鼓室天盖及鼓窦天盖缺失，这一区域的颅骨变薄。CT特征是上半规管顶部骨质缺损，可在水平位、冠状位和（或）三维重建中见到，以三维重建的阳性率最高（图4-7-1）。MRI诊断SCDS的敏感性和特异性要稍低于CT。与CT相比，MRI诊断SCDS的敏感性为96%，特异性为98%。

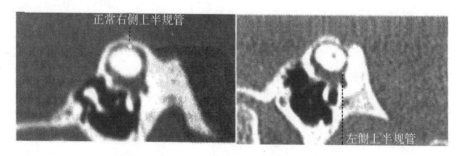

图4-7-1　SCDS患者CT图像三维重建

三、诊断

（1）病史：强声刺激或外耳、中耳、颅压改变等引起眩晕、眼震；明显的传导性聋而无前庭症状，且中耳功能正常。

（2）特征性的前庭功能表现：高振幅、低阈值的VEMP，伴或不伴其他前庭功能异常。

（3）影像学检查：高分辨率CT或头颅MRI扫描发现上半规管裂及相应区域骨质

变薄。

（4）手术探查发现裂隙后可确诊。

四、治疗

通常采用手术治疗，以颅中窝入路封闭上半规管裂能够取得良好效果。SCDS的治疗通常采取两种术式，即裂隙堵塞（plugging）术及裂隙贴补（resurfacing）术。术后SCDS症状可逐渐减轻和消失，但可出现感音神经性听力损失的并发症。

SCDS症状较轻的患者不必手术，通过避免声音刺激和Valsalva动作可基本控制症状；对于症状严重、影响生活和工作的患者，应采用手术治疗。另外，低盐饮食、避免头部外伤等保守治疗也可延缓病情。

参考文献

［1］汪照炎，吴皓，杨军.上半规管裂综合征［J］.临床耳鼻咽喉科杂志，2005，19（16）：766-768.

［2］王恩彤，单希征.上半规管裂综合征的认识与处理［J］.中国中西医结合耳鼻咽喉科杂志，2017，25（5）：396-400.

［3］张礼春，洪汝建，戴春富，等.多平面重组技术评价上半规管裂综合征［J］.中华耳鼻咽喉头颈外科杂志，2009，44（9）：736-738.

［4］戴春富，沙炎，迟放鲁，等.上半规管裂综合征的诊断［J］.中华耳鼻咽喉头颈外科杂志，2008，43（1）：27-31.

（任　飞）

第五章　中枢性眩晕

第一节 血管源性眩晕

一、后循环的血管解剖

中枢血管性眩晕以椎基底动脉病变为主因，小脑、脑干出血可为首发或主要症状，眩晕可占22%~25%；缺血性疾病眩晕可占89.3%，65%眩晕为首发。后循环即椎基底动脉，是脑血液供应的一个重要来源。左右椎动脉在脑桥下缘汇合成一个基底动脉。其分支分布于间脑后半部、枕叶内侧面、颞叶下部、脑干和小脑。脑干内有许多上行及下行的神经传导束、脑神经核及维持觉醒和调节机体内环境稳定的中枢，所以椎基底动脉的血液供应是否良好，是极其重要的。

（一）椎动脉

椎动脉是椎基底动脉系的主干动脉，左右各一。一般起始于锁骨下动脉第一段的上后部，少数起自主动脉弓、无名动脉、甲状腺下动脉等。椎动脉从锁骨下动脉发出，经枕骨大孔的后外侧入颅腔，沿延髓侧面斜向内上，逐渐转至前面，并向前至脑桥下缘汇合成基底动脉，故称为椎基底动脉系统。

椎动脉的分支一般可分为两类，即颈部分支和颅内分支。

椎动脉的颈段发出脊神经根动脉，经椎间孔入椎管与脊髓前、后动脉吻合，营养脊神经根和脊髓。此段也有分支供应椎旁肌，并与枕动脉与咽升动脉（颈外动脉的分支）吻合，供应邻近的肌肉和硬脑膜。

椎动脉颅内段分出脑膜支、脊髓后动脉、脊髓前动脉、小脑下后动脉、延髓动脉，其中最重要的是小脑下后动脉。小脑下后动脉为椎动脉的最大分支，供应小脑底面后部和延髓后外侧部，该动脉行程弯曲易发生血栓，引起交叉性感觉障碍和小脑性共济失调。

（二）基底动脉

基底动脉由左右两条椎动脉在脑桥下缘汇合而成，起点一般位于桥延沟中点，居左右展神经根之间，向上行于脑桥基底沟中，其背侧面为脑桥基底，腹侧面与斜坡平行，相距2～3mm。基底动脉全长约3cm，至桥脚沟中点分为左右大脑后动脉，此点即为基底动脉终点，位于左右动眼神经之间。

基底动脉的分支：①小脑下前动脉：从基底动脉起始段发出，供应小脑下面的前部。②迷路动脉（内听动脉）：可自基底动脉的下段发出，但80%以上是从小脑下前动脉发出，供应内耳迷路。③脑桥支：是基底动脉分布于脑桥的许多小分支，供应脑桥基底部。④小脑上动脉：发自基底动脉末端，供应小脑上部。⑤大脑后动脉：为基底动脉的终末支，皮质支供应丘脑、内外侧膝状体、下丘脑和底丘脑等。大脑后动脉起始部与小脑上动脉之间夹有动眼神经，当颅内压增高时，海马旁回移至小脑幕切迹下方，使大脑后动脉向下移位，压迫并牵拉动眼神经，致动眼神经麻痹。

二、后循环 TIA

后循环短暂性脑缺血发作（transient ischemic attack，TIA）是椎基底动脉一过性供血不足引起的以眩晕为主要表现的疾病，可伴随视觉障碍、平衡障碍、共济失调、肢体麻木、眼球运动障碍等症状，常持续数秒钟或数分钟，多在1h内恢复，最多不超过24h，不遗留神经功能缺损症状和体征，影像学检查（CT、MRI）无责任病灶。

（一）病因与发病机制

后循环 TIA 的发病与动脉粥样硬化、动脉狭窄、心脏病、血液成分改变及血流动力学变化等多种病因有关，其发病机制主要有以下 3 种类型：

1. 血流动力学改变 椎体动脉狭窄时，引起血流动力学改变，可导致后循环 TIA 和脑梗死，特别是当对侧动脉功能不全合并特定的颈部运动时更易发病。椎基底动脉狭窄 ≥ 50% 者脑梗死发生率仅 20.5%，椎基底动脉狭窄多发生 TIA。临床症状比较刻板，发作频率通常密集，每次发作持续时间短暂，一般不超过 10min。

2. 动脉粥样硬化 是后循环 TIA 最常见的血管病理表现。其机制是大动脉狭窄或闭塞引起的低灌注，引起血管的血流减少，发生一过性缺血症状，局部脑血流恢复正常后，TIA 症状消失。研究发现，颈内动脉系统狭窄也可能参与后循环 TIA 的发生，机制与"前循环盗血"有关。

3. 微栓塞 主要来源于动脉粥样硬化的不稳定斑块或附壁血栓的破碎脱落、瓣膜性或非瓣膜性心源性栓子及胆固醇结晶等。微栓子阻塞小动脉常导致其供血区域脑组织缺血，当栓子破碎向远端或自发溶解时，血流恢复，症状消失。临床症状多变，发作频率通常稀疏，每次发作持续时间一般较长。如果持续时间超过 30min，提示微栓子较大，可能来源于心脏。

（二）临床表现

最常见的临床表现为眩晕 / 头晕、复视、视野缺失、眼球运动障碍、声音嘶哑、吞咽困难、软腭运动 / 咽反射异常、恶心呕吐、步态 / 肢体共济失调、双侧肢体无力麻木。一侧脑神经损害伴有对侧肢体运动或感觉异常的典型或不典型的脑干综合征。此外，后循环TIA还可出现下列几种特殊表现的临床综合征：

1. 跌倒发作（drop attack）　表现为下肢突然失去张力而跌倒，无意识丧失，常可很快自行站起，系脑干下部网状结构缺血所致。有时见于患者转头或仰头时。

2. 短暂性全面遗忘（transient global amnesia，TGA）　发作时出现短时间记忆丧失，发作时对时间、地点定向障碍，但谈话、书写、计算能力正常，一般持续数小时，然后完全好转，不遗留记忆损害。发病机制仍不十分清楚，部分发病可能是大脑后动脉颞支缺血累及边缘系统的颞叶海马、海马旁回和穹隆所致。

3. 双眼视力障碍发作　双侧大脑后动脉距状支缺血导致枕叶视皮质受累，引起暂时性皮质盲。

值得注意的是，后循环 TIA 患者很少出现孤立的眩晕、耳鸣、恶心、晕厥、头痛、尿便失禁、嗜睡或癫痫等症状，往往合并有其他脑干或大脑后动脉供血区域的症状和（或）体征。

（三）辅助检查

CT 或 MRI 检查大多正常。部分病例弥散加权成像（diffusion weighted imaging，DWI）可以在发病早期显示一过性缺血灶，多呈小片状，一般体积 1～2mL。计算机体层血管成像（CTA）、磁共振血管成像（magnetic resonance angiography，MRA）及数字减影血管造影（DSA）检查有时可见血管狭窄、动脉粥样硬化改变。经颅多普勒超声（TCD）检测可探查颅内动脉狭窄，并可进行血流状况评估和微栓子监测。脑干听觉诱发电位（brainstem auditory evoked potential，BAEP）可示Ⅰ、Ⅲ波潜伏期延迟、波幅下降，严重者可出现波形消失；Ⅰ~Ⅲ、Ⅰ~Ⅴ波峰间潜伏期明显延迟。血常规和生化检查也是必要的，神经心理检查可出现能发现轻微的脑功能损害。

（四）诊断与鉴别诊断

1. 诊断 由于早期椎基底动脉短暂性脑缺血发作（vertebrobasilar transient ischemic attack，VBTIA）的诊断尚缺乏明确统一标准，对此国内学者结合各项辅助诊断检查研究结果及文献资料提出早期诊断标准如下：①反复短暂的眩晕发作，起病于50岁以上或更高龄，且有长期高血压、动脉硬化症或糖尿病、高血脂、高凝血者；②卒中式发病，符合脑卒中的临床特征，且无其他疾病佐证者；③眼震电图出现可疑中枢异常或TCD异常或局部脑血流（regional cerebral blood flow，rCBF）异常者，可确诊VBTIA；④眼震电图正常，但BAEP示中枢性异常，伴TCD或rCBF异常者；⑤眼震电图异常，或单有BAEP示中枢异常，单有TCD异常或rCBF异常，均只能诊为可疑VBTIA；⑥眼震电图、BAEP独立检查正常，TCD或rCBF均正常，则可排除VBTIA。

但上述辅助诊断必须在发病3天内进行，对VBTIA的确诊意义较大。如临床已出现上述脑干各水平定位常见综合征，且有CT及MRI脑扫描证实病灶所在，则可确诊为脑梗死。

依据临床实践，在确诊VBTIA时，眼震电图单独确诊率为53.6%；眼震电图加ABR，确诊率为60.8%；眼震电图加rCBF确诊率为72.3%；眼震电图加TCD确诊率为69.8%；眼震电图加ABR加TCD，三项综合确诊率为82.7%。上述医技诊断结果，必须结合临床体征及动态观察结果，相吻合者才能明确诊断。

2. 鉴别诊断

（1）梅尼埃病：发作性眩晕、恶心、呕吐与后循环TIA相似，但每次持续时间往往超过24h，伴有耳鸣、耳阻塞感，反复发作后听力减退等症状，除眼球震颤外无其他神经系统定位体征。发病年龄多在50岁以下。

（2）心脏疾病：阿-斯综合征，严重心律失常如室上性心动过速、多源性室性期前收缩、室速或室颤、病态窦房结综合征等，可因阵发性全脑缺血出现头晕、晕倒和意识丧失，但常无神经系统局灶性症状和体征，动态心电图监测、超声心动图检查常有异常发现。

（3）其他：颅内肿瘤、脓肿、脑内寄生虫等可出现类似TIA发作症状。原发或继发性自主神经功能不全亦可因血压或心律的急剧变化出现短暂性全脑供血不足，出现发作性意识障碍。基底动脉型偏头痛，常有后循环缺血发作，应注意排除。

（五）治疗

1.**抗血小板治疗**　非心源性栓塞性 TIA 推荐抗血小板治疗。卒中风险较高患者，如 TIA 或小卒中发病 1 个月，可采用小剂量阿司匹林（50 ~ 150mg/d）与氯吡格雷（75mg/d）联合抗血小板治疗。一般单独使用：①阿司匹林（50 ~ 325mg/d）；②氯吡格雷（75mg/d）；③小剂量阿司匹林和缓释的双嘧达莫（分别为25mg 和200mg，2 次 /d）。

2.**抗凝治疗**　心源性栓塞性 TIA 可采用抗凝治疗。主要包括肝素、低分子肝素和华法林。频繁发作 TIA 及时使用抗血小板治疗无效的病例也可考虑抗凝治疗。对人工心脏瓣膜置换等卒中高度风险的 TIA 患者，还可考虑口服抗凝剂加用小剂量阿司匹林或双嘧达莫联合治疗。

3.**扩容治疗**　纠正低灌注，适用于血流动力学型 TIA。

4.**溶栓治疗**　对新近发生的符合传统 TIA 的患者，即使神经影像学检查发现有明确责任病灶，也不应作为溶栓治疗的禁忌证。在临床症状再次发作时，若临床已明确诊断为脑梗死，不应等待，应按照卒中指南积极进行溶栓治疗。

5.**其他**　对有高纤维蛋白原血症的 TIA 患者，可选用降纤酶治疗。活血化瘀性中药制剂对 TIA 患者也可能有一定治疗作用。

（六）预后

后循环TIA患者早期发生卒中的风险很高，发病7天内的卒中风险为4% ~ 10%，90天卒中风险为10% ~ 20%（平均11%）。发作间隔时间缩短、发作持续时间延长、临床症状逐渐加重的进展性TIA是即将发展为脑梗死的强烈预警信号。最终TIA部分发展为脑梗死，部分持续发展，部分自行缓解。

三、后循环梗死

脑梗死是缺血性卒中的总称，按牛津郡社区卒中项目（Oxfordshire Community Stroke Project，OCSP）分型，包括完全前循环梗死（total anterior circulation infarction，TACI）、部分前循环梗死（partial anterior circulation infarction，PACI）、腔隙性脑梗死（lacunar infarction，LI）和后循环梗死（posterior circulation infarction，POCI）。后循环梗死为常见类型，约占缺血性卒中的 20%。后循环梗死突出的临床特点表现为病情重、进展快，致残、致死率高，此类病变越来越受到临床医生的重视。

（一）病因与发病机制

1. 动脉粥样硬化　主要发生在管径 500μm 以上的动脉，其斑块导致管腔狭窄或血栓形成，以动脉分叉处多见，如椎动脉在锁骨下动脉的起始部，椎动脉进入颅内段，基底动脉起始段及分叉部。脑动脉粥样硬化常伴高血压病，两者互为因果，糖尿病和高脂血症也可加速动脉粥样硬化的进程。

2. 动脉炎　如结缔组织病，细菌、病毒、螺旋体感染等均可导致动脉炎症，使管腔狭窄或闭塞。

3. 其他少见原因　包括药源性疾病（如可卡因、安非他明等药物滥用）；血液系统疾病（如红细胞增多症、血小板增多症、血栓栓塞性血小板减少性紫癜、弥散性血管内凝血、镰状细胞贫血、纤溶酶原激活物不全释放伴发的高凝状态等）；遗传性高凝状态（如抗凝血酶Ⅲ缺乏、蛋白 C 缺乏和蛋白 S 缺乏）；抗磷脂抗体（如抗心磷脂抗体、狼疮抗凝物）阳性综合征；脑淀粉样血管病、烟雾病、肌纤维发育不良和颅内外（颈动脉和椎动脉）夹层动脉瘤等。此外，尚有极少数不明原因者。

（二）病理生理

脑梗死发生时，闭塞血管内可见动脉粥样硬化或血管炎改变、血栓形成或栓子。局部血液供应中断引起的脑梗死多为白色梗死，大面积脑梗死常可继发红色梗死（即出血性梗死）。缺血、缺氧性损害表现为神经细胞坏死和凋亡两种形式。

脑缺血性病变的病理分期如下：

超早期（1～6h）：病变脑组织变化不明显，可见部分血管内皮细胞、神经细胞及星形胶质细胞肿胀，线粒体肿胀空化。

急性期（6～24h）：缺血区脑组织苍白伴轻度肿胀，神经细胞、胶质细胞及内皮细胞呈明显缺血改变。

坏死期（24～48h）：大量神经细胞脱失，胶质细胞坏死，中性粒细胞、淋巴细胞及巨噬细胞浸润，脑组织明显水肿。

软化期（3日～3周）：病变脑组织液化变软。

恢复期（3～4周后）：液化坏死脑组织被格子细胞清除，脑组织萎缩，小病灶形成胶质瘢痕，大病灶形成中风囊，此期持续数月至2年。

局部脑缺血由中心坏死区及周围脑缺血半暗带（ischemic penumbra）组成。坏死区中脑细胞死亡，缺血半暗带由于存在侧支循环，尚有大量存活的神经元。如果能在短时间内迅速恢复缺血半暗带血流，该区脑组织损伤是可逆的，神经细胞有可能存活并恢复功能。但缺血脑组织即使很快恢复供血，还会发生一系列"瀑布式"缺血级联反应，继续造成脑损害。目前已明确一系列导致神经细胞损伤的神经生化学和分子生物学机制，如神经细胞内钙超载、兴奋性氨基酸细胞毒性作用、自由基（free radical）和再灌注损伤（reperfusion injury）、神经细胞凋亡等，并针对这些机制设计了许多神经保护药物。挽救缺血半暗带是急性脑梗死治疗的一个主要目的，而恢复缺血脑组织的供血和对缺血脑组织实施脑保护是挽救缺血半暗带的两个基本治疗途径。

缺血半暗带具有动态的病理生理学过程。随着缺血时间的延长和严重程度的加重，中心坏死区越来越大，缺血半暗带越来越小。大部分缺血半暗带存活的时间仅有数小时，因此，急性脑梗死的治疗必须在发病早期进行。如果脑组织已经发生坏死，这部分脑组织的功能必然出现损害，以后所有的治疗方法都将无济于事，或只能让周围健存的脑组织进行有限的部分功能代偿。有效挽救缺血半暗带脑组织的治疗时间，称为治疗时间窗（therapeutic time window，TTW）。目前研究表明，急性缺血性卒中溶栓治疗的时间窗一般不超过发病6h，机械取栓治疗时间窗不超过8h。如果血运重建的治疗方法超过其TTW，则不能有效挽救缺血脑组织，甚至可能因再灌注损伤和继发脑出血而加重脑损伤。

（三）临床表现

椎基底动脉系统供血包括内耳、延髓、脑桥、中脑、间脑、枕叶及颞叶底面等。前庭系统均由该系统及其分支供血。本系统梗死临床常见：

（1）病史：大多发病于中年以上者，多有高血压及动脉硬化或较重的颈椎病史。

（2）眩晕：常为首发症状，据国内统计，占45.5%～81.6%。眩晕可自发，亦可因变换头位或体位，在头颈屈伸或转动时诱发，或可使已有的眩晕加剧。可合并口周麻木、双下肢无力、站立不稳、周围物体旋转或移动。如有耳鸣、耳聋等，则提示本动脉分支内听动脉亦受累。

（3）视力障碍：可为一过性黑矇或视野缺损，常伴有彩视、眼前闪光，由基底动脉供血不足影响大脑后动脉对枕叶的供血所致。

（4）共济失调：可有躯体位置及步态平衡失调、倾倒、Romberg征阳性，眼震呈中枢性特点，由小脑及脑干前庭系统受累所致。

（5）头痛：30%～50%病例有头痛伴发，位于后枕和顶枕部，跳胀痛伴恶心、呕吐及自主神经症状。因本系统缺血，颅内外动脉通过后枕部和顶枕端部头皮血管建立侧支循环，致使头皮血管扩张，引起头痛，应和偏头痛鉴别。

（6）意识障碍：由于脑干缺血累及网状结构上行激活系统，可致各种程度的意识障碍，甚至昏迷。当影响颞叶供血，可出现短暂性遗忘症，或一过性蒙眬状态，由于短暂易被忽视。

1. 脑干综合征

（1）延髓背外侧综合征（Wallenberg syndrome）：又称小脑下后动脉综合征或橄榄后综合征。由小脑下后动脉或椎动脉供应延髓外侧的分支动脉闭塞所致。主要表现为：①病灶侧霍纳（Horner）综合征：病变累及网状结构，出现病灶侧眼球内陷、眼裂变小、瞳孔缩小，面部皮肤少汗或无汗。②病灶侧颜面痛温感减退：三叉神经脊束核及三叉神经脊束受累，可伴以角膜反射消失。③眩晕、恶心、呕吐伴眼震：病灶侧前庭神经下核及迷走神经背核受累。④病灶侧舌咽、迷走神经麻痹：饮水呛咳、吞咽困难、声音嘶哑及构音不清；查体见腭垂（悬雍垂）偏向健侧，病灶侧软腭活动受限，声带麻痹，咽反射消失。⑤病灶对侧偏身感觉障碍：脊髓丘脑束受累，出现病灶对侧偏身温痛觉障碍。⑥病灶侧小脑共济失调：脊髓小脑前束及后束受累，出现病灶侧肢体小脑性共济失调症。

（2）延髓内侧综合征（Dejerine 综合征）：又称延髓前部综合征或橄榄前综合征。病变部位：由椎动脉分支或基底动脉起始部阻塞、动脉瘤压迫所致，延髓中腹侧受累。临床表现主要表现为：①对侧偏瘫，锥体束受累；②对侧偏身深感觉障碍，内侧丘系受累；③同侧舌的内、外在肌麻痹，伸舌偏向患侧，舌肌萎缩及肌纤维震颤，舌下神经脑内根丝受累。

（3）延髓被盖综合征（Babinski-Nageotte syndrome）：主要表现为：①眩晕、恶心、呕吐及眼震：均为突发性，系前庭下核及迷走神经背核受累所致。②病灶侧舌、咽、喉麻痹：病变累及疑核、孤束核和舌下神经核。临床出现饮水呛咳、吞咽困难、声音嘶哑、构音障碍。查体悬雍垂偏向健侧，病灶侧软腭活动受限，声带麻痹、咽反射消失、伸舌偏向患侧伴舌肌纤颤及萎缩。③交叉和分离性感觉障碍：病变累及三叉神经脊束核、脊髓丘脑束。临床有病灶侧颜面痛温觉减退，病灶对侧肢体痛温觉减退，但触觉正常。④病灶侧Horner综合征：延髓网状结构交感神经纤维受累，临床出现病灶侧眼球内陷、眼裂变小、瞳孔缩小、皮肤少汗或无汗。⑤病灶侧肢体小脑共济失调：脊髓小脑前束及后束受累。临床出现步态不稳、躯体向患侧倾倒、病灶侧肢体指鼻及跟膝胫试验不能完成。⑥病灶对侧肢体轻偏瘫：累及锥体束，对侧肢体轻度无力，腱反射亢进，伸肢病理反射。

（4）脑桥腹外侧综合征（Millard-Gubler syndrome）：基底动脉短旋支闭塞，表现为同侧面神经、展神经麻痹和对侧偏瘫。

（5）脑桥腹内侧综合征（Foville syndrome）：基底动脉的旁中央支闭塞，同侧周围性面瘫、对侧偏瘫和双眼向病变同侧同向运动不能。

（6）脑桥被盖综合征（Raymond-Cestan 综合征）：由基底动脉长周支、小脑上动脉闭塞引起，主要累及前庭、展、面神经核，小脑上脚，内侧纵束、脊丘束、内侧丘系。临床表现：①对侧偏身深感觉障碍；②同侧小脑性共济失调；③同侧眼外直肌麻痹；④同侧周围性面瘫；⑤两眼向病灶侧的水平联合运动麻痹。

（7）脑桥中部基底综合征：临床表现：①同侧咀嚼肌迟缓性瘫痪；②同侧面部感觉减退及痛温觉消失；③同侧偏身共济失调及协同不能；④对侧痉挛性瘫痪。

（8）闭锁综合征（locked-in syndrome）：基底动脉的脑桥支闭塞致双侧脑桥基底部梗死。临床表现为：意识清，缄默不语，仅用睁闭眼表达"是"或"否"，双侧眼球水平运动受限，但垂直运动及瞳孔对光反应、调节、辐辏反射正常；双中枢性面瘫，双软腭及舌肌麻痹，吞咽、构音不能，咽反射消失；四肢软瘫，双侧锥体束征。

（9）大脑脚综合征（Weber syndrome）：系中脑腹侧出血或梗死或动脉瘤压迫所致。临床表现为病灶侧动眼神经麻痹，除相应眼外肌麻痹外，伴瞳孔散大，对光反应迟钝或消失；病灶对侧有锥体束征。

（10）红核综合征（Benedikt syndrome）：常因肿瘤、局限性炎症、外伤所致。血管性少见，累及动眼神经、红核、黑质、内侧丘系。临床表现：①同侧动眼神经麻痹；②对侧肢体震颤、强直、舞蹈、共济失调；③对侧肢体深感觉、精细触觉障碍。

（11）中脑背侧部综合征（Claude综合征）：临床表现：①同侧动眼神经麻痹，动眼神经脑内根丝受累；②对侧肢体共济失调，红核受累；③可出现半侧舞蹈症、手足徐动症或震颤，黑质及其联系结构基底核受累。

（12）四叠体综合征/中脑顶盖综合征（Parinaud综合征）：常因外伤、炎症、肿瘤所致，波及中脑顶盖、上丘、动眼神经核、内侧纵束。临床表现：①两眼不能协同向上仰视或伴随两眼会聚麻痹；②中脑上丘受累。

2. 大脑后动脉半球缺血型

（1）偏盲（32%）：与一侧大脑中动脉征区别在于有视动性眼震；视觉缺失的自知性，由于距状裂病灶故偏盲视野中存在部分视觉，偏盲视野边缘有火花闪烁，无视觉忽视。

（2）皮质盲（21%）：由双枕叶梗死所致。

（3）神经行为异常：主侧半球大脑后动脉缺血可致额枕交界37区及21、22区后部受累引起失命名症；胼胝体压部受累可阻断左半球语言区到右半球枕叶联系致失读、失写症；颞叶海马区或Papez环路受损可致健忘综合征（Korsakoff syndrome），可有近记忆障碍伴虚构，另可有视觉失认症，对物体、颜色、图像不能辨认其名称及作用。

3. 小脑梗死　临床诊断要点为：

（1）起病较急：起病急或亚急者多，症状在数小时内达高峰；少数病例起病缓慢。

（2）眩晕发作：占80%～86%，多数病例属病灶形成前的前驱症状，伴以头痛、恶心、呕吐。眩晕发作亦为本病最常见症状。易使医师在临床上将本病误诊为椎基底动脉供血不足。

（3）眼震：肿胀的小脑在空间代偿极小的颅后窝内，极易对脑干及其传导束产生压迫；另可能同时合并脑干缺血。50%以上可有水平、垂直、旋转或混合性眼震，另伴有小脑性共济失调。

（4）意识障碍：少数病例梗死面积大或合并有脑干梗死时，可影响脑干网状结构上行激活系统，导致各种程度的意识障碍，在病发初期小脑体征可因此而无法查出，延误诊断。另有部分病例意识清晰，且小脑体征轻微或缺如，但影像诊断结果却有大面积梗死灶，而临床仅有眩晕、恶心、呕吐、头痛。其发生机制在小脑半球病变时，代偿功能强，另亦有认为未严重影响半球齿状核的患者体征轻。

（5）颅内压增高：在小脑梗死范围较大，超过一侧小脑半球的2/3；或梗死灶周围小脑组织严重水肿，压迫第四脑室，造成梗阻性脑积水时可有明显的颅内压增高征；除头痛、项强、呕吐外，可有视神经盘水肿，严重者可发生小脑幕切迹上疝或小脑扁桃体征，须和颅后窝占位性病变鉴别。本症可迅速进展至昏迷，终至死亡。

（6）脑干受损症状：部分患者可有复视、一侧瞳孔散大、眼球运动障碍、耳鸣、周围性面瘫、交叉性麻痹或眼球麻痹。

4. 基底动脉尖综合征（top of the basilar syndrome）　基底动脉尖端分出小脑上动脉和大脑后动脉，闭塞后导致眼球运动障碍及瞳孔异常、觉醒和行为障碍，可伴有记忆力丧失、对侧偏盲或皮质盲。中老年卒中，突发意识障碍并较快恢复，出现瞳孔改变、动眼神经麻痹、垂直凝视麻痹，无明显运动和感觉障碍，应想到该综合征的可能，如有皮质盲或偏盲、严重记忆障碍更支持。CT及MRI显示双侧丘脑、枕叶、颞叶和中脑多发病灶可确诊。

（四）辅助检查

1. 血液和心电图检查 血液检查包括血常规、血流变、血生化（包括血脂、血糖、肾功能、电解质）。这些检查有利于发现脑梗死的危险因素，对鉴别诊断也有价值。

2. 神经影像学检查 可以直观显示脑梗死的范围、部位、血管分布、有无出血、病灶的新旧等。发病后应尽快进行 CT 检查，虽早期有时不能显示病灶，但对排除脑出血至关重要。头颅 CT 是最方便、快捷和常用的影像学检查手段，缺点是对脑干、小脑部位病灶及较小梗死灶分辨率差。

MRI 对于脑梗死较 CT 更为敏感，梗死灶 T1 呈低信号、T2 呈高信号，出血性梗死时 T1 加权像有高信号混杂。MRI 弥散加权成像（DWI）可早期显示缺血病变（发病 2h 内），为早期治疗提供重要信息。常见脑梗死磁共振示例（图 5-1-1 至图 5-1-3）：

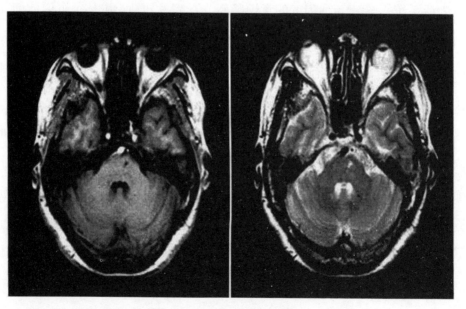

图5-1-1 脑桥腹外侧梗死

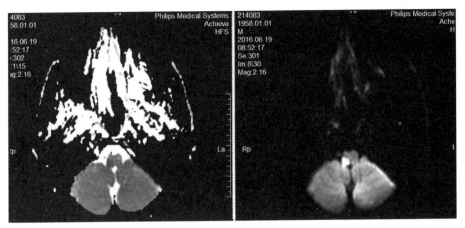

图5-1-2　延髓背外侧梗死

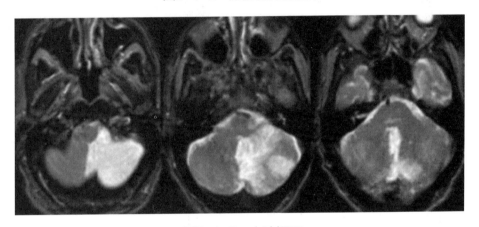

图5-1-3　小脑梗死

（五）诊断与鉴别诊断

1. 诊断　中年以上的高血压及动脉硬化患者，静息状态下或睡眠中急性起病，迅速出现以后循环为主的局灶性脑损害的症状和体征，并能用某一动脉供血区功能损伤解释，临床应考虑急性后循环梗死的可能。CT 或 MRI 检查发现梗死灶可明确诊断。有明显感染或炎症疾病史的年轻患者，需考虑动脉炎致血栓形成的可能。

2. 鉴别诊断　主要须与以下疾病相鉴别。

（1）小脑、脑干出血：后循环脑梗死有时与少量小脑、脑干出血的临床表现相似，但活动中起病、病情进展快、发病当时血压明显升高常提示脑出血，CT检查发现出血灶可明确诊断。

（2）脑栓塞：起病急骤，局灶性体征在数秒至数分钟达到高峰，常有栓子来源的基础疾病如心源性疾病（心房颤动、风湿性心脏病、冠心病、心肌梗死、亚急性细菌性心内膜炎等）、非心源性疾病（颅内外动脉粥样硬化斑块脱落、空气栓塞、脂肪滴栓塞等）。

（3）颅内占位病变：颅内肿瘤、硬膜下血肿和脑脓肿可呈卒中样发病，出现偏瘫等局灶性体征，颅内压增高征象不明显时易与脑梗死混淆，须提高警惕，CT或MRI检查有助于确诊。

（六）治疗

1. 治疗原则

（1）超早期治疗："时间就是大脑"，力争发病后尽早选用最佳治疗方案，挽救缺血半暗带。

（2）个体化治疗：根据患者年龄、缺血性卒中类型、病情严重程度和基础疾病等采取最适当的治疗。

（3）整体化治疗：采取针对性治疗的同时，进行支持疗法、对症治疗和早期康复治疗，对卒中危险因素及时采取预防性干预。

2. 急性期治疗　脑梗死患者一般应在卒中单元中接受治疗。

（1）一般治疗：主要为对症治疗，包括维持生命体征和处理并发症。主要针对以下情况进行处理。

1）血压：急性缺血性卒中高血压的调控应遵循个体化、慎重、适度原则。在发病24h内，为改善缺血脑组织的灌注，维持较高的血压是非常重要的，通常只有当收缩压＞200mmHg或舒张压＞110mmHg时，才需要降低血压（特殊情况如高血压脑病、蛛网膜下腔出血、主动脉夹层分离、心力衰竭和肾衰竭等除外）。由于大部分患者在入院或发病数小时内出现自发性的血压显著下降，其血压增高也可能因为精神紧张、"白大褂高血压"、膀胱充盈等其他因素所致，此时给予降压药物治疗尤其要谨慎。目前临床研究表明，急性缺血性卒中早期（24h～7天）持续存在的高血压可以采取较为积极的降压治疗，一般将血压控制在收缩压≤185mmHg或舒张压≤110mmHg是安全的；病情较轻时甚至可以降低至160/90mmHg以下。但卒中早期降压24h内不应超过原有血压水平的15%。首选容易静脉滴注和对脑血管影响小的药物（如拉贝洛尔），避免舌下含服短效钙离子拮抗剂（如硝苯地平）。如果出现持续性的低血压，需首先补充血容量和增加心输出量，上述措施无效时可应用升压药。

2）吸氧和通气支持：轻症、无低氧血症的卒中患者无须常规吸氧；对脑干卒中等病情危重患者或有气道受累者，需要气道支持和辅助通气。

3）血糖：脑卒中急性期高血糖较常见，可以是原有糖尿病的表现或应激反应。应常规检查血糖，当超过10mmol/L时应立即予以胰岛素治疗，将血糖控制在7.8~10mmol/L。开始使用胰岛素时应1~2h监测血糖一次，注意避免低血糖。发生低血糖时，可用10%~20%的葡萄糖口服或注射纠正。

4）脑水肿：多见于大面积梗死，脑水肿常于发病后3~5天达高峰，治疗目标是降低颅内压、维持足够脑灌注和预防脑疝发生。可应用20%甘露醇每次125~250mL静脉滴注，6~8h一次；对心、肾功能不全患者可改用呋塞米20~40mg静脉注射，6~8h一次；可酌情同时应用甘油果糖每次250~500mL静脉滴注，1~2次/d；还可用注射用七叶皂苷钠和白蛋白辅助治疗。

5）感染：脑卒中患者（尤其存在意识障碍者）急性期容易发生呼吸道、泌尿系等感染，感染是导致病情加重的重要原因。患者采用适当的体位、经常翻身叩背及防止误吸是预防肺炎的重要措施。肺炎的治疗主要包括呼吸支持（如氧疗）和抗生素治疗。尿路感染主要继发于尿失禁留置导尿，尽可能避免插管和留置导尿，间歇导尿和酸化尿液可减少尿路感染，一旦发生应及时根据细菌培养和药敏试验应用敏感抗生素。

6）上消化道出血：高龄和重症脑卒中患者急性期容易发生应激性溃疡，建议常规应用静脉抗溃疡药；对已发生消化道出血患者，应进行冰盐水洗胃、局部应用止血药（如口服或鼻饲云南白药、凝血酶等）；出血量多引起休克者，必要时输注新鲜全血或红细胞成分输血。

7）发热：主要源于下丘脑体温调节中枢受损、并发感染或吸收热、脱水。体温升高可以增加脑代谢耗氧及自由基产生，从而增加卒中患者死亡率及致残率。对中枢性发热患者，应以物理降温（冰帽、冰毯或酒精擦浴）为主，必要时予以人工冬眠。

8）深静脉血栓形成（deep vein thrombosis，DVT）：高龄、严重瘫痪和心房颤动均增加深静脉血栓形成的危险性，同时DVT增加了发生肺栓塞（pulmonary embolism，PE）的风险。应鼓励患者尽早活动，下肢抬高，避免下肢静脉输液（尤其是瘫痪侧）。对有发生DVT和PE风险的患者可给予较低剂量的抗凝药物进行预防性抗凝治疗，首选低分子肝素，剂量一般为4 000IU左右，皮下注射，1次/d。

9）水电解质平衡紊乱：脑卒中时由于神经内分泌功能紊乱、进食减少、呕吐及脱水治疗常并发水电解质紊乱，主要包括低钾血症、低钠血症和高钠血症。应对脑卒中患者常规进行水电解质监测并及时加以纠正，纠正低钠和高钠血症均不宜过快，以防止脑桥中央髓鞘溶解症和加重脑水肿。

10）心脏损伤：脑卒中合并的心脏损伤是脑心综合征的表现之一，主要包括急性心肌缺血、心肌梗死、心律失常及心力衰竭。脑卒中急性期应密切观察心脏情况，必要时进行动态心电监测和心肌酶谱检查，及时发现心脏损伤，并及时治疗。措施包括：减轻心脏负荷，慎用增加心脏负担的药物，注意输液速度及输液量，对高龄患者或原有心脏病患者甘露醇用量减半或改用其他脱水剂，积极处理心肌缺血、心肌梗死、心律失常或心功能衰竭等心脏损伤。

（2）特殊治疗：包括超早期溶栓治疗、抗血小板治疗、抗凝治疗、血管内治疗、脑细胞保护治疗和外科治疗等。

1）溶栓治疗

a.静脉溶栓：目前对于静脉溶栓治疗的适应证尚无一致结论，以下几点供临床参考。

适应证：①年龄18～80岁；②临床诊断急性缺血性卒中；③发病至静脉溶栓治疗开始时间<4.5h；④脑CT等影像学检查已排除颅内出血；⑤患者或其家属签署知情同意书。

禁忌证：①有活动性内出血或外伤骨折的证据，不能除外颅内出血，包括可疑蛛网膜下腔出血。②神经功能障碍非常轻微或迅速改善。③发病时间无法确定，发病至静脉溶栓开始的最大时间超过了4.5h。⑤既往有颅内出血、动静脉畸形或颅内动脉瘤病史。⑥最近3个月内有颅内手术、头外伤或症状性缺血性卒中史；最近21天内有消化道、泌尿系等内脏器官出血史；最近14天内有外科手术史；最近7天内有腰穿或不宜压迫止血部位的动脉穿刺史；妊娠。⑦有明显出血倾向：血小板计数$< 100 \times 10^9/L$；活化部分凝血活酶时间（APTT）高于正常值上限；国际标准化比值（INR）> 1.5。⑧血糖$< 2.7mmol/L$。⑨严重高血压未能很好控制，其溶栓治疗前收缩压$> 180mmHg$或舒张压$> 100mmHg$。⑩CT已显示早期脑梗死低密度区$> 1/3$大脑中动脉供血区（大脑中动脉区脑梗死患者）。

常用溶栓药物包括：①尿激酶（urokinase，UK）：常用100万~150万IU加入0.9%生理盐水100~200mL，持续静脉滴注30min；②重组组织型纤溶酶原激活物（recombinant tissue-type plasminogen activator，rt-PA）：一次用量0.9mg/kg，最大剂量$< 90mg$，先予10%的剂量静脉注射，其余剂量持续静脉滴注，共60min。

溶栓并发症：溶栓治疗的主要危险是合并症状性脑出血，且约1/3症状性脑出血是致死性的。其他主要并发症包括：①梗死灶继发性出血或身体其他部位出血；②再灌注损伤和脑水肿；③溶栓后血管再闭塞。

b. 动脉溶栓：对大脑中动脉等大动脉闭塞引起的严重卒中患者，如果发病时间在6h内（椎基底动脉血栓可适当放宽治疗时间窗），经慎重选择后可进行动脉溶栓治疗。常用药物为UK和rt-PA，与静脉溶栓相比，可减少用药剂量，需要在DSA的监测下进行。动脉溶栓的适应证、禁忌证及并发症与静脉溶栓基本相同。

2）抗血小板治疗：常用抗血小板聚集剂包括阿司匹林和氯吡格雷。未行溶栓的急性脑梗死患者应在48h之内尽早服用阿司匹林（150~325mg/d），2周后按二级预防方案选择抗栓治疗药物和剂量。由于目前安全性还没有确定，一般不在溶栓后24h内使用抗血小板或抗凝治疗，以免增加脑出血风险。对阿司匹林过敏或不能使用时，可用氯吡格雷替代。一般不建议将氯吡格雷与阿司匹林联合应用治疗急性缺血性卒中。

3）抗凝治疗：主要包括肝素、低分子肝素和华法林。一般不推荐急性期应用抗凝药来预防卒中复发、阻止病情恶化或改善预后。但对于合并高凝状态有形成深静脉血栓和肺栓塞的高危患者，可以使用预防性抗凝治疗。

4）脑细胞保护治疗：脑保护剂包括自由基清除剂、阿片受体阻断剂、电压门控性钙通道阻断剂、兴奋性氨基酸受体阻断剂和镁离子等，可通过降低脑代谢、干预缺血引发细胞毒性机制减轻缺血性脑损伤。大多数脑保护剂在动物实验中显示有效，但目前还没有一种脑保护剂被多中心、随机双盲的临床试验研究证实有明确的疗效。

5）紧急血管内治疗：机械取栓治疗的时间窗为8h，一般在动脉溶栓无效时使用，也可合并其他血管内治疗包括经皮腔内血管成形术和血管内支架植入术等。血管内治疗是新近问世的技术，目前尚没有长期随访的大规模临床研究，故应慎重选择。

6）外科治疗：小脑梗死使脑干受压导致病情恶化时，可行抽吸梗死小脑组织和颅后窝减压术以挽救患者生命。

7）其他药物治疗：①降纤治疗：疗效尚不明确。可选药物有巴曲酶（batroxobin）、降纤酶（defibrase）和安克洛酶（ancrod）等，使用时应注意出血并发症。②中药制剂：临床中也有应用丹参、川芎嗪、三七和葛根素等，以通过活血化瘀改善脑梗死症状，但目前尚缺乏大规模临床试验证据。

8）康复治疗：应早期进行，并遵循个体化原则，制订短期和长期治疗计划，分阶段、因地制宜地选择治疗方法，对患者进行针对性体能和技能训练，降低致残率，增进神经功能恢复，提高生活质量，使其早日重返社会。

9）恢复期治疗：不同病情患者卒中急性期长短有所不同，通常规定卒中发病2周后即进入恢复期。对于病情稳定的急性卒中患者，应尽可能早期安全启动卒中的二级预防。

（3）控制卒中危险因素

1）抗血小板治疗：非心源性卒中推荐抗血小板治疗。推荐单独应用阿司匹林（50～325mg/d）或氯吡格雷（75mg/d），或小剂量阿司匹林和缓释的双嘧达莫（分别为25mg/次和200mg/次，2次/d）。选择抗血小板治疗应该个体化，主要根据患者的危险因素、花费、耐受程度和其他临床特征进行选择。

2）抗凝治疗：大动脉粥样硬化型脑梗死，不推荐抗凝治疗。颅内外（颈动脉和椎动脉）夹层动脉瘤目前一般采用抗凝治疗，但没有证据显示其疗效较抗血小板治疗更好。

3）康复治疗：卒中发病1年内有条件时应持续进行康复治疗，并适当增加每次康复治疗的时间和强度。

（七）预后

本病的病死率约为 10%，致残率达 50% 以上。存活者中 40% 以上可复发，且复发次数越多病死率和致残率越高。

【附】中枢性孤立性眩晕

孤立性眩晕是指单纯的发作性或持续性眩晕，孤立性眩晕没有累及其他神经系统，但是可伴随自主神经功能紊乱而产生的一系列症状。主要表现为急性眩晕症状，症状呈发作性或持续性，可以伴有呕吐、心慌、步态不稳、眼震等，但无局灶性神经功能缺损证据，如意识障碍、语言障碍、复视、听力损害、运动障碍、感觉障碍等。

孤立性眩晕分为周围性和中枢性，因两者在急性期治疗及预后截然不同，尤其是恶性孤立性眩晕可能导致严重后果，甚至危及生命，故早期区分两者非常重要。目前关于眩晕到底是中枢性还是外周性，诊断相对困难。特别是小脑、脑干卒中病变而引起的孤立性眩晕的早期诊断更加困难，导致治疗效果不佳。当前的多项研究证明了在小脑、脑干梗死后导致的后循环缺血都有可能造成孤立性眩晕。有研究表明有 0.7%～3% 的孤立性眩晕可能是小脑梗死及后循环缺血所引起，在小脑梗死患者中大约有 11% 的人出现了孤立性眩晕。Lee 等则研究表明延髓背侧梗死患者具有独特的临床表现，同时也证实了孤立性延髓背侧梗死多数患者表现为中枢性的前庭体征。

（一）病因

（1）糖尿病、高血压、高脂血症等脑血管病危险因素，同样也是后循环缺血梗死所致孤立性眩晕的高危因素。

（2）房颤等导致的心源性栓塞及血管的动脉粥样硬化在孤立性眩晕患者发生后循环卒中中起重要作用。

（3）椎基底动脉狭窄是孤立性眩晕患者发生后循环缺血性卒中的独立性危险因素。

有研究表明：椎基底动脉狭窄，合并颅内动脉狭窄的后循环缺血性孤立性眩晕患者，在3个月内脑卒中复发的发生率是颅内血管正常患者的3～4倍。所以此类患者均需要进行影像学检查来确定病因，并找到相关危险因素。

（二）临床表现

1.孤立性眩晕与小脑梗死　头晕或眩晕是小脑梗死最常见的症状，小脑梗死可能是中枢性血管性眩晕最常见的原因。一项大型的前瞻性研究发现，单纯小脑梗死患者中约有11%表现为孤立性眩晕，他们中大多数（96%）梗死发生在小脑下后动脉的内侧支供血区，累及小结。小脑下后动脉分布区梗死患者，其眼震方向及姿势不稳程度多变。最显著的小脑体征是严重的躯干共济失调及凝视眼震方向的变化（出现率分别为71%和54%），这有助于鉴别诊断，但是敏感性偏低。由于听觉障碍可能在小脑、脑干梗死前单独出现，此时可能尚未出现其他中枢体征及头颅MR尚未显影，这可能预示着后循环更大范围的脑梗死，尤其是发生在基底动脉存在狭窄且接近小脑下前动脉供血区。最近一项针对孤立性小脑上动脉供血区梗死患者眼震的研究发现，小脑上动脉供血区梗死出现的眩晕和眼震可能比以往认为的更加多见。

2.孤立性眩晕与脑干梗死　脑干梗死很少仅表现为单纯的眩晕和眼震而没有其他神经系统症状及体征。理论上局限于前庭神经核或脑桥延髓接合处的第Ⅷ对脑神经入口区病灶可以仅表现为孤立性眩晕。前庭神经核的局限性缺血可以导致孤立性眩晕，症状类似前庭神经炎疾病，表现为：长时间的孤立性头晕，自发性水平性眼震，甩头试验阳性，单纯半规管麻痹。延髓外侧的急性脑梗死除眩晕外，往往伴有其他神经系统的症状和体征，但小的局限的病灶可以仅表现为孤立性眩晕。

（三）辅助检查

床边检查主要包括一般内科系统检查、神经系统及听力检查、眼部特征检查、头动检查、姿势步态及变位眼震检查。随着前庭及眼动生理机制研究的深入，基于前庭、眼动及姿势平衡系统的床边检查的重要性也日益凸显。HINTS检查简单易行且能迅速区分中枢性眩晕和周围性眩晕。目前临床常规影像学头颅CT检出颅后窝急性卒中（主要是指后循环梗死所致的小脑、脑干、桥臂梗死）准确度不高，最近文献报告诊断敏感性在7%～42%，提示其对急性后循环卒中的早期诊断价值有限。最近的一项回顾性研究提示：CT灌注成像能提高急性后循环卒中的诊断准确率，敏感性明显较高（76.6%），特别是在小脑、大脑后动脉供血区和丘脑。弥散加权成像（DWI）是诊断急性缺血性卒中的金标准，但在卒中发病48h内进行DWI检查也常出现假阴性结果。建议联合床旁检查和影像学检查提高孤立性中枢性眩晕的诊断准确性。

（四）治疗

同后循环梗死。

四、脑干、小脑出血

脑干、小脑出血属脑出血范畴。脑出血（intracerebral hemorrhage，ICH）是指非外伤性脑实质内出血，发病率为每年（60～80）/10万，在我国占全部脑卒中的20%～30%。虽然ICH发病率低于脑梗死，但其致死率却高于后者，急性期病死率为30%～40%。

（一）病因与发病机制

1.病因　最常见病因是高血压合并细小动脉硬化，其他病因包括动-静脉血管畸形、脑淀粉样血管病、血液病（如白血病、再生障碍性贫血、血小板减少性紫癜、血友病、红细胞增多症和镰状细胞病等）、抗凝或溶栓治疗等。

2.发病机制　高血压性脑出血的主要发病机制是脑内细小动脉在长期高血压作用下发生慢性病变破裂导致出血。颅内动脉具有中层肌细胞和外层结缔组织少及外弹力层缺失的特点。长期高血压可使脑细小动脉发生玻璃样变性、纤维素样坏死，甚至形成微动脉瘤或夹层动脉瘤，在此基础上血压骤然升高时易导致血管破裂出血。豆纹动脉和旁正中动脉等深穿支动脉，自脑底部的动脉直角发出，承受压力较高的血流冲击，易导致血管破裂出血，故又称出血动脉。非高血压性脑出血，由于其病因不同，故发病机制各异。

一般高血压性脑出血在30min内停止出血，血肿保持相对稳定，其临床神经功能缺损仅在出血后30～90min内进展。少数高血压性脑出血发病后3h内血肿迅速扩大，血肿形态往往不规则，密度不均一，尤其是使用抗凝治疗及严重高血压控制不良时，其临床神经功能缺损的进展可延长至 24 ~ 48h。多发性脑出血多见于脑淀粉样血管病、血液病和脑肿瘤等患者。

（二）病理

绝大多数高血压性脑出血发生在基底核的壳核及内囊区，约占脑出血的 70%，脑叶、脑干及小脑齿状核出血各约占 10%。脑桥或小脑出血则可直接破入蛛网膜下腔或第四脑室。

高血压性脑出血受累血管依次为大脑中动脉深穿支豆纹动脉、基底动脉脑桥支、大脑后动脉丘脑支、供应小脑齿状核及深部白质的小脑上动脉分支、顶枕交界区和颞叶白质分支。非高血压性脑出血出血灶多位于皮质下。

病理检查可见血肿中心充满血液或紫色葡萄浆状血块，周围水肿，并有炎症细胞浸润。血肿较大时引起颅内压增高，可使脑组织和脑室移位、变形，重者形成脑疝。如小脑大量出血可发生枕大孔疝。1 ~ 6 个月后血肿溶解，胶质增生，小出血灶形成胶质瘢痕，大出血灶形成椭圆形中风囊，囊腔内有含铁血黄素等血红蛋白降解产物和黄色透明黏液。

（三）临床表现

1. 一般表现　脑出血常见于 50 岁以上患者，男性稍多于女性，寒冷季节发病率较高，多有高血压病史。多在情绪激动或活动中突然发病，发病后病情常于数分钟至数小时内达到高峰。少数也可在安静状态下发病。前驱症状一般不明显。

脑出血患者发病后多有血压明显升高。由于颅内压升高，常有头痛、呕吐、眩晕和不同程度的意识障碍，如嗜睡或昏迷等。

2. 局限性定位表现　取决于出血量和出血部位。

（1）脑桥出血：约占脑出血的 10%，多由基底动脉脑桥支破裂所致，出血灶多位于脑桥基底部与被盖部之间。大量出血（出血量＞5mL）累及双侧被盖部和基底部，常破入第四脑室，患者迅即出现昏迷、双侧针尖样瞳孔、呕吐咖啡样胃内容物、中枢性高热、中枢性呼吸障碍、眼球浮动、四肢瘫痪和去大脑强直发作等。少量出血可无意识障碍，表现为交叉性瘫痪和共济失调性偏瘫，两眼向病灶侧凝视麻痹或核间性眼肌麻痹。

（2）中脑出血：少见，常有头痛、呕吐和意识障碍。轻症表现为一侧或双侧动眼神经不全麻痹、眼球不同轴、同侧肢体共济失调，也可表现为Weber征合征或Benedikt综合征；重症表现为深昏迷，四肢弛缓性瘫痪，可迅速死亡。

（3）延髓出血：更为少见，临床表现为突然意识障碍，影响生命体征，如呼吸、心率、血压改变，继而死亡。轻症患者可表现不典型的Wallenberg综合征。

（4）小脑出血：约占脑出血的10%。多由小脑上动脉分支破裂所致。常有头痛、呕吐，眩晕和共济失调明显，起病突然，可伴有枕部疼痛。出血量较少者，主要表现为小脑受损症状，如患侧共济失调、眼震和共济失调性语言障碍等，多无瘫痪；出血量较多者，尤其是小脑蚓部出血，病情迅速进展，发病时或病后12～24h内出现昏迷及脑干受压征象，双侧瞳孔缩小至针尖样、呼吸不规则等。暴发型则常突然昏迷，在数小时内迅速死亡。

（四）辅助检查

1. CT检查 颅脑CT扫描是诊断脑出血的首选方法，可清楚显示出血部位、出血量大小、血肿形态、是否破入脑室，以及血肿周围有无低密度水肿带和占位效应等（图5-1-4）。病灶多呈圆形或卵圆形均匀高密度区，边界清楚，动态CT检查还可评价出血的进展情况。

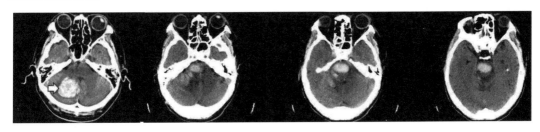

图5-1-4　脑干、小脑出血CT显示

2. MRI 和 MRA 检查 对发现结构异常，明确脑出血的病因很有帮助。MRI对检出脑干和小脑的出血灶及监测脑出血的演进过程优于 CT 扫描，对急性脑出血诊断不及 CT。脑出血时 MRI 影像变化规律如下：

（1）超急性期（＜24h）为长 T1、长 T2 信号，与脑梗死、水肿不易鉴别。

（2）急性期（2～7天）为等 T1、短 T2 信号。

（3）亚急性期（8 天至 4 周）为短 T1、长 T2 信号。

（4）慢性期（＞4 周）为长 T1、长 T2 信号。

MRA 可发现脑血管畸形、血管瘤等病变。

3. 脑脊液检查　脑出血患者一般无须进行腰椎穿刺检查，以免诱发脑疝形成，如需排除颅内感染和蛛网膜下腔出血，可谨慎进行。

4. DSA检查　脑出血患者一般不需要进行DSA检查，除非疑有血管畸形、血管炎或烟雾病（又称脑底异常血管网病，moyamoya disease）又需外科手术或血管介入治疗时才考虑进行。DSA可清楚显示异常血管和造影剂外漏的破裂血管及部位。

5. 其他检查　包括血常规、血液生化、凝血功能、心电图检查和胸部X线摄片检查。外周白细胞可暂时增高，血糖和尿素氮水平也可暂时升高，凝血活酶时间和活化部分凝血活酶时间异常提示有凝血功能障碍。

（五）诊断与鉴别诊断

1. 诊断　中老年患者在活动中或情绪激动时突然发病，迅速出现局灶性神经功能缺损症状及头晕、头痛、呕吐等颅高压症状，应考虑脑出血的可能，结合头颅 CT 检查，可以迅速明确诊断。

2. 鉴别诊断

（1）首先应与其他类型的脑血管疾病如急性脑梗死、蛛网膜下腔出血鉴别。

（2）对发病突然、迅速昏迷且局灶体征不明显者，应注意与引起昏迷的全身性疾病如中毒（酒精中毒、镇静催眠药物中毒、一氧化碳中毒）及代谢性疾病（低血糖、肝性脑病、肺性脑病和尿毒症等）鉴别。

（3）对有头部外伤史者应与外伤性颅内血肿相鉴别。

（六）治疗

治疗原则为安静卧床、脱水降颅压、调整血压、防止继续出血、加强护理、防治并发症，以挽救生命，降低死亡率、残疾率和减少复发。一般内科对症支持治疗参考前文"后循环梗死"章节。

1. 内科治疗

（1）一般处理：一般应卧床休息2～4周，保持安静，避免情绪激动和血压升高。有意识障碍、消化道出血者宜禁食24～48h，必要时应排空胃内容物。注意水电解质平衡、预防吸入性肺炎和早期积极控制感染。明显头痛、过度烦躁不安者，可酌情适当给予镇静止痛剂；便秘者，可选用缓泻剂。

（2）降低颅内压：脑水肿可使颅内压增高，并致脑疝形成，是影响脑出血死亡率及功能恢复的主要因素。积极控制脑水肿、降低颅内压（intracranial pressure，ICP）是脑出血急性期治疗的重要环节。不建议应用激素治疗减轻脑水肿。

（3）调整血压：一般认为脑出血患者血压升高是机体针对ICP，为保证脑组织血供的血管自动调节反应，随着ICP的下降血压也会下降，因此降低血压应首先以进行脱水降颅压治疗为基础。但如果血压过高，又会增加再出血的风险，因此需要控制血压。调控血压时应考虑患者的年龄、有无高血压史、有无颅内高压、出血原因及发病时间等因素。

一般来说，当收缩压＞200mmHg或平均动脉压＞150mmHg时，要用持续静脉降压药物积极降低血压；当收缩压＞180mmHg或平均动脉压＞130mmHg时，如果同时有疑似颅内压增高的证据，要考虑监测颅内压，可用间断或持续静脉降压药物来降低血压，但要保证脑灌注压＞60～80mmHg；如果没有颅内压增高的证据，降压目标则为160/90mmHg或平均动脉压110mmHg。降血压不能过快，要加强监测，防止因血压下降过快引起脑底灌注。脑出血恢复期应积极控制高血压，尽量将血压控制在正常范围内。

（4）止血治疗：止血药物如6-氨基己酸、氨甲苯酸、巴曲酶等对高血压动脉硬化性出血的作用不大。如果有凝血功能障碍，可针对性给予止血药物治疗，例如肝素治疗并发的脑出血可用鱼精蛋白中和，华法林治疗并发的脑出血可用维生素K拮抗。

（5）亚低温治疗：是脑出血的辅助治疗方法，可能有一定效果，可在临床中试用。

（6）其他：①抗利尿激素分泌异常综合征，又称稀释性低钠血症，可发生于约

10%的脑出血患者。因经尿排钠增多，血钠降低，从而加重脑水肿。应限制水摄入量在800～1 000mL/d，补钠9～12g/d。②脑耗盐综合征，系因心钠素分泌过高所致的低钠血症，治疗时应输液补钠。低钠血症宜缓慢纠正，否则可导致脑桥中央髓鞘溶解症。③中枢性高热，大多采用物理降温，有学者提出可用多巴胺能受体激动剂如溴隐亭进行治疗。④下肢深静脉血栓形成高危患者，在脑出血出血停止、病情稳定和血压控制良好的情况下，可给予小剂量的低分子肝素进行预防性抗凝治疗。

2. 外科治疗　严重脑出血危及患者生命时内科治疗通常无效，外科治疗则有可能挽救生命；但如果患者预期幸存，外科治疗较内科治疗通常增加严重残疾风险。主要手术方法包括：去骨瓣减压术、小骨窗开颅血肿清除术、钻孔血肿抽吸术和脑室穿刺引流术等。

目前对于外科手术适应证、方法和时机选择尚无一致性意见，主要应根据出血部位、病因、出血量及患者年龄、意识状态、全身状况决定。一般认为手术宜在早期（发病后6～24h内）进行。

3. 康复治疗　脑出血后，只要患者的生命体征平稳、病情不再进展，宜尽早进行康复治疗。早期分阶段综合康复治疗对恢复患者的神经功能、提高生活质量有益。

（七）预后

脑干、小脑出血总体预后较差。如果血压控制良好，一般高血压性脑出血的复发相对较低，但动－静脉血管畸形所致脑出血例外，年再发率接近2%。

五、脑小血管病

脑小血管病（cerebral small vessel disease，CSVD）是指颅内小血管病变所致临床、影像学和病理表现的综合征，主要累及颅内小动脉、微动脉、毛细血管及微静脉、小静脉。主要表现为腔隙性脑梗死、脑出血、皮质下白质病变、脑微出血和微梗死。临床表现复杂，诊断比较困难，容易造成诊断和治疗上的混乱。近年来，随着神经影像学的快速发展，人们对脑小血管病临床、诊断和治疗等方面的认识有了显著提高，脑小血管病的诊断率也明显增加。

一项研究显示CSVD患者存在眩晕的比例高达17%，且额叶、颞枕叶和基底节区的脑白质病变或腔隙性脑梗死与眩晕发生关系密切。赵弘轶等认为头晕症状与脑小血管病的严重程度呈现相关性。并且各种类型头晕所累及的损害部位不同，眩晕者多见于额叶，头昏者见于顶-枕叶，失平衡者多见于幕下区、额叶部位。同时发现重度脑白质损害患者较轻度脑白质损害者头晕发作次数多。而在我国，脑小血管病变所引起的腔隙性梗死占缺血性脑卒中的25%～50%，而脑出血占所有类型脑卒中的25%，显著高于西方国家。CSVD的发病率与年龄呈正相关。研究表明，在60～70岁的人群中，87%存在皮质下白质改变，68%存在脑室周围白质改变；而在80～90岁的人群中，100%存在皮质下白质改变，95%存在脑室周围白质改变。脑微出血在45～50岁的人群中发生率约为6%，而在≥80岁人群中比例可达36%。另外，CSVD引起的脑卒中复发率较大血管动脉粥样硬化引起的脑卒中复发率略低，3年脑卒中复发率约为9.6%，其中1/3为脑出血。

（一）病因与发病机制

按照CSVD的病因可将其分为六类：①小动脉硬化，也称为年龄和血管危险因素相关性小血管病，其最常见的危险因素是年龄、糖尿病及高血压，其中高血压的相关性最为明显；②散发性或遗传性脑淀粉样血管病；③其他遗传性小血管病；④炎性或免疫介导性小血管病；⑤静脉胶原化疾病；⑥其他脑小血管病。

CSVD分为散发型和遗传型两大类。前者的主要病理学表现为血管壁平滑肌细胞脱失、纤维素样变性、管壁增厚、管腔狭窄和淀粉样物质沉积、微小动脉粥样硬化、微动脉瘤等。其发病机制尚未完全阐明，可能包括微小血管结构和功能改变所致的血脑屏障（blood-brain barrier，BBB）破坏和脑灌注降低，进而导致反应性胶质增生、髓鞘变性、少突胶质细胞脱失、轴索损伤等。此外，还包括免疫激活、局部炎性反应、神经胶质损伤等机制假说。严重的小血管病变会导致血管壁损伤、微小动脉瘤形成或者淀粉样物质沉淀，局部发生炎性改变、血管壁破坏、血浆成分渗出，表现为显微镜下微出血，病灶大小为0.5～5.0mm，常为多发，不伴有临床症状。与高血压和年龄相关的微出血多发生在基底节部位和脑桥，而与脑淀粉样血管病相关的微出血则多分布于大脑和小脑的皮质区域。

脑的小血管病进一步发展可破坏血脑屏障，造成局部炎性反应，血管自动调节功能丧失，脑血流量下降，导致严重性局部缺血，灰白质完全坏死，临床表现出腔隙性脑梗死症状。梗死病灶通常<20mm，称为腔隙性脑梗死，这些病灶发生在穿支动脉，以基底节区或者脑干分布最为常见。微梗死在大体解剖中不能被肉眼看见，只有在显微镜下可看到脑实质内微小的细胞丢失或组织坏死病灶，也可以观察到充满液体的空腔。

CSVD引起的腔隙性脑梗死、脑出血、白质病变、微出血和微梗死可以共存在同一个体内。因此，CSVD患者同时具有缺血和出血两种易发趋势，脑梗死或者脑出血可能在不同的时间段发生。

在CSVD与头晕发生的关联机制中认为CSVD通过解剖相关关系影响前庭功能，会引起皮质区中定位于颞顶叶的组织结构发生变化，继而产生头晕和眩晕等症状。与此同时，年龄增长为CSVD中小动脉硬化型最重要的危险因素，前庭功能减退与年龄增长相伴发，这种功能减退主要由前庭系统中前庭神经核、神经节及外周神经纤维数量的明显减少所引起，这是CSVD在老年人中高发并且与非特异性头晕和眩晕相关的重要原因。CSVD会引起老年患者姿势与步态异常的变化，同时会引起和加重相关的主观不适感受。

（二）临床表现

CSVD的急性神经功能缺损主要表现为缺血性或出血性卒中，以急性腔隙性梗死较为常见，临床表现包括头昏、头晕／眩晕、失衡、不稳感、纯运动性轻偏瘫、纯感觉障碍、感觉运动性卒中、构音障碍手笨拙综合征和共济失调性轻偏瘫等。虽然急性腔隙性脑梗死的短期预后通常较好，但可增加缺血性卒中、出血性卒中、认知损害和抑郁的发病风险。

认知功能下降是CSVD最常见及最重要的临床表现，隐匿起病并缓慢进展，约半数血管性认知损害系CSVD所致。其主要表现为注意力下降和执行功能障碍，包括信息处理速度降低、有效而持续的注意力减退、语言流利程度下降、延迟回忆能力下降等；相应的行为症状包括淡漠、抑郁、情绪不稳等。CSVD认知损害的特征符合额叶–

皮质下环路受损的表现，即回忆能力受损为主，再认能力相对保留。

CSVD患者的步态异常主要表现为步速减慢、拖地、双侧步长不等和步基增宽等。CSVD患者的血管性帕金森综合征表现为步态异常、跌倒、碎步、步基增宽、动作缓慢等，无明显强直和震颤。排尿障碍主要表现为排尿反应亢进（夜尿增多）和尿失禁。

（三）辅助检查

影像学检查显示，CSVD好发部位为豆状核、丘脑、放射冠、脑桥，呈圆形、类圆形、三角形、半月形，边界清，无占位效应。CT呈小低密度灶，有时看不到。MRI示：急性期FLAIR、DWI序列高信号，DWI可以与其他白质病变鉴别；慢性期FLAIR上腔梗周围有胶质增生和低张力，都可以与血管周围间隙鉴别；出血后的小腔隙灶梯度序列上、T2WI可见低信号环；新鲜腔梗随时间演变快。

CSVD影像学表现形式：腔隙性脑梗死、脑白质病变（白质缺血、白质脱髓鞘、白质疏松）、脑微出血、血管周围间隙扩大、脑萎缩（图5-1-5、图5-1-6）。

（四）诊断与治疗

目前CSVD的发病机制尚不明确，没有统一的临床诊断标准和特异性实验室诊断指标，缺乏CSVD影像学标志物的正常参考范围，也没有特异性的治疗和预防措施。

虽然专门针对CSVD患者的卒中二级预防的试验证据很少，但临床经验及多项临床试验的亚组分析显示，依然需要采取降压、抗栓和他汀类药物为主的干预措施。

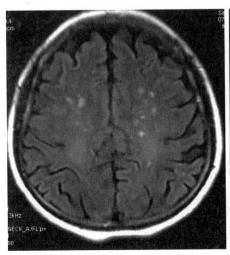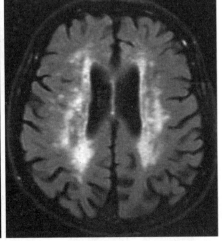

图5-1-5　脑白质脱髓鞘（磁共振FLAIR成像）

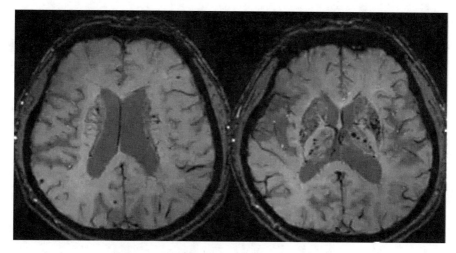

图5-1-6 脑微出血（磁共振SWI成像）

高血压是CSVD的最重要危险因素，降压治疗能有效预防卒中复发及认知功能衰退。对脑梗死患者，无论有无高血压病史，均应按照指南推荐予以降压治疗。降压药物的选择应综合考虑药物的作用机制和患者的个体情况。钙离子拮抗剂有显著降压及降低血压变异性和抗动脉粥样硬化等特点，适合使用。

抗血小板治疗应以阿司匹林单药治疗为主，也可选用氯吡格雷和西洛他唑。近期发表的皮质下小梗死的二级预防研究结果显示，长期联合抗血小板治疗会增加出血危险。

他汀类药物除降低胆固醇外，还兼备改善内皮功能、抗炎症或神经保护作用，同样适用于CSVD患者。卒中二级预防试验的亚组分析发现，强化降脂治疗也能有效减少脑小血管病患者的卒中复发。

若CSVD患者同时合并动脉粥样硬化或心房颤动，治疗与动脉粥样硬化性或心源性卒中的二级预防措施一致，但应注意这些患者接受抗栓及强化他汀类药物治疗有轻度增加出血的危险。

六、脑动脉盗血综合征

脑动脉盗血综合征（steal syndrome）是指各种原因引起的主动脉弓及其附近大动脉血管严重狭窄和闭塞，狭窄远端的动脉内压力明显下降，通过虹吸作用从邻近的脑动脉盗血，逆流至压力较低的动脉代偿其供血，而被盗血的脑动脉供血显著减少，导致脑组织缺血，出现相应的临床症状和体征。

（一）临床表现

临床上主要包括以下 3 种类型：

1. 锁骨下动脉盗血综合征（subclavian steal syndrome，SSS） 指当一侧锁骨下动脉或无名动脉在其近心端发出椎动脉前狭窄或闭塞时，颅内血流经患侧椎动脉逆流进入锁骨下动脉代偿患侧上肢的血液供应（图 5-1-7）。临床上活动患侧上肢可诱发椎基底动脉供血不足的症状，如发作性头晕、视物旋转、复视、共济失调、构音障碍、吞咽困难、晕厥等；严重时也可经后交通动脉从颈内动脉盗血，出现颈内动脉系统缺血症状，如偏瘫、偏身感觉障碍和失语等。动脉粥样硬化是其最常见原因，其次为特异性或非特异性动脉炎。

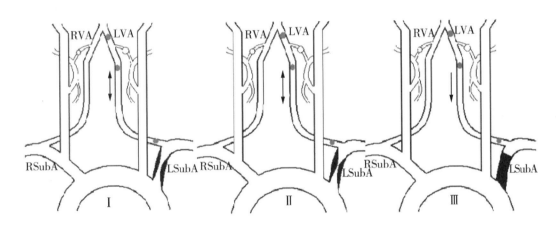

图5-1-7 锁骨下动脉盗血综合征图示

RVA，右椎动脉；LVA，左椎动脉；RSubA，右锁骨下动脉；LsubA，左锁骨下动脉

2. 颈内动脉盗血综合征（carotid steal syndrome，CSS） 指当一侧颈内动脉闭塞时，其远端动脉压力降低，经前交通动脉从健侧颈内动脉盗血，出现健侧颈内动脉系统缺血的临床表现；或经后交通动脉从椎基底动脉盗血，产生椎基底动脉系统缺血的临床表现。当双侧颈内动脉闭塞时，则由椎基底动脉和颈外动脉代偿供血，可同时有大脑及小脑受损的症状、体征。其病因多为动脉粥样硬化斑块形成。

3. 椎基底动脉盗血综合征（vertebrobasilar steal syndrome，VSS） 当椎基底动脉明显狭窄或闭塞时，可引起颈内动脉血流经后交通动脉逆流入椎基底动脉进行代偿，出现一侧颈内动脉系统缺血的临床表现，如偏瘫、偏身感觉障碍和失语等，此型临床较少见。

（二）诊断

根据患侧上肢动脉搏动显著减弱或消失，血压低于健侧20mmHg以上，同侧颈部闻及收缩期杂音，超声检查发现血管狭窄或闭塞，活动患肢可诱发或加重椎基底动脉供血不足症状等，可临床诊断脑动脉盗血综合征。血管造影检查发现造影剂逆流入患侧血管可确诊脑动脉盗血综合征。

（三）治疗

治疗根据病变部位及病因而定。若缺血症状严重可以考虑手术治疗，如血管内膜剥离、血管内支架或血管重建术等。不宜使用扩血管和降血压药物。

参考文献

［1］贾建平，陈生弟.神经病学［M］.北京：人民卫生出版社，2016：23-26.

［2］中华医学会神经病学分会，中华医学会神经病学分会脑血管病学组.中国急性缺血性脑卒中诊疗指南2018［J］.中华神经科杂志，2018，51（9）：666-682.

［3］张炜，贾国章，杨斌，等.后循环缺血性孤立性眩晕临床研究现状［J］.临床误诊误治，2019，32（5）：113-116.

［4］何育生，李云霞，韩红杰，等.孤立性眩晕型小脑梗死的误诊分析与早期识别［J］.中风与神经疾病杂志，2013，30（6）：531-534.

［5］毛晓薇，毕晓莹.神经内科171例孤立性眩晕患者病因分析［J］.中国卒中杂志，2016，11（5）：373-377.

［6］中国后循环缺血专家共识组.中国后循环缺血的专家共识［J］.中华内科杂志，2006，45（9）：786-787.

［7］中华医学会神经病学分会，中华医学会神经病学分会脑血管病学组.中国脑出血诊治指南2019［J］.中华神经科杂志，2019，52（12）：994-1005.

［8］赵弘轶，刘宇，黄勇华.脑小血管病相关头晕症状的研究进展［J］.中国卒中杂志，2019，14

（11）：1186–1189.

［9］赵性泉.脑小血管病与头晕及平衡障碍［J］.北京医学，2018，40（8）：726–728.

［10］王伟涛，张道培，张怀亮.脑小血管病相关性头晕／眩晕［J］.国际脑血管病杂志，2019，27

　　（12）：929–933.

［11］张素珍.眩晕症的诊断和治疗［M］.北京：人民军医出版社，2014.

（李　丹）

第二节　前庭性偏头痛

前庭性偏头痛曾被称为偏头痛相关性眩晕／头晕、偏头痛相关性前庭功能障碍、偏头痛性眩晕等，以反复发作的眩晕，伴有偏头痛病史为主要症状。1999 年，首次提出使用"前庭性偏头痛"（vestibular migraine，VM）这一病名，2012 年国际头痛学会和巴拉尼协会确定了"前庭性偏头痛"这一概念。

一、流行病学

VM 是继良性阵发性位置性眩晕（BPPV）之后，引起反复发作性眩晕的第二大常见原因，在眩晕疾病谱中占比 10% 左右。VM 的终身患病率约为 1%，年患病率为 0.9%；在偏头痛患者中，VM 的患病率为 10.3% ~ 21%。VM 患者以女性为主，其男女比例为 1 :（1.5 ~ 5）。可于任何年龄发病，女性平均发病年龄为 37.7 岁，男性为 42.4 岁。

二、发病机制

前庭性偏头痛发病机制尚不明确，目前研究可能存在的机制有以下 6 个方面。

1. **皮质扩布抑制（cortical spreading depression，CSD）学说**　这是目前认可度较高的理论假设。

2. **离子通道缺陷学说**　近年来离子通道缺陷在 VM 发病机制中的作用越来越受到重视，有研究显示，离子通道尤其是钙离子通道功能异常，可能是 CSD 发生的基础，进而导致偏头痛及 VM 的发生。

3. **神经递质的作用**　降钙素基因相关肽（CGRP）、5- 羟色胺、多巴胺等递质的释放，导致眩晕及对运动敏感性的增加。

4. 遗传因素　有研究者发现 VM 患者有家族遗传性，经过基因图谱分析发现在染色体 5q35、22q12 中包含有致病基因，虽然前庭性偏头痛的常染色体显性遗传在基因方面已得到证实，但是基因学还无法完全解释。

5. 神经核联络机制　三叉神经核和前庭神经核的联系，影响三叉神经血管通路，引发前庭症状。

6. 内听动脉痉挛　有学者认为外周功能障碍促成了前庭性偏头痛的病理生理改变，并提出内耳动脉血管痉挛可以解释 VM 患者的突然发作，也可以解释偏头痛的外周前庭与听觉症状。

总的来说，VM 的基础可能是离子通道缺陷和 CSD，这和遗传易感性有关。CSD 激活三叉神经血管系统，三叉神经节激活释放 CGRP、P 物质（SP）和其他神经肽，引起脑膜血管炎症如血管扩张、血浆渗出及肥大细胞脱颗粒，最终导致偏头痛症状的发生。由于中枢神经系统内负责痛觉和平衡感的传导通路有重叠，三叉神经核和前庭神经核之间有纤维连接，而且三叉神经同样支配内耳，最终导致前庭症状的发生。

三、临床表现

1. 症状

（1）前庭症状的表现形式：前庭症状可以有多种形式，可以是发作性的自发性眩晕，包括内部眩晕（自身运动错觉）及外部眩晕（视物旋转或漂浮错觉）；也可以是头动诱发或位置诱发性眩晕或不稳，为数不少的患者也可表现姿势性不稳，部分患者可表现为视觉性眩晕或头晕，另有患者表现为头部活动诱发的头晕伴恶心。单次发作可能不一定同时出现 2 种以上形式的前庭症状，但在其整个病程中，VM 患者通常会经历上述几种不同形式的前庭症状。

（2）前庭症状的持续时间：一般在数分钟至数小时，很少超过 72h，每次发作时间小于 5min、小于 1h 以及 24h 的比率，分别为 18%～23%、21.8%～34%、21%～49%。

（3）与头痛的关系：眩晕发作可以出现在偏头痛发作之前、之中或之后，部分患者甚至没有偏头痛发作。VM 的首次眩晕发作通常出现于头痛发作后数年，此时患者头痛的程度与既往相比通常已呈明显减轻的趋势，眩晕发作逐渐频繁。

（4）其他症状：部分患者发作时还会伴有畏光、畏声，有 20% ~ 30% 的患者出现耳蜗症状，但听力损害多为轻度。VM 患者多数伴有晕动症。约半数 VM 患者合并不同程度的焦虑等，精神心理障碍与 VM 互相影响。

2. 体征　在 VM 发作间期，患者多无特异性体征，相对而言，平滑跟踪的纠正性扫视及位置性眼震较为多见，其他异常的表现依次为摇头诱发性眼震、凝视诱发性眼震及前庭眼反射（VOR）抑制失败等。

3. 发作的诱因　睡眠剥夺、劳累、应激、不规律饮食、暴露于闪烁光线、异味等刺激及女性月经等因素可诱发眩晕发作。

四、辅助检查

1. 纯音测听　部分患者可以出现感音神经性聋，听力下降，可以表现为突发性聋，或者反复听力下降。轻度双侧感音神经性听力损害发生率为 18%。

2. 前庭功能检查　大多数 VM 患者的前庭功能检查结果在正常范围之内，但也有研究发现前庭功能检查有单侧或双侧水平半规管低频功能减弱。

3. 神经影像学检查　VM 患者的头颅 CT、MRI 检查常无阳性发现，可有助于鉴别其他的中枢前庭疾病。

4. 基因检查　迄今为止虽然还没有发现明确的 VM 致病基因，但已报道的研究表明家系具有常染色体显性遗传的特征，还需进一步观察研究。

五、诊断和鉴别诊断

（一）诊断标准

2012 年巴拉尼协会和国际头痛学会发布了新的 VM 诊断标准，包括明确的 VM 诊断标准和很可能的 VM 诊断标准。

1. VM 诊断标准

A. 至少 5 次发作满足标准 C 和 D。

B. 无先兆偏头痛或有先兆偏头痛的现病史或既往史［依据国际疾病头痛分类

（ICHD）诊断标准]。

C. 前庭症状中度或重度，持续 5min 至 72h。

D. 至少 50% 的发作与以下 3 项中的至少 1 项相关。

1）头痛伴随至少符合以下 4 项中的 2 项：a. 单侧；b. 搏动性；c. 中或重度头痛；d. 日常体力活动加重头痛。

2）畏声和畏光。

3）视觉先兆。

不能用 ICHD-3 的其他诊断或其他前庭障碍更好地解释。

2. 很可能的 VM 诊断标准

A. 至少 5 次中度或重度前庭症状发作，持续 5min 至 72h。

B. 只满足 VM 诊断标准中 B 和 C 其中一项（偏头痛病史或发作时的偏头痛样症状）。

C. 不能用 ICHD 的其他诊断或其他前庭障碍更好地解释。

（二）鉴别诊断

1. 梅尼埃病（MD） 两者症状可有重叠，鉴别诊断主要依赖于病史。MD 以发作性眩晕伴有耳鸣、耳闷胀感、波动性听力下降为主要症状；VM 前庭症状发作也可伴有耳鸣、听力下降，但听力下降一般较轻，不会进展至重度程度。而 MD 患者很少伴有偏头痛、畏光畏声等症状。

2. 良性阵发性位置性眩晕（BPPV） VM 的前庭症状也可以由位置改变而诱发，因此需要与 BPPV 相鉴别。BPPV 诊断的金标准是变位试验阳性，变位试验中出现特征性眼震，具有时间短、潜伏期、疲劳性等特性，前庭症状多在 2min 以内；VM 患者位置性眼震的特点为持续性，不显示单一半规管特点，且 VM 前庭症状发作时间相对较长。

3. 前庭阵发症 VM 也需与前庭阵发症鉴别，后者表现为发作性眩晕，持续时间为一至数秒钟，每天多次，卡马西平或奥卡西平治疗有效，其发病机制可能与脑桥小脑区血管与前庭蜗神经的交互压迫有关。

4. **后循环缺血**　多见于中老年人，伴有多种血管危险因素的眩晕患者应警惕小脑或脑干卒中。多数后循环缺血患者常伴随有中枢神经系统症状和体征，如单侧肢体无力或麻木、共济失调、复视、视物模糊、言语不利、舌体僵硬等。而部分小梗死灶仅表现为孤立性眩晕，可进行床旁 HINTS 检查联合影像学检查（MRI 平扫 +DWI）明确病因。

六、治疗

目前，VM 的治疗可以参考偏头痛的综合管理模式。曲坦类药物可能对 VM 急性发作治疗有效。预防性治疗药物主要包括钙通道阻滞剂、β 受体阻滞剂、抗癫痫药物、抗抑郁剂等。对于发作间歇期的症状，尤其是不平衡感，应该考虑前庭康复治疗。

1. 药物治疗

（1）急性期药物治疗：VM急性期治疗的药物主要是曲坦类药物，如佐米曲普坦、舒马曲普坦，但由于药物的副作用，在VM发作的治疗中应用较少。

（2）预防性治疗：预防性治疗的目的是降低头痛和头晕的发作频率，减轻发作程度，减少失能，增加急性发作期治疗的疗效。主要药物包括钙离子拮抗剂（氟桂利嗪），抗癫痫药物（托吡酯、拉莫三嗪、丙戊酸），β 受体阻滞剂（普萘洛尔和美托洛尔），抗抑郁药物（阿米替林、文拉法辛、去甲替林）等，研究显示可有效改善眩晕及头痛的发作频率和严重程度。其中氟桂利嗪已被国内外指南推荐用于偏头痛预防性治疗的一线用药，且可有效用于眩晕发作时对症治疗。

2. 非药物治疗　VM 患者使用各种药物治疗的同时，还可以配合前庭康复训练。另外，日常生活中避免诱发因素，改善生活方式，也可减少发作。

七、预后

本病预后较好，反复发作可能增加患者心理负担，合并焦虑、抑郁等，影响生活质量，但无生命危险。

参考文献

［1］Dieterich M，Brandt T. Episodic vertigo related to migraine（90 cases）：vestibular migraine［J］. J Neurol，1999，246（10）：883-892.

［2］ Neuhauser H K, Radtke A, Von B M, et al. Migrainous vertigo: prevalence and impact on quality of life ［J］. Neurology, 2006, 67（6）: 1028 –1033.

［3］ Yollu U, Uluduz D U, Yilmaz M, et al. Vestibular migraine screening in a migraine-diagnosed patient population, and assessment of vestibulocochlear function ［J］. Clin Oto-Laryngol, 2017, 42（2）: 225-233.

［4］ Sohn J H. Recent avances in the understanding of vestibular migraine ［J］. Behav Neurol, 2016, 2016: 1801845.

［5］中国医师协会神经内科医师分会疼痛和感觉障碍学组，中国医药教育协会眩晕专业委员会，中国研究型医院学会头痛与感觉障碍专业委员会. 前庭性偏头痛诊治专家共识（2018）［J］. 中国疼痛医学杂志，2018，24（7）: 481-488.

［6］ Radtke A, von Brevern M, Neuhauser H, et al. Vestibular migraine: long-term follow-up of clinical symptoms and vestibulo-cochlear findings ［J］. Neurology, 2012, 79（15）: 1607-1614.

［7］ Cass S P, Furman J M, Ankerstjerne K, et al. Migraine-related vestibulopathy ［J］. Ann Otol Rhinol Laryngol, 1997, 106（3）: 182-189.

［8］ Neuhauser H, Leopold M, von B M, et al. The interrelations of migraine, vertigo, and migrainous vertigo ［J］. Neurology, 2001, 56（4）: 436-441.

［9］ Furman J M, Lempert T. Vestibular migraine. In: Neuro-Otology. In: Handbook of Clinical Neurology, 2016, Elsevier.

（范晓飞　张　杰）

第三节　炎症及脱髓鞘性疾病所致眩晕

一、多发性硬化

多发性硬化（multiple sclerosis，MS）是常见的中枢神经系统白质脱髓鞘疾病，半数以上的多发性硬化患者呈复发－缓解型病程，少数患者可为缓慢进展型，极少数病例也可出现自发缓解。我国多数多发性硬化患者为慢性病程，少数患者可为急性或亚急性病程。本病的常见症状、体征包括肢体瘫痪、视力障碍、眼球震颤、眼肌麻痹、其他脑神经受损、感觉障碍、共济失调、发作性神经症状、精神障碍、认知功能障碍和自主神经功能障碍等。

眩晕也是多发性硬化的常见症状之一，虽然极少作为首发症状出现，但在病程中并非少见。在国外文献报道中多发性硬化患者眩晕发生率可达50%，眩晕多为急性起病，通常呈间歇性发作，常伴不稳定感，有时与体位有关。国内报道的多发性硬化患者临床症状中眩晕发生率较低。赵葆洵等对70例多发性硬化患者的临床分析结果显示，以走路不稳、耳鸣、头晕起病的各1例，未提及出现眩晕的病例。在徐洁等报告的141例多发性硬化患者中，以头晕为首发症状者24例（17.02%），走路不稳14例（9.93%），但对眩晕症状未做描述。徐章纯等对151例（包括哈尔滨医科大学101例，南京神经精神病学研究所50例）多发性硬化患者的临床分析结果发现，以急性（发病1周内达到高峰）、亚急性（发病1周至1月内达到高峰）起病者83例（54.97%），慢性（发病1个月以上达到高峰）起病者有68例（45.03%）。前者首发症状多为视力障碍、复视、眩晕、呕吐、头痛和肢体严重瘫痪等，后者首发症状则多为肢体麻木、无力或走路不稳等；出现眼球震颤者68例（45.03%），其中水平性眼震57例，水平性兼垂直性眼震8例，水平性兼旋转性眼震2例，垂直性兼旋转性眼震1例。由徐章纯等报道在哈尔滨医科大学附属第二医院神经内科所确诊的101例多发性硬化患者中，出现眩晕者19例（18.81%）、呕吐10例（9.90%），其中以眩晕、呕吐为首发症状者4例。

以上临床结果显示，眼震是最为常见的体征之一，可伴或不伴小脑性功能障碍的其他证据，患者可出现不典型眩晕或头晕症状。10%～15%的多发性硬化患者以步态共济失调为主诉，肢体共济失调最为突出，通常表现在双侧，易累及双下肢，甚至四肢。共济失调的常见原因为小脑性而不是感觉性。据统计，约有1/3的多发性硬化患者在初次临床检查时即伴有小脑体征，有2/3的患者最终可出现小脑体征。

多发性硬化病变可散在多发地分布于中枢神经系统的大脑、脑干、小脑和脊髓等多个不同部位，出现眩晕或头晕。今后，在临床工作中应更多地关注多发性硬化患者的眩晕症状，并进行深入研究，为多发性硬化的诊断提供重要的临床依据。

二、急性小脑炎

急性小脑炎（acute cerebellitis）又称急性小脑性共济失调，系由病毒感染所致，以急性小脑性共济失调为主要临床表现的一种小脑炎性脑病，儿童和青壮年多见，临床主要表现为眩晕和走路不稳。急性小脑炎系由病毒感染所致，其病原体包括天花病毒、伤寒杆菌、水痘病毒、肠道病毒、支原体、巨细胞病毒、牛痘和疫苗接种、疱疹病毒等。

本病的临床表现主要为突发的眩晕、小脑性共济失调、四肢不随意运动、眼球异常运动及言语障碍，常见头部、躯干、四肢剧烈震颤及斜视眼阵挛等不随意运动，肌张力降低、腱反射减弱、构音障碍也较常见，少数有头痛、呕吐，少数患者有一侧周围性面瘫。查体以水平性眼球震颤多见。四肢共济运动障碍，如指鼻试验、轮替试验、跟膝胫试验、划圈试验等均不准确，下肢较上肢为重。四肢肌张力降低，腱反射减弱，病理反射征阴性。无明显深、浅感觉障碍，Romberg 试验阳性。

本病实验室检查脑脊液多数正常，部分患者可有淋巴细胞和激活异形淋巴细胞轻度增多，蛋白定量病初可正常，后期可增高。部分患者的血清和脑脊液的致病原抗原和（或）抗体检测可呈阳性，对病因诊断和治疗具有一定的临床意义。

脑电图大多正常，CT 多正常。MRI 见急性期小脑实质不规则肿胀，或呈多灶性白质损害；少数示双侧齿状核异常，小脑蚓部或半球萎缩，可与颅后窝占位相鉴别。

本病治疗以抗病毒、激素治疗为主，预后一般较好，一般于 1 周至 6 个月内痊愈，平均病程 2 个月，有个别病例延至 2 ～ 3 年后恢复者，少数可留有小脑症状、智能障碍、记忆力障碍等后遗症。小儿较成人预后更好。病程短，痊愈率高。

三、Miller-Fisher 综合征

Miller-Fisher 综合征（MFS，米 - 费综合征）是 Guillain-Barré 综合征（GBS，吉兰 - 巴雷综合征）的变异型，临床上较少见，该病由 Fisher 于 1956 年首次报道，主要表现为眼肌麻痹、共济失调、腱反射消失三联征。大部分患者出现脑脊液蛋白细胞分离现象。电生理检查提示周围神经受损，尤其感觉神经受累常见。该病一般预后较好，很少有后遗症，大部分患者于发病后 6 个月内恢复。

MFS 是 GBS 的一种变异型，病理相同，免疫发生机制相同。与 GBS 的主要区别在于定位不同，可能为单纯定位在脑神经的急性脱髓鞘性病变。它的病因和发病机制尚不清楚，起病前大多有上呼吸道感染或腹泻病史，表明发病和感染有密切关系。空肠弯曲杆菌、肺炎支原体、出血性败血症、巴氏杆菌等感染均与 Miller-Fisher 综合征的发病有关。

Miller-Fisher 综合征的常见临床表现为眼肌麻痹、共济失调、腱反射消失三联征：眼肌麻痹是本征的特征性表现，大多数是完全性眼外肌麻痹，1/3 有眼内肌麻痹。有的患者以双侧眼内肌麻痹为首发症状，表现为视物模糊。有些患者出现凝视障碍，特别是向上或侧方的注视麻痹。有时可出现瞳孔改变、眼球震颤。共济失调也较常见，主要累及躯干部，呈小脑性共济失调、肌张力降低、醉汉样步态等。眼外肌麻痹也可以引起共济失调，但也有报道认为脊神经后根的损伤与共济失调密切相关。常见腱反射减弱和消失，尤以踝反射减弱明显，个别患者腱反射活跃，通常出现肢体感觉障碍和运动障碍。

本病的治疗以免疫治疗为主，预后较好，通常很少复发。

四、脑干脑炎

脑干脑炎在临床上并非少见，其病变局限于脑干或以脑干为主，可累及邻近组织，多为急性或亚急性起病，多以脑神经损害、长束征及小脑征为突出表现。

多数人认为脑干脑炎和病毒或细菌等感染有关，患者大多数有前驱感染，如流感病毒、单纯疱疹病毒、巨细胞病毒、EB 病毒、水痘-带状疱疹病毒、弯曲菌、支原体感染等。关于发病机制目前主要有两种观点，即免疫受损学说和病毒感染学说。前者认为通过免疫介导产生迟发性过敏反应，以脑干白质损伤为主的斑片状脱髓鞘软化灶，血管充血，血管周围淋巴细胞浸润，血管袖套形成，灰质神经胶质细胞受累较轻，无明显神经元被噬现象和胶质瘢痕形成。如病毒直接侵犯脑干，可见神经元被噬现象，胶质增生和胶质瘢痕形成，而白质无明显脱髓鞘改变，严重者可见组织坏死、出血灶、大片状脱髓鞘及轴索破坏等改变。

该疾病因病变程度不同和病灶大小不等，临床症状常不典型，综合有关文献总结其主要临床特点为：①病前多数患者有前驱性感染病史；②急性或亚急性起病，以急性起病为多见；③多脑神经受累，四肢瘫或交叉性瘫痪，双侧或一侧锥体束征，偏身或交叉性痛觉减退，双侧或一侧肢体共济失调等小脑束受损征，有国内研究报道，脑神经受累以第Ⅸ、Ⅹ对脑神经为多见，其次为第Ⅲ、Ⅳ、Ⅴ、Ⅵ、Ⅶ对等脑神经，锥体束征占90.9%，小脑征占72.7%，常出现头晕、站立或行走不稳；④实验室检查：腰椎穿刺示颅内压正常或轻度增高，可见脑脊液中细胞数正常、蛋白轻度增高；⑤呈单相病程，多数患者预后良好。

参考文献

［1］Bashir K，Whitaker J N.多发性硬化手册［M］.江新梅，宋晓南，陈嘉峰，译.沈阳：辽宁科学技术出版社，2003：76-102.

［2］赵葆洵，刘秀琴，郭玉璞，等.我国多发性硬化的临床特点——附70例临床分析［J］.中华神经精神科杂志，1979，12（3）：169-173.

［3］徐洁，肖镇祥，胡维铭，等.多发性硬化症的临床表现——141例临床分析［J］.中华神经精神科杂志，1981，14（2）：105-108.

［4］徐章纯，王维治，佟慕新，等.多发性硬化症151例临床分析［J］.中华神经精神科杂志，1984，17（6）：377-381.

［5］曾宜斌，李霖.急性小脑炎26例临床分析［J］.重庆医学，2008，37（14）：1595-1596.

［6］胥海燕，余求龙.成人急性小脑炎16例误诊分析［J］.中风与神经疾病杂志，2013，30（5）：461.

［7］邢燕蒙，刘沛东，张保朝，等.Miller-Fisher综合征临床特点及亚型诊断（附27例报告）［J］.中国神经免疫学和神经病学杂志，2016，23（3）：203-206.

［8］刘险峰.Fisher综合征共济失调机制探讨［J］.解放军医学杂志，2008，33（6）：760-761.

（李　丹）

第四节　遗传及变性疾病与眩晕

一、多系统萎缩

多系统萎缩（multiple system atrophy，MSA）是一组成年期发病、散发性的神经系统变性疾病，临床表现为不同程度的自主神经功能障碍、对左旋多巴类药物反应不良的帕金森综合征、小脑性共济失调和锥体束征等症状。由于在起病时累及这三个系统的先后不同，所以造成的临床表现各不相同。但随着疾病的发展，最终出现这三个系统全部损害的病理和临床表现。国外流行病学调查显示，50 岁以上人群中 MSA 的年发病率约为 3/10 万，我国尚无完整的流行病学资料。

（一）临床表现

成年期发病，50 ~ 60 岁多见，平均发病年龄为 54.2 岁（31 ~ 78 岁），男性发病率稍高，缓慢起病，逐渐进展。首发症状多为自主神经功能障碍、帕金森综合征和小脑性共济失调，少数患者也有以肌萎缩起病的。不论以何种神经系统的症状群起病，当疾病进一步进展都会出现两个或多个系统的神经症状群。既往 MSA 包括 Shy-Drager 综合征（Shy-Drager syndrome，SDS）、纹状体黑质变性（striatonigral degeneration，SND）和橄榄脑桥小脑萎缩（olivopontocerebellar atrophy，OPCA）。目前 MSA 主要分为两种临床亚型，其中以帕金森综合征为突出表现的临床亚型称为 MSA-P 型，以小脑性共济失调为突出表现者称为 MSA-C 型。

1. 自主神经功能障碍　往往是首发症状，也是最常见的症状之一。常见的临床表现有：尿失禁、尿频、尿急和尿潴留、男性勃起功能障碍、体位性低血压（改变体位后头晕）、吞咽困难、瞳孔大小不等和 Horner 综合征、呼吸暂停和呼吸困难，严重时需气管切开。斑纹和手凉是自主神经功能障碍所致，有特征性。男性最早出现的症状是勃起功能障碍，女性为尿失禁。

2. 帕金森综合征　是 MSA-P 亚型的突出症状，也是其他亚型的常见症状之一。MSA 帕金森综合征的特点主要表现为运动迟缓，肌强直和震颤，双侧同时受累，但可轻重不同。抗胆碱能药物可缓解部分症状，多数对左旋多巴治疗反应不佳，1/3 患者有效，但维持时间不长，且易出现异动症等不良反应。

3. 小脑性共济失调 是 MSA-C 亚型的突出症状，也是其他 MSA 亚型的常见症状之一。临床表现为进行性步态和肢体共济失调，从下肢开始，以下肢的表现为突出，并有明显的构音障碍和眼球震颤等小脑性共济失调。检查可发现下肢受累较重的小脑病损体征。当合并皮质脊髓束和锥体外系症状时常掩盖小脑体征的发现。

4. 其他 20% 的患者出现轻度认知功能损害；常见吞咽困难、发音障碍等症状；睡眠障碍，包括睡眠呼吸暂停、睡眠异常和快速动眼期睡眠行为异常等；其他锥体外系症状，如肌张力障碍、腭肌阵挛和肌阵挛皆可见，手和面部刺激敏感的肌阵挛是 MSA 的特征性表现；部分患者出现肌肉萎缩，后期出现肌张力增高、腱反射亢进和巴宾斯基征，视神经萎缩。少数有眼肌麻痹、眼球向上或向下凝视麻痹。

（二）辅助检查

1. 直立倾斜试验 测量平卧位和直立位的血压和心率，站立 3min 内血压较平卧时下降 ≥ 30/15mmHg，且心率无明显变化者为阳性（体位性低血压）。

2. 膀胱功能评价 有助于早期发现神经源性膀胱功能障碍。尿动力学试验可发现逼尿肌反射兴奋性升高，尿道括约肌功能减退，疾病后期出现残余尿增加。膀胱 B 超有助于膀胱排空障碍的诊断。

3. 肛门括约肌肌电图 往往出现失神经改变，此项检查正常有助于排除 MSA。

4. ^{123}I- 间碘苄胍（^{123}I-MIBG）心肌显像 此检查有助于区分自主神经功能障碍是交感神经节前或节后病变帕金森患者心肌摄取 ^{123}I-MIBG 能力降低，而 MSA 患者交感神经节后纤维相对完整，无此改变。

5. 影像学检查 MRI 发现壳核、脑桥、小脑中脚和小脑等有明显萎缩，第四脑室、脑桥小脑脚池扩大。高场强（1.5T 以上）MRI T2 加权像可见壳核背外侧缘条带状弧形高信号、脑桥基底部"十字征"（图 5-4-1）和小脑中脚高信号。^{18}F- 脱氧葡萄糖 PET（FDG-PET）

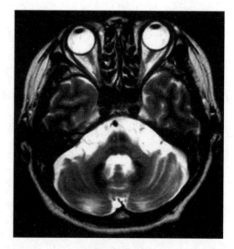

图 5-4-1 多系统萎缩脑桥"十字征"

显示纹状体或脑干低代谢。

（三）诊断

根据成年期缓慢起病、无家族史、临床表现为逐渐进展的自主神经功能障碍、帕金森综合征和小脑性共济失调等症状及体征，应考虑本病。临床诊断可参考 2022 年多系统萎缩诊断标准中国专家共识。

1. 核心临床表现

（1）临床确诊的 MSA

1）至少包括以下 1 项：①左旋多巴反应不良的帕金森综合征；②小脑综合征（至少包括步态共济失调、肢体共济失调、小脑性构音障碍、小脑性眼动障碍中的 2 项）。

2）自主神经功能障碍，至少包括以下 1 项：①无法解释的排尿困难，残余尿 ≥ 100mL；②无法解释的急迫性尿失禁；③站立 / 直立倾斜试验 3min 内出现神经源性体位性低血压（血压下降 ≥ 20/10mmHg）。

（2）临床很可能的 MSA

1）至少包括以下 2 项：①帕金森综合征；②小脑综合征（至少包括步态共济失调、肢体共济失调、小脑性构音障碍、小脑性眼动障碍中的 1 项）。

2）自主神经功能障碍，至少包括以下 1 项：①无法解释的排尿困难，伴残余尿；②无法解释的急迫性尿失禁；③站立 / 直立倾斜试验 10min 内出现神经源性体位性低血压（血压下降 ≥ 20/10mmHg）

2. 支持性临床表现　临床确诊的 MSA 至少存在下述 2 项，临床很可能的 MSA 至少存在下述 1 项。

（1）运动症状：①运动症状在出现后 3 年内迅速进展；②运动症状出现后 3 年内中度到重度的姿势障碍；③在没有明显肢体异动的情况下，存在左旋多巴诱发或加重的头颈部肌张力障碍；④运动症状出现后 3 年内重度言语障碍；⑤运动症状出现后 3 年内重度吞咽困难；⑥无法解释的巴宾斯基征；⑦肌阵挛样姿势性或动作性震颤；⑧姿势畸形。

（2）非运动症状：①喘鸣；②吸气性叹息；③冷手冷脚、肤色青紫和（或）按压后苍白不易回色；④勃起障碍（对于临床很可能的 MSA 要求 < 60 岁）；⑤强哭强笑。

3. MRI 标志　临床确诊的 MSA 至少存在 1 项 MRI 标志，临床很可能的 MSA 不要求 MRI 标志。1 处脑区萎缩或弥散系数增加或该脑区同时存在萎缩和弥散系数增加均为 1 个 MRI 标志。

（1）脑区萎缩：①壳核（磁敏感序列上信号可降低）；②小脑中脚；③脑桥；④小脑。

（2）十字征。

（3）脑区弥散系数增加：①壳核；②小脑中脚。

4. 排除性临床表现　①多巴胺药物显著并持续有效；②嗅觉测试时无法解释的嗅觉减退；③认知波动伴注意力和警觉性的明显变化，早期出现视觉感知能力减退；④起病后 3 年内非药物诱发的反复视幻觉；⑤起病后 3 年内符合 DSM-5 诊断的痴呆；⑥下视性核上性麻痹或垂直扫视变慢；⑦ MRI 提示其他诊断（例如：进行性核上性麻痹、多发性硬化、血管性帕金森综合征、症状性小脑疾病等）；⑧记录显示存在其他导致自主神经功能障碍、共济失调或帕金森综合征的原因（MSA 相似疾病，包括遗传性或症状性共济失调和帕金森综合征），与患者的症状相似。

（四）鉴别诊断

（1）MSA-P 应与血管性帕金森综合征、进行性核上性麻痹、皮质基底核变性、路易体痴呆相鉴别。

（2）MSA-C 应与多种遗传性和非遗传性小脑性共济失调相鉴别。

（五）治疗

目前尚无特异性治疗方法，主要是针对自主神经障碍和帕金森综合征进行对症治疗。

（六）预后

诊断为MSA的患者多数预后不良。从首发症状进展到运动障碍（锥体系、锥体外系和小脑性运动障碍）和自主神经系统功能障碍的平均时间为2年（1~10年），从发病到需要协助行走、轮椅、卧床不起和死亡的平均间隔时间各自为3年、5年、8年和9

年。研究显示，MSA对自主神经系统的损害越重，对黑质纹状体系统的损害越轻，患者的预后越差。

二、发作性共济失调

发作性共济失调（episodic ataxia，EA）是一组罕见的常染色体显性遗传离子通道性疾病，由于编码离子通道的基因突变所致。主要特征为发作性动作不协调、不平衡，表现为进行性、发作性共济失调、疲乏无力、肌张力障碍。发作性共济失调的临床表现及遗传性均具有异质性。自1946年Parker首次报道了11例发作性共济失调患者以来，已先后发现7种类型的发作性共济失调，有4种基因被识别。发作性共济失调是一种少见疾病，发病率较低。

（一）临床表现

1. 发作性共济失调Ⅰ型（EA1） 这一类型通常急性起病，临床主要表现为持续性肌纤维颤动或神经性肌强直，通常以口周或眼周围的肌肉颤动为特征。多种因素可诱导发作性共济失调Ⅰ型发作，身体或情感创伤、发热、惊恐、紧张、焦虑、重复屈膝运动、咖啡因的摄入、突然改变体位、高温，甚至使用电吹风均可诱发或者加重。部分患者在发作时可出现眩晕、视物模糊、复视、恶心、头痛、出汗、身体僵硬，当呼吸肌痉挛性收缩时可出现构音模糊和呼吸困难。发作间歇期没有阳性体征，神经系统检查正常。

2. 发作性共济失调Ⅱ型（EA2） 这一类型是目前最常见的发作性共济失调。它的症状可以从单纯的共济失调到伴发多种其他症状，病变部位可能涉及小脑、脑干，甚至大脑皮质。临床特点主要表现为发作性共济失调、眩晕、恶心，常伴有构音困难、复视、耳鸣、偏瘫、偏身感觉障碍和头痛。急性发作患者90%可见到自发性眼球震颤、间歇期消失。发作时常见凝视诱发眼震且为特征性旋转型眼震，而非垂直性眼震，尤其是下视性眼震可在约1/3的患者中出现。约80%患者出现共济失调。发作时间通常持续数小时到数天，发作频率从每年1～2次到每周3～4次。可被紧张、用力活动、咖啡因及苯妥英钠诱发，某些患者高热或处于高温环境中也可诱发。

3. 发作性共济失调Ⅲ型（EA3） 这一类型一般在刚成年时发病，始发症状为发作性眩晕、复视、共济失调、耳鸣及偏头痛，个别患者有肌纤维颤动。但一般没有眼球震颤。发作持续数分钟，有时可持续数小时。某些患者有缓慢进行性的小脑共济失调。

4. 发作性共济失调Ⅳ型（EA4）　这一类型即平常我们所熟知的家族性、发作性前庭小脑性共济失调，表现为发作性、前庭性共济失调、眩晕、耳鸣及发作时的肌纤维颤动。发作通常持续数小时。各个年龄段均可以发病，但一般发病年龄较晚。乙酰唑胺的治疗效果不佳。

5. 发作性共济失调Ⅴ型（EA5）　这一类型表现为反复发作性短暂性眩晕、共济失调，持续数小时。发作间期可见自发性、垂直向下的眼震及凝视诱发的眼震，轻度构音障碍，躯干性共济失调。乙酰唑胺能控制其发作。由于这一类型的基因型与青少年期肌阵挛性癫痫是等位基因，所以两者发作的临床表现类似。

6. 发作性共济失调Ⅵ型（EA6）　这一类型主要表现为较重的共济失调，进行性加重的偏头痛，但头痛的症状并不明显，可伴恶心、呕吐、畏光、眩晕、复视和（或）吐词不清。发作一般持续 2 ~ 3h。情感创伤、压力、疲劳、乙醇及咖啡因的摄入都能诱导其发作，乙酰唑胺能控制其发作。

7. 发作性共济失调Ⅶ型（EA7）　这种类型的临床特点与Ⅱ型类似，但发作时神经系统检查无阳性体征，无眼震。一般于 20 岁前发病，主要临床特点为乏力、肌张力低和构音障碍。可有发作性眩晕、偏头痛，但头痛一般不和共济失调同时出现。发作可持续数小时到数天。

（二）辅助检查

1. 常规实验室检查　血常规、肌酸激酶、电解质基本正常，抗 P/Q 和 N-型电压门控性钙离子通道抗体滴度、乙酰胆碱受体、肌酸正常。体液免疫、抗核抗体谱、抗中性粒细胞胞浆抗体，以及血常规、血沉、补体检测可排除自身免疫疾病继发的离子通道病。

2. 电生理检查

（1）肌电图：几乎所有的发作性共济失调Ⅰ型患者，无论有无其他临床表现，肌电图都可见持续性、自发性重复放电，神经运动和感觉传导速度是正常的，这种表现多见于四肢骨骼肌，但尤以上肢和面部肌肉电生理改变最为明显。

（2）脑电图：发作性共济失调Ⅱ型患者发作间歇期脑电图上可表现出罕见的双侧同步缓慢 10Hz 尖波放电，颞顶枕区最显著。发作时主要活动区域可见广泛、频繁出现的棘波和尖慢波，若伴有癫痫发作者，脑电图上有时可见痫样放电。

3. 影像学检查　发作性共济失调患者头颅 MRI 检查一般是正常的，部分患者有小脑的萎缩。主要萎缩部位是小脑蚓部。正电子发射计算机断层成像（PET-CT）检查可发现小脑、颞叶下部及丘脑葡萄糖代谢降低。

4. 肌活检　有报道提示发作性共济失调患者双侧腓肠肌肌纤维增大，肌糖原耗竭，但这些改变只见于个别患者。最新研究则证明并未见到肌纤维形态、神经肌肉接头改变及血管形成。所以骨骼肌反复痉挛性收缩及兴奋性的增高是否与肌肉形态学改变相关，仍有待探讨。

5. 分子基因测序　利用分子基因测序可探测发作性共济失调各种亚型的基因类型，从而达到明确诊断的目的。

（三）诊断

发作性共济失调是一种少见神经系统离子通道疾病，目前报道有 7 种类型，其诊断主要依靠临床症状及体征、家族史、辅助检查，而确诊依靠基因检测。以下几点有助于诊断：

（1）发病的诱因：疲劳、精神紧张、惊恐、运动、发热、应激、高温或低温环境等均可诱发。

（2）发病年龄：一般为儿童期或成年早期，也可见于中年或老年。

（3）发作频率、发作持续时间及发作的严重程度差异很大。

（5）临床特点：发作性动作不协调、不平衡，表现为进行性、发作性共济失调、疲乏无力、肌张力障碍。

（6）发作性共济失调：是一种常染色体显性遗传病，患者一般均有家族史。

（7）辅助检查：实验室各种生化检查帮助排除其他疾病。

（8）利用基因检测技术可明确诊断。

（四）鉴别诊断

发作性共济失调各种类型间的鉴别主要依靠临床表现和体征，参考临床特点。但需要与以下几种疾病鉴别：

1. 遗传性痉挛性共济失调（hereditary spastic ataxia，HSA） 是一组临床上异质性进行性神经性退行性疾病，主要是小脑和脊髓进行性退变。有常染色体显性遗传和常染色体隐性遗传两种方式。主要表现为双下肢严重的痉挛和全身性共济失调，伴随构音障碍、眼球运动障碍、步态障碍。

2. 艾萨克综合征（Isaac syndrome） 又称为获得性神经肌强直，1961 年由 Isaac 首次报道，是一种罕见的免疫介导的神经肌肉疾病。发作年龄在 15 ~ 60 岁。主要表现为运动神经的高兴奋性导致的持续性肌纤维颤动和肌肉肥厚，其他还可以出现痛性痉挛、出汗增加、肌张力低。肢体、躯干、面部、舌肌均可出现僵硬，以肢体和躯干肌肉最明显。肌纤维颤动可影响喉肌，导致声音嘶哑和呼吸肌疲乏。运动一般不会诱导发作，但全身麻醉或睡眠时可发作，地西泮不能缓解。少数患者可出现睡眠障碍、焦虑、记忆力丧失。继发性艾萨克综合征与周围神经病或放射后治疗相关。20% 患者患有胸腺瘤。

3. 脊髓小脑性共济失调Ⅵ型（spinocerebellar ataxia typeⅥ，SCA6） 是一种常染色体显性遗传病，是密码子CAG在基因CACNA1A第47外显子的扩增所致。CACNA1A是目前发现的唯一和SCA6相关的基因。发病年龄为19~71岁，平均发病年龄43~52岁。主要临床症状为慢性进行性小脑共济失调、构音困难、眼球震颤。发病年龄和临床表现即使在同一个家族中也不完全相同。约90%患者始发症状为步态不稳、跌倒，其余10%首发症状为构音障碍。这些体征缓慢进展，最终所有患者都会出现步态共济失调、上肢运动不协调、意向性震颤、构音障碍。构音障碍和呼吸困难比较常见。视觉障碍包括复视、眼球跟踪障碍、水平凝视诱发眼球震颤、垂直型眼球震颤，发作性交替性眼球震颤和旋转眼球震颤也可见到。40% ~ 50%患者出现反射亢进。20%患者出现基底神经节体征，包括张力障碍和眼睑痉挛。一般没有感觉障碍、不宁腿综合征、身体僵硬、偏头痛、原发性视觉障碍或肌肉萎缩。乙酰唑胺能缓解发作性共济失调，但不能延缓整个疾病的进程。前庭功能抑制剂能缓解眩晕，氯硝西泮可以改善快速眼动睡眠障碍，手杖和步行辅助器能防止摔倒，构音障碍患者可用言语疗法和言语交换装置，吞咽困难时需要鼻饲，睡眠呼吸暂停则使用持续气道正压治疗。镇静催眠药能加重动作的不协调，需慎用。缓解震颤的药物对控制小脑性震颤效果不佳。

（五）治疗

1. 乙酰唑胺　是一种碳酸酐酶抑制剂，是目前预防控制发作性共济失调的首选药物，能降低部分患者的发作频率和严重程度，具体机制目前仍不清楚。推荐使用的起始口服剂量为每次 125mg，每天 1 次，若肾功能正常的患者口服剂量可以增加，安全剂量为 8 ~ 30mg/（kg·d），1 次或分 4 次口服，每天不能超过 1g。肝功能、肾功能及肾上腺功能减退的患者慎用乙酰唑胺。长期服用乙酰唑胺可导致感觉错乱、皮疹、肾结石等副作用。

2. 4- 氨基吡啶　是一种钾离子通道阻滞剂，随机、安慰剂对照交叉研究证明每次口服 5mg，每日 3 次，可减少发作性共济失调患者发作频率和持续时间，改善快速向下型眼震，最终改善患者的生活质量。

3. 抗癫痫药物　对发作性共济失调中对此类药物敏感的部分患者可明显减少其发作频率。苯妥英钠每天口服 150 ~ 300mg，可有效地控制某些患者的发作。苯妥英钠的治疗剂量为 3.7mg/（kg·d），可改善肌肉僵硬，但需慎用于年轻患者，有导致永久性小脑功能障碍和小脑萎缩的风险。

三、延髓空洞症

脊髓空洞症（syringomyelia）是一种慢性进行性脊髓疾病，病变多位于颈髓，亦可累及延髓，称为延髓空洞症（syringobulbia）。脊髓空洞症与延髓空洞症可单独发生或并发，典型临床表现为节段性分离性感觉障碍、病变节段支配区肌萎缩及营养障碍等。原因未明，多数学者认为脊（延）髓空洞症不是一种单独病因所引起的一种独立疾病，而是多种致病因素所致的综合征，可能与先天性发育异常、脑脊液动力学异常、血液循环异常有关。

（一）临床分型

根据 Barnett 的分型，临床上可将脊髓空洞症分为四型。

（1）脊髓空洞伴第四脑室正中孔堵塞和中央管扩大合并 I 型（阿诺德·基亚里，Arnold-Chiari）畸形，或由颅后窝囊肿、肿瘤、蛛网膜炎等所致第四脑室正中孔阻塞。

（2）特发性脊髓空洞症。

（3）继发性脊髓空洞症，由脊髓肿瘤、外伤、脊髓蛛网膜炎和硬脊膜炎所致。

（4）单纯性脊髓积水或伴脑积水。

（二）临床表现

发病年龄多在 20～30 岁，偶可发生于儿童或成年以后，男女之比约为 3∶1。隐匿起病，进展缓慢，病程数月至 40 年不等。因空洞大小和累及脊髓的位置不同，临床表现各异，主要症状如下。

1. 感觉障碍　以感觉障碍为首发症状的居多。最早症状常为相应支配区自发性疼痛，继而出现节段性分离性感觉障碍，表现为单侧或双侧的手部、臂部或部分颈部、胸部的痛温觉丧失，典型呈短上衣样分布，而触觉及深感觉相对正常。如向上累及三叉神经脊束核，可造成面部分离性感觉障碍，即痛、温觉缺失而触觉保存。晚期脊髓后索及脊髓丘脑侧束被累及，造成空洞水平以下各种传导束型感觉障碍。

2. 运动障碍　前角细胞受累出现相应节段支配区域肌无力、肌萎缩、肌束颤动、肌张力降低、腱反射减退或缺失，颈膨大区空洞致双手肌肉明显萎缩，呈"鹰爪"样。空洞发展至晚期可出现病变水平以下锥体束征，累及侧柱交感神经中枢（$C_8～T_1$ 侧角），出现同侧 Horner 征。空洞内发生出血则病情可突然恶化。

3. 神经营养性障碍及其他症状　皮肤营养障碍，表现为皮肤增厚、过度角化，皮肤及手指苍白。痛觉缺失区的表皮烫伤、外伤可造成顽固性溃疡及瘢痕形成，甚至指（趾）节末端无痛性坏死脱落，称为 Morvan 征。晚期可有神经源性膀胱和小便失禁。关节痛觉缺失可引起关节磨损、萎缩、畸形、肿大、活动度增加，运动时有明显骨摩擦音而无疼痛感，称为夏科特（Charcot）关节，是本病特征之一。其他先天畸形如脊柱侧弯或后突畸形、隐性脊柱裂、颈枕区畸形、小脑扁桃体下疝、颈肋和弓形足等常合并存在。

空洞可累及延髓，三叉神经脊束核受损可出现面部痛、温觉减退或缺失，呈洋葱皮样分布，由外侧向鼻唇部发展；面神经核受损可出现周围性面瘫；疑核受损可出现吞咽困难、饮水呛咳等延髓性麻痹症状；舌下神经核受损可出现伸舌偏向患侧，同侧舌肌萎缩及肌束颤动；前庭小脑传导束受损，可表现为眩晕、恶心、眼球震颤、平衡障碍及步态不稳。

（三）辅助检查

1. 脑脊液检查　常无特征性改变，较大空洞可引起椎管部分梗阻和脑脊液蛋白含量增高。

2. 影像学检查

（1）X线：有助于发现骨骼畸形，如脊柱侧凸、隐性脊柱裂、颈枕区畸形和Charcot关节等。

（2）延迟脊髓CT扫描（DMCT）：即在蛛网膜下腔注入水溶性造影剂，在注射后6h、12h、18h、24h后分别进行脊髓CT检查，可清晰显示出高密度的空洞影像。

（3）MRI：矢状位图像（图5-4-2）可清晰显示空洞的位置、大小、范围，以及是否合并Arnold-Chiari畸形等，是确诊本病的首选方法，有助于选择手术适应证和设计手术方案。

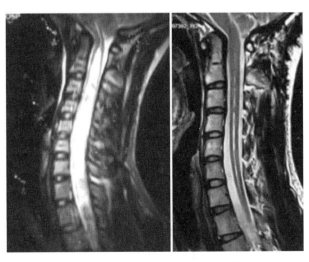

图5-4-2　脊髓空洞症MRI显示

（四）诊断与鉴别诊断

1. **诊断** 根据青壮年隐匿起病，病情进展缓慢，节段性分离性感觉障碍，肌无力和肌萎缩，皮肤和关节营养障碍等，检查常发现合并其他先天性畸形，诊断并不难，MRI 或 DMCT 检查发现空洞可确诊。

2. **鉴别诊断** 本病临床上须与下列疾病鉴别。

（1）脊髓肿瘤：髓内肿瘤进展较快，所累及脊髓病变节段较短，膀胱直肠功能障碍出现早，锥体束征多为双侧，脑脊液蛋白含量增高，脊柱造影及MRI有助于鉴别诊断。

（2）脑干肿瘤：常起自脑桥下部，进展较快，临床早期表现为脑神经损害，以展神经、面神经麻痹多见，晚期可出现交叉性瘫痪，MRI检查可鉴别。

（3）颈椎病：多见于中老年，神经根痛常见，感觉障碍多呈根性分布，手及上肢出现轻度肌无力及肌萎缩；颈部活动受限或后仰时疼痛。颈椎CT、MRI有助于鉴别诊断。

（4）肌萎缩侧索硬化症：多在中年起病，上、下运动神经元同时受累，严重的肌无力、肌萎缩与腱反射亢进、病理反射并存，无感觉障碍和营养障碍，MRI无特异性发现。

（五）治疗

本病进展缓慢，常可迁延数十年之久。目前尚无特效疗法。

1. **对症治疗** 可给予 B 族维生素、腺苷三磷酸（ATP）、辅酶 A 等；有疼痛者可给予镇痛剂；痛觉缺失者应防止外伤、烫伤或冻伤；防止关节挛缩，辅助按摩等。

2. **手术治疗** 较大空洞伴椎管梗阻可行上颈段椎板切除减压术，合并颈枕区畸形及小脑扁桃体下疝可行枕骨下减压，手术矫治颅骨及神经组织畸形。继发于创伤、感染的脊髓空洞及张力性空洞可行空洞－蛛网膜下腔分流术。合并 Arnold–Chiari 畸形的患者应先考虑脑脊液分流，部分患者术后症状可有所改善；脊髓内肿瘤所致空洞可行肿瘤切除术；囊性空洞行减压术后压力可暂时解除，但常见复发。

3. **放射治疗** 疗效不肯定，已很少应用。

参考文献

［1］吴瑢，王晓平. 多系统萎缩诊断标准中国专家共识解读［J］. 西部医学，2019，31（6）：828-830.

［2］毕建忠，王萍，李大年. 发作性共济失调与离子通道病的研究进展［J］. 国外医学：遗传学分册，2004，27（6）：368-370.

［3］孙莹，王玉平. 发作性共济失调临床特点分析（附5例报告）［J］. 脑与神经疾病杂志，2008，16（6）：703-706.

［4］李海燕，刘英北，杨陈丽，等. 发作性共济失调2型临床报告并文献复习［J］. 临床误诊误治，2016，29（S1）：14-16.

［5］Singhvi J P，Prabhakar S，Singh P. Episodic ataxia：a case report and review of literature［J］. Neurol India，2000，48（1）：78-80.

［6］Kullmann D M. The neuronal channelopathies［J］. Brain，2002，125（Pt6）：1177-1195.

［7］Bain P G，OB'rien M D，Keevil S F，et al. Familial periodic cerebellar ataxia：a problem of cerebellar intracellular pH homeostasis［J］. Ann Neurol，1992，31（2）：147-154.

［8］Gancher S T，NuttJG. Autosomal dominant episodic ataxia：a heter-ogeneous syndrome［J］. Mov Disord，1986，1（4）：239-253.

［9］Brunt E R，van Weerden T W. Familial paroxysmal kinesigenic ataxia and continuous myokymia［J］. Brain，1990，113（Pt5）：1361-1382.

［10］Laube G，Roper J，Pitt J C，et al.Ultrastructural localization of shaker-related potassium channel subunits and synapse-associated protein 90 to septate-like junctions in rat cerebellar pinceaux［J］. Brain Res Mol Brain Res，1996，42（1）：51-61.

［11］Van Dyke D H，Griggs R C，Murphy M J，et al. Hereditary myokymia and periodic ataxia［J］. J Neurol Sci，1975，25（1）：109-118.

［12］Tournier-Lasserve E. CACNA1A mutations：hemiplegic migraine，episodic ataxia type 2，and the others［J］. Neurology，1999，53（1）：3-4.

［13］Hawkes C H. Familial paroxysmal ataxia：report of a family［J］. J Neurol Neurosurg Psychiatry，1992，

55（3）：212-213.

［14］马学雷，尹卫宁.脊髓空洞症发病机制的研究进展［J］.中国临床神经外科杂志，2011，16

（12）：763-765.

（李 丹 张 杰）

第五节　颅内肿瘤与眩晕

颅内肿瘤所产生的眩晕有两种原因：一种是由于肿瘤直接压迫或浸润前庭神经核或其中枢通路；另一种由于颅内压增高，特别是肿瘤阻塞脑脊液循环而产生脑积水，引起第四脑室底部前庭神经核充血和水肿。故而脑干、小脑、第四脑室的肿瘤都可造成眩晕，大脑半球的肿瘤亦可因颅内压增高而发生眩晕。

一、桥小脑角肿瘤

桥小脑角肿瘤以神经纤维瘤为最多，尤以听神经瘤为主（国内统计听神经瘤占该区肿瘤的76.8%），其次为胆脂瘤、脑膜瘤。听神经瘤常发生于前庭神经鞘，仅有极少数源于听神经；听神经瘤多在内耳道区生长，增大后突入内耳门向桥小脑角发展，绝大多数病例为单发；双侧听神经瘤仅占2%，见于神经纤维瘤病（von Reckling hausen disease）。

（一）桥小脑角听神经瘤

桥小脑角肿瘤（图5-5-1）的临床症状取决于肿瘤的性质、大小及发展方向，基本表现为桥小脑角综合征，即有三叉神经、面神经、听神经及后组脑神经损害征，且合并有小脑、脑干征。其中最具代表性的为听神经瘤，是颅内常见的肿瘤之一，多属良性，进展缓慢，可全切除，故预后良好。发病率占颅内肿瘤的7.8%，约占颅后窝肿瘤的1/4，在脑桥小

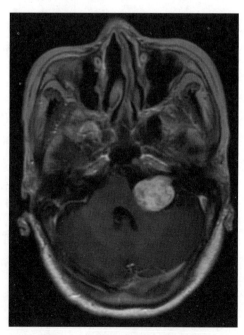

图5-5-1　桥小脑角听神经瘤

脑角肿瘤中占 90%～95%。发病年龄在 30～60 岁，女性多于男性，病程多在 1～2年甚至 10 年以上。

听神经瘤临床表现：早期常出现轻度眩晕，可呈摇摆感、不稳感，而旋转性眩晕少见，常有单侧耳鸣、耳聋等症状，可无自发性眼震。随病变发展可出现邻近脑神经受损的体征，如病侧角膜反射减退、面部麻木及感觉减退、周围性面瘫、展神经麻痹、同侧肢体共济失调等。后期随颅内压逐渐增高，可引起小脑、脑干症状及桥小脑角综合征等，甚至引起脑积水和严重的颅内高压。

听神经瘤的早期诊断主要根据单侧性听力和前庭功能渐进性减退、耳鸣，听力检查为感音性聋。邻近脑神经（三叉神经、展神经、面神经）中有一根受累即可怀疑为听神经瘤。若脑脊液中蛋白含量增加，影像学检查示病侧内耳道扩大，诊断即可肯定。

听神经瘤须注意与脑桥小脑角的其他肿瘤如脑膜瘤、三叉神经纤维瘤、血管瘤等进行鉴别。

（二）桥小脑角胆脂瘤

桥小脑角胆脂瘤（表皮样囊肿）（图 5-5-2）为异位胚胎残留的胚层组织在胚胎发育晚期继发性脑泡形成时将表皮带入所致。囊肿常位于中线外侧，多发生于脑基底部蛛网膜下腔。发生率占脑桥小脑角肿瘤的 4.7%。临床先有三叉神经痛，包括运动根受累、面肌痉挛、眩晕、恶心、呕吐、耳鸣、耳聋等症状，和听神经瘤征相似，后可有颅中窝神经损伤体征、小脑脑干损伤体征、颅内压增高征。X 线片多正常，仅可见岩骨尖骨质吸收，内耳道多正常，有助于和听神经瘤鉴别。

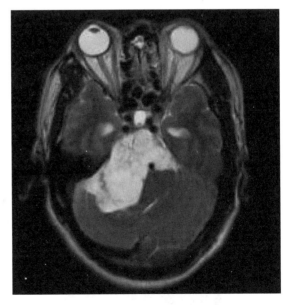

图5-5-2　桥小脑角表皮样囊肿

（三）桥小脑角脑膜瘤

桥小脑角脑膜瘤（图5-5-3）在脑桥小脑角肿瘤中占3%～4%，多源于岩下窦、乙状窦部位的硬脑膜，紧靠颈内静脉孔，球形、质硬。上极可伸入颅中窝，下极可抵枕骨大孔。早期即有眩晕、耳鸣、耳聋；进展不如听神经瘤规律，前庭、听力征较轻，后组脑神经受累较多且明显。较易压迫导水管，故早期可有颅内压增高；肿瘤亦可同时伸到颅中窝；晚期可有小脑征。脑脊液中蛋白增高，岩骨尖和颞部骨质吸

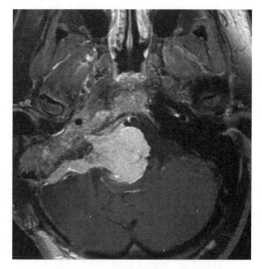

图5-5-3　桥小脑角脑膜瘤

收或破坏，肿瘤钙化斑，但内耳道正常；椎动脉造影显示基底动脉向对侧向后移位，有时可见病理血管团影。

二、脑干肿瘤

脑干肿瘤（图5-5-4）因病变累及前庭神经核，眩晕程度较轻，发作持续时间短暂，而眼震可较持久。患者出现交叉性偏瘫及同侧脑神经（主要为第Ⅴ、Ⅵ、Ⅶ、Ⅸ、Ⅹ、Ⅻ对脑神经）瘫痪，一侧或两侧听力轻度减退。中脑肿瘤因压迫大脑导水管，可很快出现颅内高压症状，脑桥和延髓肿瘤则颅内高压出现较晚，而局

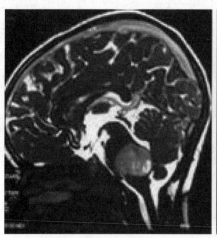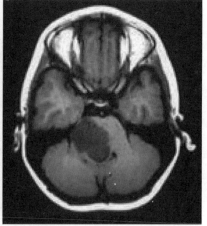

图5-5-4　脑干肿瘤

部症状出现较早。

三、小脑肿瘤

（一）常见肿瘤分类

1. 小脑星形细胞瘤 小脑星形细胞瘤（图5-5-5）占幕下肿瘤的1/3，在小儿颅内肿瘤中占20%，好发于小儿及青年。以小脑半球最多，其次为蚓部，少数见于第四脑室。眩晕、呕吐、头痛（枕部为重），初期为发作性，可因颅压增高或肿瘤直接压迫第四脑室底部所致。颈强及强迫头位，为保护性反射；亦可因小脑扁桃体疝出枕骨大孔刺激或压迫上颈部神经引起。小脑蚓部肿瘤者常仰卧位，头向前倾；小脑半球肿瘤则头常偏向病侧。有1/2 ～ 3/4的病例可见颅内压增高、视神经盘水肿；晚期均有颅内压增高症。而蚓部肿瘤则出现较早。小脑性眼震特点为振幅大、速度慢、水平性、不规律，快相向注视方向；另可有小脑性共济失调，重者可有小脑危象。

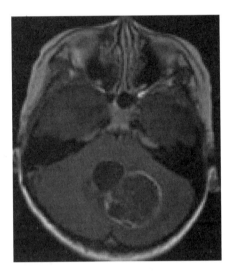

图5-5-5 小脑星形细胞瘤

辅诊颅片可示枕骨大孔边缘骨质不整齐及颅后窝示肿瘤钙化影约占5%。脑室造影示中脑导水管以上脑室系统扩大，位于半球肿瘤第四脑室及导水管下端向前侧方移位，小脑蚓部肿瘤者第四脑室受压前移或闭塞。椎动脉造影对于诊断半球肿瘤价值高，示小脑上动脉向上移位，小脑下后动脉向下移位。巨大肿瘤可致基底动脉向前或向对侧移位。CT或MRI头颅增强可明确诊断。

2. 小脑蚓部髓母细胞瘤 小脑蚓部髓母细胞瘤（图5-5-6）是极度恶性肿瘤，约占儿童颅内肿瘤的10%，主要发生于14岁以下儿童，发病高峰在3 ～ 10岁，少数可在20岁以上发病，男性比女性发病高2 ～ 3倍。本瘤可能起源于小脑胚胎的外颗粒细胞层，位于软膜下小脑分子层表层，约在出生一年半内逐渐消失，当出生后数年仍存在则可致肿瘤。另一种可能是起源于后髓帆室管膜增殖中心的原始细胞，这些细胞可能在出生后数年仍然存在。儿童多位于小脑中线部位，即源自第四脑室顶的后髓帆，可向上侵犯小脑蚓部（75%），向下伸入第四脑室或充满延髓池，甚至经枕大孔突入椎管上端，向上累及导水管。成人亦可见于小脑半球。此瘤易有瘤细胞脱落入蛛网膜下腔脑脊液内顺流或逆流致播散种植，尤其术后更易发生。多见于脊髓马尾部，且迅速向上蔓延，可有脊髓压迫症。临床早期征可有头痛、眩晕、

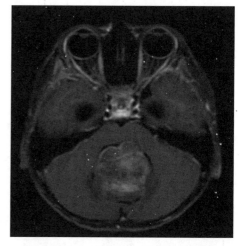

图5-5-6　小脑蚓部髓母细胞瘤

呕吐、视力减退、视神经盘水肿；因第四脑室底部受压或颅内压增高均可致上述症状。可有躯体性共济失调，小脑性语言，约1/3有眼震，放射治疗为本病重要治疗措施。如无特殊治疗，平均生存时间为1年，80%死于3年内。经放疗及化疗，5年生存率为20%～30%，甚至可达50%；10年生存率达15%。本瘤多数死于局部复发；有神经系统内种植播散者，约95%种植于脊髓致截瘫，仅5%种植于大脑。

（二）临床表现

1. 小脑半球肿瘤　早期可以引起反复发作的进行性眩晕，伴平衡障碍、步态不稳、病侧肢体共济失调等，在短期内小脑体征也可不明显，但眩晕无明显的缓解期，仅有轻重之别，一般也无听觉症状。可有明显的振幅粗大的水平性自发性眼震，方向不固定，通常是两侧性，但主要是向病变一侧。前庭功能障碍、病侧肢体偏斜反应不明显。

2. 小脑蚓部肿瘤及第四脑室肿瘤（或囊肿）　眩晕常呈发作性，其发生或加重及颅内压增高症状常与头位有关。平衡障碍明显，常出现站立不稳而向后倾倒。头部位置试验可诱发中枢型位置性眩晕及眼震，并有早期颅内压增高及固定头位等临床特征。

参考文献

［1］吕传真，周良辅.实用神经病学［M］.上海：上海科学出版社，2014：484-578.

（李　丹）

第六节　癫痫性眩晕

癫痫性眩晕（epileptic vertigo）是由前庭系统皮质中枢神经元的异常放电所导致的短暂、突发及反复发生的自身或周围景象的旋转、飘动、倾斜及空间坠落感等错觉，通常迅速恢复，持续数秒或数十秒，且常反复频繁发生，发作与姿势改变无关，有时可能伴有与脑内病变部位相关的一些症状和体征。如果发生在夜间，患者在睡眠中可被眩晕发作唤醒；如果发生在站立时，可引起姿势控制的丧失，甚至摔倒。1981年癫痫发作的国际分类标准将"眩晕性发作"归类为单纯部分性发作，但像其他类型单纯部分性发作一样，它亦可进展为复杂部分性或全面性癫痫发作，此时，对其临床先前的眩晕做出诊断并不困难。但如果眩晕发作在临床没有进展，则需与其他部位及各种不同原因引起的眩晕进行鉴别。

（一）病因

当任何病理损害产生皮质激惹，影响到眩晕中枢时都可以引起眩晕发作。脑部的器质性或代谢性障碍是常见的病因，如肿瘤、动静脉血管畸形、小的脑梗死或外伤后的瘢痕、局限性脑炎脑脓肿、脑寄生虫病等。

（二）临床表现

常见于儿童、青少年，起病多在 15 岁以前。发作表现为躯体移动感和周围环境物体旋转感，患者感到姿势不稳、头重脚轻或躯体向一侧倾跌，意识无明显障碍，可伴面色苍白、出汗、呕吐等自主神经症状，个别伴有腹痛或肌肉小幅度的抽动。当发作扩散时因刺激颞横回前部的听觉中枢可引起幻听，历时数秒至数分钟恢复正常。其眩晕发作特点是突发突止，持续数秒或数十秒，少有眼震，与姿势改变无关。如果发生在夜间，患者在睡眠中可被眩晕发作唤醒；如果发生在站立时，可引起姿势控制的丧失，甚至摔倒。与其他类型单纯部分性发作一样，它亦可进展为复杂部分性或全面性癫痫发作，此时，对其临床先前的眩晕做出诊断并不困难，如出现意识改变、肢体抽搐、头眼偏转等提示癫痫发作的症状。

（三）检查

1. **脑电图检查**　常规脑电图阳性率不高，可发现阵发性尖波、棘波、棘慢综合波或阵发性高波幅慢波发放，尤以颞叶为著。诊断困难病例建议做长程脑电监测和睡眠诱发试验以提高检查的阳性率。如果能记录到眩晕发作时脑电图异常，那么诊断即可成立。

2. 影像学检查 对临床怀疑或已确定为癫痫性眩晕的患者，应通过影像学检查（包括头部 CT 或 MRI）确定或排除颅内疾患。功能影像如 PET、SPECT 及功能磁共振成像（fMRI）也可提供一些诊断信息。

（四）眩晕中枢的皮质定位

至今尚不十分明确，目前的研究认为前庭系统皮质中枢包括颞叶后上部、颞顶交界区、额叶皮质的运动前区及顶 – 脑岛前庭皮质（parieto-insular vestibular cortex，PIVC），而 PIVC 被认为是前庭皮质中枢的核心区，它与前庭神经核及其他前庭皮质区均有密切的相互联系。对眩晕性癫痫患者记录发作期脑电图和进行神经影像学检查，可对人类前庭系统的皮质中枢进行定位研究。近年有文献报道通过皮质电刺激、PET、fMRI 等多种研究手段发现眩晕与顶上小叶、颞叶后上部、颞横回、颞顶交界、颞叶外侧裂周围、额叶［扣带回前部，布罗德曼（Brodmann）6 区］、PIVC、丘脑枕有关，有学者提出前庭中枢信息处理是各颞顶枕多个皮质区进行综合网络分析处理的结果。有研究发现前庭功能区多位于非优势半球。上述皮质区的激惹均可引起癫痫性眩晕。但临床上"单纯眩晕"作为癫痫临床表现实属罕见，而眩晕常常是作为部分性癫痫，特别是颞叶癫痫的先兆症状。

（五）诊断

眩晕性癫痫可根据下列几方面做出诊断：①起病年龄较早，多在少年期以前；②眩晕为唯一或主要症状；③眩晕突发突止，时间短暂数秒至数分钟；④发作表现为视物旋转、平衡障碍或视物跳跃，与体位无关，也无外界诱发因素；⑤神经系统检查正常；⑥伴或不伴大发作；⑦脑电图有特异改变，呈阵发性尖、棘波，棘慢综合波或阵发高波幅慢波发放，尤以颞叶显著；⑧抗眩晕药物治疗无效，而抗癫痫药物治疗有效。

（六）鉴别诊断

常需与良性位置性眩晕、颈性眩晕等相鉴别。对于周期性反复发作的眩晕患者，按其他疾病治疗无缓解时，应考虑本病可能，及时行脑电图检查。

（七）治疗

包括病因治疗、抗癫痫治疗。能找到病因的要对因治疗。绝大多数需要抗癫痫药物治疗，可选用苯妥英钠、苯巴比妥或扑痫酮，近年使用丙戊酸钠、丙戊酸镁、卡马西平等治疗也有效。

参考文献

［1］王晓平，孙红斌．眩晕与癫痫性眩晕［J］．实用医院临床杂志，2009，6（3）：27-30.

［2］褚惠贤，曹闯，李艳芳．眩晕性癫痫误诊3年1例报告［J］．河北职工医学院学报，2005，22（3）：21.

［3］彭梅，吴中华．眩晕性癫痫8例误诊分析［J］．现代中西医结合杂志，2003，12（15）：1581.

（李　丹）

第七节　脑外伤后眩晕或头晕

脑外伤后综合征（post-traumatic syndrome，PTS），又称为脑震荡后综合征（post-concussion syndrome，PCS）、脑震荡后遗症、脑损伤后神经症，目前多采用脑外伤后综合征。是指脑震荡或轻度脑挫裂伤后数月至数年，仍遗留头痛、头晕、记忆减退、失眠、头颈部不适及情绪改变等一系列自觉症状，但缺乏明显器质性神经功能损害征象。其发生率约为10%。

（一）病因

伤后短期内出现症状者，可能在脑的轻度器质性病变的基础上加上精神因素而产生。外伤时可由于脑震荡引起自主神经功能失调，导致脑血管运动功能和血脑屏障的紊乱。轻度脑挫伤者可发生脑水肿、点状出血和小软化灶，致脑实质发生变性，由此引起脑皮质功能减弱和皮质与皮质下功能失调，出现一系列神经系统症状。脑干三叉神经诱发电位、脑干听觉诱发电位及中潜伏期听觉诱发电位均可见潜伏期明显延长，表明有弥漫性轴突损伤。轻度的器质性病变加上伤者的精神负担，影响伤者的康复。

（二）诊断

有明确头部闭合性损伤脑震荡史。3个月以上仍出现下述4种或4种以上症状，如头痛、头晕（体位性、摆动感、失平衡）、记忆力减退、注意力不集中、失眠、头颈部不适及易怒、焦虑等情绪改变和症状，而神经系统检查无明显阳性体征，可予诊断。

（三）辅助检查

对患者应详细检查，以明确有无脑部器质性病变，如慢性硬膜下血肿等。CT及MRI脑扫描多在正常范围或脑室轻度扩大。脑电图检查正常或轻、中度异常。必要时行腰椎穿刺，脑脊液压力属正常或有时偏低。

1. 前庭功能检查 少数病例眼震电图（ENG）可出现位置性眼震或诱发性眼震，幅度两侧不对称、时程不相等。前庭诱发肌源性电位（VEMP）部分出现振幅低或引不出。

2. 诱发电位检查 脑干听觉诱发电位（BAEP）、脑干三叉神经诱发电位（BTEP）及中潜伏期听觉诱发电位（MLAEP）检查均显示潜伏期延长。MLAEP检测结果与外伤后3个月患者的状态特别是精神认知方面的症状相关。

（四）治疗

1. 对症治疗 对有头痛、头晕、失眠等症状者适当地用镇静、镇痛药和抗眩晕药。必要时予抗抑郁药物，如苯二氮䓬类药、三环类抗抑郁药、单胺氧化酶抑制剂、5-羟色胺再摄取抑制剂等。

2. 辅助治疗 神经营养药、活血化瘀类中药治疗。

3. 认知重建 认知症状包括注意力不能集中、记忆力差、操作能力下降等。训练患者在真实的生活场景中实施认知治疗项目，包括心理咨询、专业人员的支持、适应性训练等。

4. 心理治疗 向患者解释说明头部创伤的影响，使其消除顾虑，并使患者相信出现的症状是自然恢复过程中的一部分。鼓励患者症状减轻就逐渐恢复工作。

参考文献

［1］姜蔼玲，李嫦，庞国防，等. 脑外伤后综合征研究进展［J］. 中国老年保健医学，2019，17（4）：102-105.

（李　丹）

第八节　引起眩晕的其他中枢性疾病

一、布伦斯综合征

布伦斯综合征（Bruns syndrome），又称 Bruns 症状性体位改变综合征、体位改变综合征、脑室包囊虫性眩晕综合征。临床以在头位及体位变化时发生剧烈头痛、眩晕及眼部病变为特征，病因多由于寄生虫、肿瘤等占位性病变，累及第四脑室及邻近部位，使脑脊液通路阻塞，造成颅压急剧升高，发生前庭功能紊乱，特别是体位改变时更加明显。

临床表现包括：当体位或头位改变时出现剧烈头痛、恶心、呕吐、眩晕，患者呈强迫头位（发作时为避免不适被迫改变头位和体位），向前或侧方屈曲，颈强直性收缩，同时出现共济失调、呼吸不规则、窒息、晕厥、心动过速等，严重者可迅速死亡；眼部表现为黑矇，闪光幻觉，注视麻痹，眼球运动障碍，部分眼肌麻痹（第Ⅲ对脑神经损害），视觉异常。脑室造影、磁共振、头颅CT扫描可助诊断（图5-8-1）。

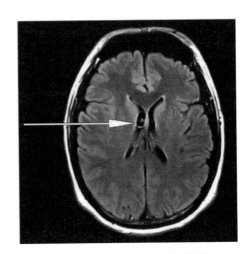

图5-8-1　Bruns综合征

治疗方面，以神经外科手术治疗为主。

二、科干综合征

科干综合征（Cogan syndrome）又称间质角膜炎-眩晕-神经性耳聋综合征，其主要特征为：眩晕等前庭神经症状；非梅毒性间质性角膜炎；严重双侧性神经性聋；系统性血管炎表现，如充血性心力衰竭、胃肠道出血等。发病年龄为5～64岁，以25～29岁多见，无性别差异。目前认为，本病为血管系统病变（多动脉炎、闭塞性脉管炎、心血管系病变等），且合并肾脏病，属于风湿病范畴。

临床表现起病多急骤，有些患者以上呼吸道感染为前驱症状，另有一些患者开始以多关节炎或多关节痛为主要症状。还有一些患者以不明原因的发热并伴有皮疹为首发症状，部分患者以突发性聋、眩晕伴眼部异常为早期表现。全身症状包括周身不适、疲倦无力、食欲不佳和失眠等。

眼部症状有眼痛、羞明、视力减退、眼内有异物感等。检查可见睫状体充血，有颗粒型结膜浸润，灰黄色，呈斑点状分布，以角膜后半部为多，浸润斑之间境界清晰。病程后期，角膜可能出现新生血管，多为双侧性。眼底正常，在裂隙灯下可见角膜有如胆脂素样结晶，呈闪光状浸润。在眼部症状出现数周到数月之后，可出现耳蜗症状，有耳鸣、听力减退、重听等，均为双侧性前庭神经症状，可见有眩晕、恶心、呕吐和不安定感。

有部分患者尚可出现循环系统症状，如主动脉瓣关闭不全，后期可出现心力衰竭，消化系统症状可出现腹部不适，甚至胃和结肠溃疡，个别患者表现为原因不明的腹泻；约1/4的患者有关节肌肉受累，表现为肌肉痛关节炎或关节痛；部分患者可出现全身淋巴结肿大和脾大；个别患者可出现脑动脉闭塞，表现有不同程度的偏瘫、头痛、语言运动障碍、脑神经麻痹。周围神经损伤表现为非对称性周围神经炎。

治疗方面，口服或注射糖皮质激素，可控制眼部症状和全身症状，但对第Ⅷ对脑神经症状很难奏效。可用泼尼松。有学者报道，颈交感神经切除术可缓解第Ⅷ对脑神经症状。

本病病程因临床症状表现方式不同而不同，有些患者在起病后数月内即死亡，而另有一些患者则可存活10年以上，平均存活时间5～7年。

（徐　进）

第六章

全身疾病相关性头晕

第一节　心血管疾病所致的头晕

一、高血压

高血压（hypertension）是一种以体循环动脉收缩期和（或）舒张期血压持续升高为主要特点的全身性疾病。高血压可分为原发性高血压（即高血压病）和继发性高血压（即症状性高血压）两大类。原发性高血压占高血压的90%。继发性高血压指的是某些确定的疾病和原因引起的血压升高，约占高血压的10%。

根据2018年发表的全国高血压调查（China Hypertension Survey，CHS），我国18岁及以上年龄人群高血压的患病粗率为27.9%，加权患病率为23.2%，以此推算，大约每4个成人中就有一个是高血压患者，高血压总患病人数达2.44亿人。

（一）发病机制

（1）交感神经活动亢进：长期的精神紧张、焦虑、压抑等所致的反复应激状态以及对应激的反应增强，交感神经和副交感神经之间的平衡失调，交感神经兴奋性增加，其末梢释放儿茶酚胺增多，从而引起小动脉和静脉收缩，心排出量增加，使血压升高。

（2）肾素–血管紧张素–醛固酮系统（RAAS）激活：肾素–血管紧张素–醛固酮系统（RAAS）是人体调节血压的重要内分泌系统，由一系列激素及相应的酶所组成，在调节水、电解质平衡，以及血容量、血管张力和血压方面具有重要作用。正常情况下，肾素、血管紧张素和醛固酮三者处于动态平衡之中，相互反馈和制约。病理情况下，RAAS可成为高血压发生的重要机制。

（3）肾脏潴留过多钠盐：如果肾脏功能受损，导致水分和盐分潴留，血容量增加，从而引起高血压。

（4）内皮细胞功能受损：内皮细胞不仅是一种屏障结构，而且具有调节血管舒缩功能、血流稳定性和血管重构的重要作用。内皮功能障碍可能是高血压导致靶器官损害及其并发症发生的重要原因。

（5）胰岛素抵抗：胰岛素抵抗使葡萄糖摄取和利用方面的作用明显受损，导致代偿性胰岛分泌增加，发生继发性高胰岛素血症，可使电解质代谢发生障碍，导致钠滞留；还使血管对体内升压物质反应增强，血中儿茶酚胺水平增加，并增加内皮素释放，减少扩血管的前列腺素合成，从而影响血管舒张功能。上述这些改变均能促使血压升高，诱发动脉粥样硬化病变。

（二）临床表现

大多数患者起病隐袭，症状缺如或不明显，仅在体检或因其他疾病就医时才被发现。有的患者可出现头痛、头晕、心悸、后颈部疼痛、后枕部或额部搏动感，还有的表现为神经症状如失眠、健忘或记忆力减退、注意力不集中、耳鸣、情绪易波动或发怒和神经质等。病程后期有心、脑、肾等靶器官受损或有并发症时，可出现相应的症状。

（三）并发症

脑血管并发症是我国高血压病最常见的并发症，早期可出现短暂性脑缺血发作（TIA），还可发生脑血栓形成、脑栓塞（包括腔隙性脑梗死）、高血压脑病及脑出血等。合并冠心病时可有心绞痛、心肌梗死和猝死，晚期可发生心力衰竭。累及眼底血管时可出现视力进行性减退；肾脏受累时尿液中可有少量蛋白和红细胞，严重者可出现肾功能减退的表现。

（四）辅助检查

1. **基本项目**　血液生化；全血细胞计数、血红蛋白和血细胞比容；尿液分析；心电图。

2. **推荐项目**　24h 动态血压监测、超声心动图、颈动脉超声、餐后 2h 血糖、同型半胱氨酸、尿蛋白定量、眼底、胸部 X 线、脉搏波传导速度及踝臂血压指数等检查。

3. **选择项目**　血和尿肾素活性、血和尿醛固酮、血和尿皮质醇、血肾上腺素及去甲肾上腺素、血和尿儿茶酚胺、动脉造影、肾和肾上腺超声、CT 或 MRI、睡眠呼吸监测等检查。对有并发症的高血压患者，进行相应的心、脑和肾检查。

（五）诊断

高血压诊断主要根据诊室测量的血压值，采用标准的汞柱式或电子血压计，测量安静休息坐位时上臂肱动脉部位血压，一般需非同日测量 3 次血压值收缩压均 ≥ 140mmHg 和（或）舒张压均 ≥ 90mmHg 可诊断为高血压。

根据血压升高水平，将高血压分为 1 级、2 级和 3 级。

根据血压水平、心血管危险因素、靶器官损害、临床并发症和糖尿病进行心血管风险分层，分为低危、中危、高危和很高危 4 个层次。

（六）治疗

1. 生活方式干预　在任何时候对任何高血压患者（包括正常高值者和需要药物治疗的高血压患者）都是合理、有效的治疗，其目的是降低血压、控制其他危险因素和临床情况。

生活方式干预对降低血压和心血管危险的作用肯定，所有患者都应采用，主要措施包括：①减少钠盐摄入，每人每日食盐摄入量逐步降至<6g，增加钾摄入；②合理膳食，平衡膳食；③控制体重，使BMI<24kg/m^2；④控制腰围，男性<90cm，女性<85cm；⑤不吸烟，彻底戒烟，避免被动吸烟；⑥不饮或限制饮酒；⑦增加运动，中等强度，每周4~7次，每次持续30~60min；⑧减轻精神压力，保持心理平衡。

2. 药物治疗

（1）降压药应用基本原则

1）起始剂量：一般患者采用常规剂量。老年人及高龄老年人初始治疗时通常应采用较小的有效治疗剂量。根据需要，可考虑逐渐增加至足剂量。

2）长效降压药物：优先使用长效降压药物，以有效控制24h血压，更有效地预防心脑血管并发症发生。如使用中、短效制剂，则需每天2~3次给药，以达到平稳控制血压的目的。

3）联合治疗：对血压≥160/100mmHg、高于目标血压20/10mmHg的高危患者，或单药治疗未达标的高血压患者，应进行联合降压治疗，包括自由联合或单片复方制剂。对血压≥140/90mmHg的患者，也可起始小剂量联合治疗。

4）个体化治疗：根据患者合并症的不同和药物疗效及耐受性，以及患者个人意愿或长期承受能力，选择适合患者个体的降压药物。

5）药物经济学：高血压是终身治疗，需要考虑成本／效益。

（2）常用药物种类及作用特点

1）钙通道阻滞剂（CCB）：主要通过阻断血管平滑肌细胞上的钙离子通道发挥扩张血管降低血压的作用。包括二氢吡啶类 CCB 和非二氢吡啶类 CCB。前者以硝苯地平为代表，后者如维拉帕米和地尔硫䓬。二氢吡啶类 CCB 可与其他四类药联合应用，尤其适用于老年高血压、单纯收缩期高血压及伴稳定型心绞痛、冠状动脉或颈动脉粥样硬化及周围血管病的患者。常见不良反应包括反射性交感神经激活导致心跳加快、面部潮红、脚踝部水肿、牙龈增生等。二氢吡啶类 CCB 没有绝对禁忌证，但心动过速与心力衰竭患者应慎用。

2）血管紧张素转换酶抑制剂（ACEI）：作用机制是抑制血管紧张素转换酶，阻断肾素血管紧张素Ⅱ的生成，抑制激肽酶的降解而发挥降压作用。在欧美国家人群中进行了大量的大规模临床试验，结果显示此类药物对于高血压患者具有良好的靶器官保护和心血管终点事件预防作用。ACEI 降压作用明确，对糖脂代谢无不良影响。限盐或加用利尿剂可增加 ACEI 的降压效应。尤其适用于伴慢性心力衰竭、心肌梗死后心功能不全、心房颤动预防、糖尿病肾病、非糖尿病肾病、代谢综合征、蛋白尿或微量白蛋白尿患者。最常见不良反应为干咳，多见于用药初期，症状较轻者可坚持服药，不能耐受者可改用血管紧张素Ⅱ受体拮抗剂。其他不良反应有低血压、皮疹，偶见血管神经性水肿及味觉障碍。长期应用有可能导致血钾升高，应定期监测血钾和血肌酐水平。禁忌证为双侧肾动脉狭窄、高钾血症及妊娠妇女。

3）血管紧张素Ⅱ受体拮抗剂（ARB）：作用机制是阻断血管紧张素Ⅱ 1 型受体而发挥降压作用。在欧美国家进行了大量较大规模的临床试验研究，结果显示，ARB 可降低有心血管病史（冠心病、脑卒中、外周动脉病）的患者心血管并发症的发生率和高血压患者心血管事件风险，降低糖尿病或肾病患者的蛋白尿及微量白蛋白尿发生率。ARB 尤其适用于伴左心室肥厚、心力衰竭、糖尿病肾病、冠心病、代谢综合征、微量白蛋白尿或蛋白尿患者，以及不能耐受 ACEI 的患者，并可预防心房颤动。不良反应少见，偶有腹泻，长期应用可升高血钾，应注意监测血钾及肌酐水平变化。双侧肾动脉狭窄、妊娠妇女、高钾血症者禁用。

4）利尿剂：主要通过利钠排尿、降低容量负荷而发挥降压作用。用于控制血压的利尿剂主要是噻嗪类利尿剂，分为噻嗪型利尿剂和噻嗪样利尿剂两种，前者包括氢氯噻嗪和苄氟噻嗪等，后者包括氯噻酮和吲达帕胺等。在我国，常用的噻嗪类利尿剂主要是氢氯噻嗪和吲达帕胺。小剂量噻嗪类利尿剂（如氢氯噻嗪 6.25~25mg）对代谢影响很小，与其他降压药（尤其ACEI或ARB）合用可显著增加后者的降压作用。此类药物尤其适用于老年高血压、单纯收缩期高血压或伴心力衰竭患者，也是治疗难治性高血压的基础药物之一。其不良反应与剂量密切相关，故通常应采用小剂量。噻嗪类利尿剂可引起低血钾，长期应用者应定期监测血钾，并适量补钾，痛风者禁用。高尿酸血症及明显肾功能不全者慎用，后者如需使用利尿剂，应使用襻利尿剂，如呋塞米等。保钾利尿剂如阿米洛利、醛固酮受体拮抗剂如螺内酯等也可用于控制难治性高血压。在利钠排尿的同时不增加钾的排出，与其他具有保钾作用的降压药如ACEI或ARB合用时需注意发生高钾血症的危险。螺内酯长期应用有可能导致男性乳房发育等不良反应。

5）β 受体阻滞剂：主要通过抑制过度激活的交感神经活性、抑制心肌收缩力、减慢心率发挥降压作用。高选择性 β_1 受体阻滞剂对 β_1 受体亲和力高，对 β_2 受体亲和力低，因阻断 β_2 受体而产生的不良反应较少，既可降低血压，也可保护靶器官、降低心血管事件风险。β 受体阻滞剂尤其适用于伴快速性心律失常、冠心病、慢性心力衰竭、交感神经活性增高及高动力状态的高血压患者。常见的不良反应有疲乏、肢体冷感、激动不安、胃肠不适等，还可能影响糖、脂代谢。二/三度房室传导阻滞、哮喘患者禁用。慢性阻塞性肺疾病患者、运动员、周围血管病或糖耐量异常者慎用。糖脂代谢异常时一般不首选 β 受体阻滞剂，必要时也可慎重选用高选择性 β 受体阻滞剂。长期应用者突然停药可发生反跳现象，即原有的症状加重或出现新的表现，较常见的有血压反跳性升高，伴头痛、焦虑等，称为撤药综合征。

6）α受体阻滞剂：不作为高血压治疗的首选药，适用于高血压伴前列腺增生患者，也用于难治性高血压患者的治疗。开始给药应在入睡前，以预防体位性低血压发生，使用中注意测量坐、立位血压，最好使用控释制剂。体位性低血压者禁用。心力衰竭者慎用。

7）肾素抑制剂：作用机制是直接抑制肾素，继而减少血管紧张素Ⅱ的产生，可显著降低高血压患者的血压水平。其他作用也可能有助于降低血压和保护组织，如降低血浆肾素活性，阻断肾素／肾素原受体，减少细胞内血管紧张素Ⅱ的产生。这类药物耐受性良好。最常见的不良反应为皮疹、腹泻。

二、低血压

当动脉收缩压＜90mmHg，舒张压＜60mmHg时可称为低血压（hypotension）或低血压状态。根据其产生原因的不同，大致可分为生理性低血压状态和病理性低血压病。

（一）病因分类

1.生理性低血压状态 生理性低血压状态是指部分健康人群中，其血压测值已达到低血压标准，但无任何自觉症状，经长期随访，除血压偏低外，人体各系统器官无缺血和缺氧等异常，也不影响寿命。

2.病理性低血压病 除血压降低外，常伴有不同程度的症状及某些疾病。低血压病可分为：

（1）原发性低血压病：指无明显原因的低血压状态，如生理性低血压（体质性低血压）和病理性低血压（低血压病）。

（2）继发性低血压病：是指人体某一器官或系统的疾病所引起的血压降低，这种低血压可在短期内迅速发生，以致出现虚脱和休克的征象，称为急性低血压。如大出血、严重创伤、感染、过敏、急性心肌梗死等原因所致血压急剧降低，而大多数情况下，低血压为缓慢发生，可逐渐加重。继发性低血压常见病因为：

1）神经系统疾病：脊髓空洞症、多发性硬化症、肌萎缩侧索硬化症、重症肌无力等。

2）内分泌代谢疾病：垂体功能减退症、肾上腺皮质功能减退症、甲状腺功能减退症、糖尿病性神经病变等。

3）心血管系统疾病：主动脉瓣或二尖瓣严重狭窄、充血性心力衰竭、缩窄性心包炎、心包积液、肥厚性梗阻型心肌病、多发性大动脉炎（无脉症）等。

4）慢性消耗性疾病：恶性肿瘤、重症肺结核、吸收不良综合征等。

5）血容量不足：腹泻、呕吐、大量脱水、过度利尿、出汗过多、失血过多等。

6）医源性：镇静催眠类药物、扩张血管药物、交感神经阻滞药物、利尿剂、脱水剂、抗抑郁药物等。

7）其他：如高原性低血压、类癌综合征等。

（二）临床表现

1. **生理性低血压状态**　常见于经常有较大运动量的人群如体育运动员、重体力劳动者，而体型瘦长的年轻妇女也不少见。无特殊临床表现。

2. **原发性低血压病**　主要有以下表现。

（1）疲乏、无力：尤其是早上，患者常感到精神萎靡不振、四肢酸软无力，经午睡或休息后可好转，但到下午或傍晚又感乏力，这种倦怠感与患者实际工作或活动所消耗的体力不相称，即这种乏力并非都是因疲劳过度所致。

（2）头痛、头晕：在低血压病的患者中，头痛可以是唯一的主诉，其头痛往往在紧张的脑力或体力活动后较为明显，头痛性质和程度不一，多表现为颞顶区或枕下区隐痛，也可呈剧烈的搏动性疼痛或麻木性疼痛。头晕轻重不一，轻者两眼发黑、眩晕；重者可以失神，甚至晕厥倒地，常在突然改变体位，尤其是由蹲位突然起立时最易发生。此外，静止而又负担过重的工作条件下也易发生。

（3）心前区隐痛或不适：低血压病患者心前区隐痛、不适，不仅可在体力劳动或紧张脑力劳动时发作，在安静时也可发作，甚至引起心绞痛样发作。

（4）神经功能障碍：可表现为精神萎靡不振、记忆力减退、睡眠障碍和失眠等。自主神经功能失调可表现为多汗、皮肤苍白或轻度发绀，浑身忽冷忽热，时有蚁爬感，手脚麻木等。

（5）内分泌功能减退的现象：主要表现为肾上腺素和去甲肾上腺素类物质不足，部分患者血糖降低和性功能衰退。

（6）其他：可表现为食欲不振、腹部不适、消化不良，以及血红细胞增多、白细胞减少、抵抗力降低易引起感染等征象。

（三）诊断

1. 性别、年龄 女性发生低血压者大多为体质性低血压或内分泌疾病引起的低血压。老年男性则以特发性低血压或继发于神经系统疾病与糖尿病的体位性低血压较为多见。

2. 病史

（1）如有软弱乏力、畏寒、毛发脱落、性欲减退、闭经、阳痿、皮肤色素沉着或色素异常等，提示为垂体、肾上腺皮质或甲状腺等内分泌腺体功能减退引起的低血压。

（2）如有明显神经系统症状、大小便控制失常、阳痿、无汗、行走不稳、手足震颤等，应考虑为继发于神经系统病变的体位性低血压或特发性体位性低血压。

（3）寻找病因时尚需注意有无服用降压药、血管扩张药、抗震颤药、抗抑郁药史等。应用大剂量抗心律失常药物等亦可发生低血压。

3. 体格检查 对低血压患者除了注意分别测量卧位与立位血压外，尚应注意双上肢以及上、下肢间血压的比较测量，以排除多发性大动脉炎所致的动脉狭窄。除此之外，查体时还应注意患者面容、皮肤色泽、毛发分布、胖瘦、有无水肿等一般表现；心脏查体尤应注意心音和心脏杂音的变化；神经系统检查注意患者肢体感觉、运动及共济运动功能等。

（1）低血压见于明显消瘦、浮肿的患者，应考虑营养不良或糖尿病。

（2）如在大量利尿后出现脉搏细弱或增快、血压下降、晕厥、虚脱、意识淡漠、嗜睡、精神失常等表现，应考虑低钠综合征的可能。

（3）皮肤和黏膜呈明显的黑色素沉着，提示为艾迪生（Addison）病。

（4）心血管疾病引起的低血压常有特殊的心脏体征。

（5）系统而详细的神经系统检查对于慢性低血压或体位性低血压患者，特别是无一般病因可以解释时是必不可少的。

4. **实验室检查及特殊检查**　根据病史和查体可以获得患者低血压病因诊断的线索，但若确立诊断尚需依靠必要的实验室或特殊检查。如疑诊糖尿病者需进行血、尿糖测定，心血管疾病需经超声心动图甚至心血管造影检查证实，内分泌疾病的诊断需有垂体、肾上腺或甲状腺功能测定的证据。

（四）鉴别诊断

1. **体质性低血压**　又称原发性低血压，常见于体质较瘦弱的人，女性多见，有家族遗传倾向。本症诊断的主要依据是低血压及神经症状而无器质性疾病或营养不良的表现。但必须与其他原因所致的低血压相鉴别。

2. **体位性低血压**　由卧位或坐位变换为站立位时回心血量及心输出量下降，这样会刺激大血管压力及容量感受器，经过中枢调整后通过加快心率及增加心肌收缩力从而维持正常的血压水平。上述生理调节过程中任何环节出现自身调节障碍或药物影响即可出现血压下降，各脏器灌注减少。因中枢神经系统对缺血最为敏感，可出现乏力、眩晕、认知功能障碍及晕厥。体位性低血压的发病率高达 7%。在高危人群中，体位性低血压患病率则增加至 13% ~ 25%。神经源性体位性低血压是原发于中枢神经或周围自主神经系统的变性疾病，其中枢或周围自主神经系统功能失调而导致体位性低血压。神经源性体位性低血压是体位性低血压的一个最主要的原因，排除了内分泌代谢疾病、心血管系统疾病、慢性消耗性疾病、血容量不足、医源性等继发性因素所导致的体位性低血压，则可明确诊断神经源性体位性低血压。

目前，体位性低血压的诊断标准：从卧位转为立位 3min 以内，收缩压下降 ≥20mmHg 和（或）舒张压下降 ≥10mmHg，伴或不伴各种低灌注症状的临床综合征。

神经系统症状是体位性低血压最多见的症状。头晕、目眩、晕厥是最常见的症状。此外，还要特别注意体位性低血压的一些隐匿症状，如站立时出现乏力、精神疲惫、视物模糊、发音含糊、共济失调、眩晕、枕骨下及颈部疼痛、头痛等症状，平卧后可消失。当体位性低血压严重且为持续状态，则会出现晕厥。影响体位性低血压症状的因素有：进餐、体温升高、长时间站立、活动、洗热水澡、闷热空间、炎热天气等。

而特发性体位性低血压，是一种以自主神经功能障碍为主的中枢神经系统多发性变性疾病，较少见。患者多在中年以上发病，男性多于女性，起病缓慢，多在晨起、登高、行走、站立排尿时发病，于立位时出现血压下降，伴头晕眼花、乏力甚至晕厥等症状。平卧后，血压回升，症状消失，严重者须长期卧床。直立性低血压为本病突出表现，特点是不伴有心率的改变。患者常同时有尿频、排尿困难或者尿失禁、阳痿、腹泻、便秘、少汗或无汗等自主神经功能失调症状，可有表情呆板、肌束震颤、动作不灵活或步态蹒跚。临床可常见于帕金森病中晚期、多系统萎缩等神经系统变性疾病。

3.慢性肾上腺皮质功能减退（Addison病）　皮肤、黏膜色素沉着和低血压是本病的主要表现。国内报道色素沉着的发生率为90.5%，可遍布全身，以暴露部位、常受摩擦和受压或瘢痕处为著。该病是由于垂体黑素细胞刺激素分泌增多所致。色素沉着的突然增加是病情恶化的明显标志，在肾上腺危象发作时，血压急剧下降，甚至测量不到。其他常见症状有：午后无力、体重下降、胃肠道症状、低血糖现象、神经衰弱等。本病半数发病是由于双侧肾上腺结核性破坏，其次为特发性双侧肾上腺皮质萎缩，其他病因有双侧肾上腺癌转移、白血病浸润、淀粉样变性、肾上腺全切除后、血栓、感染等，也有报道为自身免疫性疾病所致者。实验室检查对确诊有很大帮助，常用的检查如肾上腺皮质激素刺激试验、24h尿17-羟皮质类固醇和17-酮类固醇测定、腹部X线或CT，血中嗜酸性粒细胞增多、血清钾浓度升高、血清钠和氯水平降低、葡萄糖耐量水平曲线平直均有助于诊断。

4.垂体前叶功能减退　垂体前叶功能减退常有多个腺体功能不全的表现。

（1）本病的主要原因是产后大出血引起的垂体前叶内血管栓塞、出血，导致垂体坏死萎缩纤维化；其次病因是垂体或附近的肿瘤压迫垂体，使垂体萎缩；其他如脑部炎症、垂体手术或放疗后、颅脑外伤也可引起本病。

（2）临床症状多数进展缓慢，以性功能障碍为首发症状者居多，毛发稀少是常见的早期表现之一，继而常出现甲状腺功能减退，肾上腺皮质功能减退出现较晚。本病的肾上腺皮质功能减退临床表现很像原发性慢性肾上腺皮质功能减退，其中的重要区别点在于前者虽有低血压而无色素沉着。实验室检查如性腺功能检查、甲状腺功能检查、肾上腺皮质功能测定等可以帮助诊断。

（3）需要注意与原发性黏液性水肿及原发性慢性肾上腺皮质功能减退相鉴别。全身慢性消耗性疾病也可有多腺体功能不全，特别是性腺功能减退明显，需要依靠病史和有关实验室检查来鉴别。

5. 甲状腺功能减退　本病早期即可出现毛发稀少，但同时伴有四肢黏液性水肿、怕冷、胆固醇增高等表现。依靠甲状腺功能检查可鉴别。

6. 其他　足月妊娠的孕妇或腹腔、盆腔有巨大肿瘤者，在硬膜外麻醉实施手术时取仰卧位，会突然发生血压下降（亦称为卧位低血压），此时只要将子宫或者肿瘤向左推移，症状即可缓解。

（五）辅助检查

甲状腺功能、垂体功能、肾上腺功能、血液常规、生化、心电图、超声心动图、心导管检查、心血管造影、X线、心脏B超及外周血管多普勒超声等检查。

（六）治疗

生理性低血压状态一般无须治疗，继发性低血压应着重治疗原发病。

原发性低血压病的治疗包括：

（1）饮食营养方面。给予高营养、易消化和富含维生素的饮食，适当补充维生素C、B族维生素和维生素PP等，适当饮用咖啡、可可和浓茶，有助于提高中枢神经系统兴奋性，改善血管舒缩中枢功能，有利于提升血压和改善临床症状。此外，饮用蜂蜜或蜂王浆也有裨益。

（2）适当参加运动和医疗体育，如医疗体操、保健操、太极拳、气功、按摩及理疗等，有助于改善心肺功能，提升血压。

（3）对于上述治疗无效，且临床症状严重者，可酌情使用小剂量激素。

（4）对症支持治疗。

（5）中医药治疗，予以温补通阳，辅以补脾健运。

三、心脏疾病

（一）颈动脉窦综合征

颈动脉窦或其附近有病变（动脉粥样硬化、动脉炎、颈动脉体瘤、近窦处的炎症、肿瘤、淋巴结肿大、人为压迫等）时，颈动脉窦因激惹而反射过敏，引起迷走神经兴奋，心率减慢，或者引起交感神经的血管抑制性纤维兴奋而使血管扩张，血压下降，进而产生发作性眩晕或晕厥。

发病诱因大多是突然引起颈动脉受压的因素，如急剧转颈、低头、刮面、衣领过紧等。

临床表现为患者出现晕厥，在意识丧失前可有眩晕，意识丧失时间一般较短，多在数分钟以内，少数病例有抽搐。多数患者有明显的窦性心动过缓或房室传导阻滞，偶可发生窦性停搏。部分患者伴有血压下降而心率改变不明显，而亦有患者心率及血压变化不大，但有广泛性脑供血不足的症状。

下述两种检查有助于诊断：①颈动脉窦按摩，应在心电图监测下进行，先按摩左侧，需要时再按摩右侧，两侧不能同时进行，每次按摩时间不得超过20s。正常时心率减少在5次/min以下，血压下降不超过10mmHg，如出现意识丧失即阳性。颈动脉窦按摩有一定危险性，还可诱发心搏骤停、脑梗死等，应严格掌握适应证和禁忌证。②发作频繁时以普鲁卡因封闭颈动脉窦，如发作减少可协助确诊。

（二）心律失常

1. 临床特征 阵发性心律失常相关性头晕常持续数秒而非数分钟。由持续性心律失常引起的长时间头晕临床少见。头晕是一种晕厥的前期症状，表现为头重脚轻和乏力感，伴有视物模糊或黑矇、双侧耳鸣或听力障碍甚至晕厥。与心律失常相关性头晕的症状还包括心悸、心绞痛和呼吸困难。与直立性低血压不同，心律失常与身体姿势无关，且存在基础心脏病、诱发心律失常的其他疾病（如甲亢、电解质紊乱等），或有使用导致心律失常的药物史（如使用洋地黄、三环类抗抑郁剂、抗心律失常药物）。

临床检查重点应关注脉率和节律、有无漏脉及心脏杂音和心衰征象。引起头晕的心律失常包括各类心动过缓及心动过速。

2. 病理生理 当心率下降至 40 次 /s 以下或超过 170 次 /s 时将影响脑的血液灌注。个体对心律失常的耐受程度差异较大，其他因素如心室舒张及收缩能力、外周血管紧张度和脑部血管的自身调节能力等也起着重要作用。当心搏暂停导致脑血流完全停止 3 ～ 4s 后，可出现头晕和其他晕厥前期症状，约 10s 后出现意识丧失。

3. 辅助检查 常规心电图检查容易辨别某些心律失常疾患，如房室传导阻滞、预激综合征、房扑和房颤；阵发性心律失常则需要进行动态心电图检查。为了确定是否有症状性心律失常，患者在心电监测过程中必须记录其临床表现。然而，令人失望的是，只有不到 10% 的疑诊患者被动态心电监测到有阵发性心律失常，反复监测可提高其诊断率。埋藏式心电循环记录器（可持续数月记录心脏节律）有助于发现罕见的突发性心律失常。踏车运动检查有助于发现应激诱发的心律失常。对不能被非创伤性检查发现的潜在危险性心律失常患者，需要进行心腔内的电生理检查。

4. 鉴别诊断 非心律失常的心脏病可影响脑的血液灌注而导致晕厥前期症状或晕厥，如充血性心衰和瓣膜疾病（如严重的主动脉瓣狭窄）可减少心输出量。这些疾病的典型表现与血液循环的重新分配相关。直立性低血压造成的头晕，很容易通过病史（如站起来后头晕）和直立体位血压的测量予以辨别。尤其是当反射性晕厥的诱因不明确时，心律失常所造成的晕厥常常很难与反射性晕厥或晕厥前期进行区分。具备下列特征时应该高度怀疑心律失常性晕厥：卧位时发病、老龄、已知患有心脏疾病、静息时心电图显示异常。需要时还可通过进一步的心脏检查和倾斜试验进行鉴别。

5. 治疗 纠正基础疾病是治疗的基础，如纠正电解质或代谢紊乱、停用致心律失常的药物。心律失常的治疗包括抗心律失常药物、心脏起搏器、植入式心律转复除颤器及心腔内射频消融术。近年来，一项大规模随机对照试验指出，抗心律失常药物实际上也可增加心律失常死亡的概率，抗心律失常药物的作用已大大降低。

参考文献

[1] 国家心血管病中心，中国医师协会，中国医师协会高血压专业委员会，等. 中国高血压临床实践指南 [J]. 中华心血管病杂志，2022，50（11）：1050-1080.

[2] Wang Z, Chen Z, Zhang L, et al. China Hypertension Survey Investigators. Status of Hypertension in China: Results from the China Hypertension Survey, 2012-2015 [J]. Circulation, 2018, 137（22）：2344-2356.

[3] 贾建平. 神经病学 [M]. 北京：人民卫生出版社，2018：120.

[4] 沈丹彤，林仲秋，谢志泉，等. 发作频率不同的血管迷走性晕厥预后分析 [J]. 中华心血管病杂志，2012，40（12）：1016-1019.

[5] 林仲秋，谢志泉. 老年人体位性低血压 [J]. 中国临床医学，2011，18（1）：51-54.

[6] 姚泰，罗自强. 生理学 [M]. 3版. 北京：人民卫生出版社，2001：156-165.

[7] 吴海英，樊晓寒. 高血压合并体位性血压治疗的困惑 [J]. 实用医院临床杂志，2011，8（3）：3-6.

[8] 郑建清，周亦卿，林金秀. 伴代谢综合征的高血压病患者动脉功能的变化 [J]. 中国动脉硬化杂志，2009，17（4）：315-317.

[9] 沈丹彤，林仲秋，潘春梅，等. 体位性低血压的诊断意义 [J]. 中华老年心脑血管病杂志，2013，15（11）：1218-1221.

[10] 李贤峰，杨晔. 颈动脉窦综合征的诊断与治疗进展 [J]. 医学临床研究，2014（5）：1024-1026.

[11] 郭奉银. 西医内科学 [M]. 2版. 北京：人民卫生出版社，2010.

[12] 刘秀丽，杨军. 眩晕诊断学 [M]. 北京：科学出版社，2020.

（李 丹）

第二节 内分泌代谢疾病所致的头晕

一、低血糖性眩晕

低血糖性眩晕常在饥饿或进食前发作，持续数十分钟至1h，进食后症状很快缓解或消失，常伴有疲劳感，且常常引起衰弱或肢体出现抽搐样运动，发作时检查血糖可发现有低血糖存在。发作时轻症者应立即进食含糖食物或饮料，不能口服者应立即静脉注射 50% 葡萄糖 40mL，重症者给予静脉注射 50% 葡萄糖 50 ~ 60mL，若未见效，可重复注射。若为胰岛素瘤则应及时手术治疗。

二、糖尿病致眩晕

糖尿病患者可能因 Schiff（希夫）阳性物质定期沉积于内耳小血管，毛细血管扩张，内耳葡萄糖代谢紊乱，以及自身免疫反应或遗传因素等导致内耳缺血及功能障碍，而引起眩晕及平衡障碍。治疗以纠正血糖紊乱为主。

三、甲状腺功能紊乱致眩晕

甲状腺功能亢进或甲状腺功能减退均可引起眩晕，但其致病机制尚不明了。临床表现以平衡障碍为主，对甲状腺功能的相关检查可确诊。

参考文献

［1］刘秀丽，杨军.眩晕诊断学［M］.北京：科学出版社，2020.

［2］孙守忠，刘薇.甲状腺腺瘤引起发作性头晕一例［J］.山西医药杂志，2016，45（5）：518.

（李　丹）

第三节　副肿瘤相关性眩晕

副肿瘤相关性眩晕主要是指因癌肿对神经系统造成远隔效应所导致的眩晕等症状，可见于亚急性小脑变性、副肿瘤性脑干脑炎。这种远隔效应并非癌肿的直接侵犯及转移，目前主要认为是癌肿引起的自身免疫反应。临床表现可出现在原发病灶发现之前或之后，也可以同时发现。

一、分类及症状表现

（一）亚急性小脑变性

亚急性小脑变性又称为副肿瘤性小脑变性（paraneoplastic cerebellar degeneration，PCD），是最常见的神经系统副肿瘤综合征（paraneoplastic neurological syndrome，PNS），占 PNS 的 5.9% ~ 37%，最常见于小细胞肺癌，也可见于其他恶性肿瘤如卵巢癌、淋巴瘤等。

PCD 的发病机制较为复杂，推测可能是细胞介导的细胞毒作用和体液免疫反应共同参与了致病过程。PCD 患者临床特征主要为急性或亚急性起病的小脑症状和体征，首发多是步态不稳，出现肢体及躯干的共济失调，可伴有头晕、眩晕、恶心、呕吐、构音障碍、吞咽障碍、眼震等。除了小脑体征外，还可见到锥体系、锥体外系体征，甚至有认知功能障碍、周围神经症状和体征。血液及脑脊液中检测到特异性抗体阳性：抗 –Hu 抗体（Ⅰ型抗神经元细胞核抗体）、抗 –Yo 抗体 [（1 型抗浦肯野细胞胞质抗体（PCA1）]、抗 –Tr 抗体、抗 –Ri 抗体（抗神经元骨架蛋白抗体）、P/Q 型电压门控性钙离子通道抗体等。脑脊液检查经常可发现淋巴细胞轻度增加，蛋白轻度增高。

PCD疾病特点包括：①临床症状的发生和严重程度与体内原发肿瘤的大小和生长速度无关，但与神经受损的部位和程度有关；②成年人、急性或亚急性起病，病情进展较快，全身状况差，排除了脑卒中、感染、颅脑占位、中毒性及遗传性小脑病变等疾病；③神经系统症状和体征不能以单一病灶解释；④神经系统损害不符合原发神经病变规律。

PCD 出现神经系统症状在原发肿瘤确诊之前，诊断较为困难，若原发肿瘤诊断明确，本病可能会与小脑、脑干、软脑膜的转移性肿瘤相混淆。依据症状和体征，结合实验室、影像学、神经电生理、病理分子生物学等检查即可明确诊断。其中脑脊液、血清抗体、肿瘤标志物等实验室检查在诊断中尤为重要。典型的抗神经抗体对诊断 PNS 的特异度高达 90% 以上。

（二）副肿瘤性脑干脑炎

副肿瘤性脑干脑炎主要症状表现为眩晕、眼震、复视、凝视麻痹、吞咽困难、构音障碍和共济失调，甚至出现锥体束征。病理改变主要在延髓和脑桥。血清和脑脊液中可出现抗 –Hu、抗 –Ri、抗 Ma2 抗体阳性。

二、诊断

除了典型的临床表现外，要寻找是否存在原发肿瘤，血清和脑脊液中查到抗 –Hu、抗 –Yo、抗 –Ri 抗体等自身抗体，MRI 和 CT 早期可正常。

三、治疗

缺乏有效的治疗手段。首先是发现原发肿瘤病及针对原发肿瘤进行及早手术治疗、放疗、化疗等，其次可采取免疫治疗包括糖皮质激素、免疫抑制剂、血浆置换治疗。

四、预后

本病预后较差。

参考文献

［1］贾建平. 神经病学［M］. 8版. 北京：人民卫生出版社，2018：470-472.

［2］陈齐鸣，温伟. 不同类型副肿瘤性小脑变性的免疫学研究［J］. 临床神经病学杂志，1996，9（6）：342-344.

［3］Totland C，Aarskog N K，Eichler T W，et al. CDR2 antigen and Yo antibodies［J］. Cancer Immunol lmmunother，2011，60（2）：283-289.

［4］王留晏，孔天东，姚丽鸽，等. 以副肿瘤性小脑变性为首发临床表现的乳腺癌1例［J］. 临床肿瘤学杂志，2019，24（3）：286-288.

（范晓飞）

第四节　血液系统疾病所致的眩晕

血液病所致的眩晕是因前庭系统出现缺氧引起眩晕发作。可见于白血病、恶性贫血、高黏血症等。

一、发病机制

白血病或中重度贫血患者血液携氧能力下降，机体处于低氧状态，导致内耳迷路和前庭器官出现缺氧而引发眩晕。高黏血症患者血液黏稠度增高，血流淤滞，也可造成内耳迷路和前庭器官等部位供血不足而引起眩晕发作。

二、临床表现

除了原发病症状外，还可以出现头晕、头昏乏力、心慌气短等症状，尤其在活动时容易出现头晕症状。重度贫血患者可伴有血压下降、心率增快等症状。

三、诊断

结合病史及血常规、骨穿检查等结果可诊断。

四、治疗

主要针对原发病进行治疗。

参考文献

［1］张素珍，吴子明.眩晕症的诊断与治疗［M］.5版.郑州：河南科学技术出版社，2017：185-186.

（范晓飞）

第五节　眼源性眩晕

眼源性眩晕是由于眼部疾病或视觉功能障碍所引起的不稳感或定向障碍。来自视觉系统与来自前庭和（或）本体觉系统的信息发生冲突或错误匹配，是眼源性眩晕的发病机制。

眼源性眩晕可以是生理性视觉眩晕，如注视快速运动的物体、高处站立向下俯视等；也可以由眼部疾病引起，如先天或后天性麻痹性斜视、屈光不正、眼外肌麻痹、视网膜黄斑病变、各种先天性眼病引起的视力障碍，不自主的眼球运动疾病如上斜肌纤维性肌阵挛等，皆可以引起眼源性眩晕。

一、临床表现

主要表现为不稳感，用眼时头晕明显加重，闭眼休息时症状减轻，是一种非运动错觉性眩晕。持续时间较短，不具有前庭性眩晕的特点，常伴有视物模糊、视力减退或眼外肌麻痹、复视等。视力、屈光间质、眼底、眼肌功能等检查常有异常。神经系统无异常表现。查体闭目难立征阴性。眼源性眼震特点是幅度大，如钟摆样左右来回摆动，无快慢相的区别。

二、常见疾病

1. 先天或后天性麻痹性斜视　先天性发育异常包括中枢神经系统的神经核与联系纤维、肌肉异常，后天性多由产伤、感染、肿瘤等引起眼外肌麻痹而发生麻痹性斜视。

主要表现为眼源性眩晕与复视，通过复视像的检查，有助于确定麻痹肌，遮盖一眼则复视、眩晕消失。

2. 屈光不正 屈光不正包括近视、远视、散光，如果验光配镜不当，也可以引起眩晕。

三、治疗

针对病因治疗。

参考文献

［1］张素珍，吴子明. 眩晕症的诊断与治疗［M］.5版.郑州：河南科学技术出版社，2017：185-186.

［2］王艳玲，赵露，杨和均. 眼源性眩晕的诊断与治疗［J］.中国医刊，2009，44（2）：13-14.

（范晓飞）

第六节　药物性眩晕

因应用或接触某些药物造成耳蜗和前庭中毒性损害而引起眩晕、平衡障碍、耳鸣耳聋等症状。常见的耳毒性药物有：氨基糖苷类抗生素、大环内酯类抗生素、多肽类抗生素、袢利尿剂、水杨酸类解热镇痛药、抗疟药、抗癌药，以及一氧化碳、铅、汞、砷、苯等。

一、前庭耳毒性机制假设学说

1. 选择性内耳毛细胞中毒学说 全身或局部给药后均可到达内淋巴液，高浓度药物蓄积可引起内耳毛细胞中毒受损。

2. 内耳毛细胞线粒体功能失常 当大量应用氨基糖苷类抗生素时也会出现耳蜗及前庭毒性，与线粒体功能异常有关。

3. 变态反应学说 有学者认为前庭损害是由于机体敏感性和过敏反应所致，其次是药物过量的中毒反应。

4. 血－迷路屏障学说 有学者认为血－脑屏障可阻止许多毒性物质进入脑组织，因此提出可能存在作用相似的血－耳或血－迷路屏障阻止毒性物质进入内耳，当耳毒性药物损害此屏障功能时，可导致内环境稳定的破坏，使高浓度的耳毒性药物蓄积于内淋巴液中，从而损害内耳毛细胞；其余的还有抑制蛋白质合成学说等。总的来说，以上机制及非抗生素类药物造成耳毒性的机制均与内耳毛细胞损害有关，进一步损伤了耳石器功能，造成前庭功能障碍。

二、临床表现

1. 前庭功能障碍症状 多数出现眩晕、不稳感，持续数周或数月等，多数患者的症状可因前庭代偿而消失，少数患者可长期存在。如果双侧前庭功能都损害，则步态不稳症状会比较明显，在黑暗环境中或闭眼时不稳症状更明显。急性眩晕发作的患者可伴有恶心、呕吐、自发性眼震，前庭功能严重损伤的患者还可出现摆动性幻视症状，患者常感觉到周围环境向一侧倾斜。

2. 耳蜗症状 部分患者还可出现双侧耳蜗中毒症状，多在早期出现高调顽固性耳鸣，早期多影响高频听力，对低频影响较小，患者常无自觉听力障碍，随着病情进展，可引起全频听力下降。耳聋多为双侧性，两耳对称。

三、前庭功能检查

1. 视频眼震电图 观察有无自发性、凝视诱发性、位置性眼震等，以及记录眼震的方向、类型、持续时间、强度等。

2. 动静态平衡功能检查 Romberg 试验，受试者站立，两脚并拢，两手臂前伸平举，观察受试者睁眼、闭眼时有无倾倒，前庭功能障碍患者向患侧倾倒。步态试验，受试者沿直线走，平衡障碍者不能沿直线行走。

3. 双温测试 检测双侧半规管低频功能有无减退，前庭功能障碍的患者多数有单侧或双侧的功能降低。

4. 纯音听阈检测 测听结果显示双侧对称性感音神经性聋，早期以 4 000Hz 以上高频听阈，病情进展向低频扩展。耳声发射、耳蜗电图、听性脑干反应提示耳蜗性病变。

四、诊断

（1）有明确的耳毒性药物应用史有助于诊断。

（2）服药一定时间后出现眩晕、不稳感、平衡障碍或伴有恶心、呕吐等症状，可伴有耳鸣、耳聋。

（3）前庭半规管检查。半规管双温试验反应减退或丧失，提示前庭功能障碍。

五、治疗

1. **病因治疗，避免耳毒性药物蓄积中毒**　包括：严格掌握适应证，严格掌握用药途径，严格掌握用药剂量及疗程，注意药物之间的相互作用。一旦发现药物中毒，若原发病病情许可，应及时停药。

2. **对症处理**　眩晕症状严重者可异丙嗪10mg肌内注射，或地西泮10mg肌内注射，配合口服甲磺酸倍他司汀片6～12mg，3次/d，口服；恶心、呕吐严重者可选用甲氧氯普胺10mg肌内注射。

3. **营养神经治疗**　可选用药物如维生素B_1、B_{12}、B_6等。或甲钴胺片口服，0.5mg，3次/d；或甲钴胺注射液每周500μg，肌内注射或静脉滴注，每周3次。

4. **改善内耳循环药物**　银杏叶制剂，口服或注射液静脉滴注。经动物实验和临床观察证实，银杏制剂含有银杏黄酮、银杏内酯和白果内酯，可调节血管张力，抑制血管壁通透性，改善血流动力学，对血小板活化因子有拮抗作用，具有消除自由基作用，可保护神经元。可选用的有金纳多、银杏内酯注射液、舒血宁注射液、银杏二萜内酯注射液等。

5. **高压氧舱治疗**　可以改善内耳血供，提高血氧浓度，促进内耳感觉细胞的修复，改善前庭功能和耳蜗症状。

6. **前庭康复治疗**　前庭康复治疗可促进前庭代偿，加速症状缓解和消失。前庭康复训练包括卧床、坐位、站立、行走时的平衡和视觉训练。

六、预后

药物耳毒性治疗难度较大，尤其是耳鸣、耳聋症状难以治愈，眩晕、头晕和平衡障碍症状多数可消失，部分患者前庭功能会失代偿或代偿不全，遗留头晕、平衡失调等症状。

参考文献

［1］张素珍，吴子明.眩晕症的诊断与治疗［M］.5版.郑州：河南科学技术出版社，2017：148-157.

（范晓飞）

第七节　晕动病

晕动病又称运动病，是因机体暴露于主、客运动环境中，受不适宜的运动环境的刺激而引起以头晕、上腹部不适、恶心、呕吐、出冷汗、面色苍白等前庭和自主神经反应为主的一组症候群。晕动病属周围性眩晕范畴，是一种临床常见病、多发病，包括晕机病、晕海病、晕车病、空间运动病（失重状态下的运动病）等，其临床表现基本相同。症状的发作取决于特定的环境和个体敏感性。

一、病因及发病机制

运动刺激是晕动病主要的外因。前庭系统在晕动病发生中起主要的作用，而视觉、本体觉、心理因素对发病也有一定的影响，与个体的敏感性、适应性也有关。

发病机制方面，目前研究认可度较高的是感觉冲突及神经不匹配学说，主要是指传入信息与大脑中储存的经验信息不匹配，在脑内发生感觉冲突，平时人们习惯了在稳定的地面和稳定的参照系统中进行各项日常运动，中枢神经系统的速度储存机制储存了这些运动信息。当人进入新的不熟悉的运动环境时，如乘车、乘船，车船颠簸摇晃，身体处在一个不稳的平面之上运动，此时产生的视觉、前庭觉和本体觉传入信息与脑内原来储存的在稳定的地面上进行活动的信息不匹配，产生晕动病。其他的还有神经递质假说、前庭内部冲突学说、耳石不对称学说、体液转移学说等。总之，晕动病的发病机制较为复杂，具体的发病机制仍不清楚，其发生是多种因素共同作用的结果。

二、临床表现

常先出现疲乏感及眩晕，随即出现不同程度的头昏头痛、心慌胸闷、出汗、周身乏力、唾液增多、流涎等，很快发生恶心、呕吐，部分患者出现欲解大便、腹痛、视物模糊、前额部剧痛、口干及行走不稳等症状。检查发现面色苍白、肢冷汗出、血压下降，心率快慢不一，呼吸多变慢而通气增加，反复呕吐可引起水、电解质紊乱，甚至出现休克，部分患者还可出现眼球震颤。

三、临床分型和分类

根据病史或发病情况可分为原发性和继发性。原发性晕动病年幼时即晕车、晕船，检查示前庭过敏；继发者无晕动病史，既往前庭功能检查正常，仅在受到运载器非生理性刺激，加上某些因素如颅脑外伤、胃肠病等影响出现症状。根据症状的轻重程度把晕动病分为轻、中、重三型。

轻型：仅有头晕、头痛、面色苍白、倦怠乏力、唾液增多、流涎等。

中型：头晕、头痛加重，有恶心、呕吐、面色苍白、出冷汗等。

重型：上述症状持续加重，出现严重的恶心、呕吐、心慌胸闷、四肢冰冷，严重者有脱水、水电解质紊乱甚至休克现象。

四、诊断

在乘车、乘船、乘飞机、乘坐航天器时出现眩晕、恶心、呕吐、面色苍白、肢冷汗出等症状即可诊断此病。有既往病史者更有助于诊断。因有明显的运动刺激或在特定运动环境下诱发，与前庭神经炎、梅尼埃病等不难鉴别。

五、预防与治疗

1. 预防 最好的预防办法是减少各种感受器的感觉矛盾，限制头部活动，还可闭眼休息以减少前庭眼反射，达到减少晕动病发病的目的。其次，在乘车、乘船、航空旅行前 1h 服用茶苯海明等药物提前预防。

2. 治疗 用于治疗晕动病的药物主要有降低中枢神经系统兴奋性的药物、降低副交感神经系统兴奋性的药物、抗组胺类药物、镇静类药物及中药等。

3. 前庭功能训练 包括主动训练和被动训练两种。主动训练结合体育锻炼进行，如在滚轮、旋梯等设备上训练；被动训练在专门设备上进行，给予一定的刺激，使其逐渐适应各种前庭感觉冲突。

六、预后

本病预后较好，多数不需治疗，休息后可缓解。

参考文献

[1] 张素珍，吴子明.眩晕症的诊断与治疗 [M].5版.郑州：河南科学技术出版社，2017：140-143.

（范晓飞）

第七章　精神心理性头晕

　　精神心理性头晕，是指与情绪、紧张、过劳有关的头晕病症，因心理压力与精神状态的异常而导致反复性或长期性的平衡失调感。精神心理性头晕的发作与紧张、焦虑、抑郁、恐慌和恐高等精神性因素密切相关。根据目前对眩晕的认识，把无明确前庭功能障碍的慢性持续性头晕称为精神心理性头晕。

　　在工作紧张、人际关系复杂、失业率高的现代工业社会中，人们承受了来自多方面的压力，心理障碍或精神疾病的发病率日趋增高。据统计，眩晕在 10 岁以上人群中的患病率超过 3%，其中约 20% 与精神因素相关，眩晕与精神因素的交互影响有其解剖学和生理学的基础。器质性眩晕症患者中 40% ~ 60% 伴有精神症状或心理障碍，包括焦虑、抑郁、躯体化障碍和人格障碍等。眩晕 / 头晕可能是器质性眩晕症的症状，也可能是器质性眩晕伴发的精神心理障碍，或仅仅是精神心理障碍的表现形式。

　　由此可见，精神心理性头晕并不是一种特定的精神疾病，而是一类由多种精神心理疾病所引起的头晕病症的总称。

第一节　精神心理性头晕的发展历程

　　19世纪70年代初，临床中经常遇到一类患者，他们长期经历一种慢性头晕，即在复杂运动环境中出现头晕和不适，伴有自主神经症状、焦虑，并且患者会躲避上述触发症状的环境。当时3名德国医生分别对这种丰富运动环境中的头晕和不适综合征做出了描述：Benedikt强调"广场上的眩晕"的神经-眼科过程；Cordes关注"广场的恐惧"的心理成因；而Westphal提出，姿势控制、运动、空间方位的自觉评价和威胁评估促使"对广场的恐惧"的产生。此外，还有大量国外研究发现耳科疾病常引起广场恐惧症，尤其见于存在焦虑症的人群中。但是关于这种头晕本质上是神经性的还是精神性的，一直没有得出结论。

　　随着神经耳科学领域的不断发展，恐惧性姿势性眩晕（phobic postural vertigo，PPV）、空间运动不适（space-motion discomfort，SMD）、视觉性眩晕（visual vertigo，VV）及慢性主观性头晕（chronic subjective dizziness，CSD）的概念相继被提出。

1986年，德国慕尼黑大学医院神经内科眩晕及平衡失调中心的Brandt和Dieterich提出恐惧性姿势性眩晕（PPV），其特点是直立及行走时头晕及不稳，伴有轻中度焦虑和抑郁，并有强迫人格特征。

空间运动不适（SMD）和视觉性眩晕（VV）相继于PPV概念之后被提出，SMD、VV均属于一种症状，而非独立的疾病体。SMD的特征是不能根据视觉或深感觉信息进行正常空间定位，对正常运动特别敏感。VV主要表现为在复杂视觉刺激情况下诱发眩晕或头晕。

2004年，美国梅奥医学中心的Staab及其同事为了准确、全面命名此类头晕疾病，更好地定义"精神心理性头晕"的疾病实体，描述疾病病因和相关发病机制，引入了慢性主观性头晕（CSD）的概念。CSD的定义是持续性非旋转性头晕或不稳，对运动或环境运动高度敏感，完成任务时需要准确地视觉聚焦。PPV、CSD和VV有一些共同的特点，它们的差异可能反映了对一种疾病多层面的不同见解。

2014年，Staab和Ruckenstein在广场恐惧症、空间运动不适、恐惧性姿势性眩晕、视觉性眩晕及慢性主观性头晕概念的基础上，进一步归纳总结，提出了持续性姿势–感知性头晕（persistent postural-perceptual dizziness，PPPD）的概念，这一概念被纳入了国际疾病分类（ICD）–11中。在过去的5年里，巴拉尼协会的附属委员会在PPPD疾病的诊断标准上达成共识。PPPD涵盖了PPV、SMD、VV和CSD的核心躯体症状，如PPV的站立不稳、CSD的慢性非旋转性头晕、空间运动不适和视觉性眩晕，代表一组明确的前庭异常综合征。

从PPV、SMD、VV、CSD到PPPD，人们对与精神心理相关头晕的认识和理解在逐渐加深。随着临床和基础研究的不断深入，相信这一类型头晕的诊断和治疗将会逐渐完善。

第二节　持续性姿势–感知性头晕的现代医学认识

持续性姿势–感知性头晕（PPPD）是一种常见的慢性前庭功能障碍性疾病，可归属于慢性前庭综合征。作为一种新的独立疾病，经历了一个从PPV到CSD然后再到 PPPD 的过程。它是一种由行为因素介导、心理因素参与并产生心理后果的功能性前庭疾病。

一、流行病学

PPPD 常发生于急性或发作性前庭疾病之后，如前庭神经炎、BPPV、前庭性偏头痛、梅尼埃病。发生于神经耳科学疾病之后的 PPPD 的发病率可以从前瞻性调查研究估计：在急性或发作性前庭障碍发作后，随访 3 ~ 12 个月，约有 25% 的患者发现 PPPD 样慢性头晕或持续性 VV。关于本病在人群中的发病率情况，目前尚缺乏研究。国内研究发现，PPPD 患病率女性高于男性，40 ~ 60 岁为发病高峰。Bittar 等的一项临床研究报告显示，PPPD 女性与男性患病率之比为 5.7 ：1。Staab 和 Ruckenstein 的研究同样观察到女性较男性患病率较高。

二、发病机制

PPPD 是一种基于多个系统障碍的疾病，涉及包括前庭、视觉和运动刺激的感官反应模式的改变。关于 PPPD 的发生是否由一种特定的发病机制形成或由多种病理生理机制参与，至今仍不明确。根据国内外最新研究，可能涉及 PPPD 的病理生理机制主要有：

1. 经典的操作性条件反射假说（classical and operant conditioning） PPPD 常由急性前庭功能障碍疾病诱发，急性前庭功能紊乱或强化的视觉、本体感觉刺激作为强力的非条件刺激，导致机体产生伴有高度焦虑的强烈生理反应，这一反应促使机体产生一个强化的姿势控制意识。随后当患者再次暴露在内部或外部运动刺激下，由于加强了姿势反射的过敏反应，就产生了 PPPD 的症状。

2. 再适应失败假说（failure of readaptation） 在急性前庭功能障碍或惊恐发作时，机体迅速利用未受损的感觉系统传入冲动并采取高风险姿势控制策略（如站立时双下肢肌肉收缩，身体摇晃幅度变小等）以迅速适应变化，保持机体平衡，随着原发疾病的缓解及前庭功能代偿，上述变化趋于恢复正常。但当急性损伤消退后患者再适应过程失败（如体位和眼动控制系统不能重新适应日常运动需求等），就导致了 PPPD 症状的产生。同时，几乎所有类型 CSD 患者均表现出急性焦虑对疾病早期再适应过程的不利影响。

3. 高特质的焦虑和内向型人格特征 Staab 的研究发现，高特质的焦虑和内向型人格特征与 PPPD 密切相关。眩晕和焦虑之间的关系在神经解剖学上的解释是由于各神经系统之间的相互作用，前庭和焦虑相关的过程在大脑中重叠，特别是在脑岛和海马。Indovina 等的研究显示，听觉刺激下 CSD 患者的顶岛叶前庭皮质、海马、前岛叶、额下回和前扣带回皮质的激活明显减少。在前庭刺激的反应中，这些脑区的活性和连接性的改变可能是导致 PPPD 的神经基础。

4. 前庭和疼痛发生机制之间的重叠 疼痛和平衡障碍显示出高度的共病性，且偏头痛性眩晕近来被认为是仅次于良性阵发性位置性眩晕的复发性眩晕的第二常见原因。所以，前庭和疼痛发生机制之间的重叠可能是 PPPD 发生的病理生理学基础。

5. PPPD 的分子病理学发病机制 多巴胺受体基因是最接近人格特征的受体基因，国内已有研究表明，多巴胺受体 D2 基因及 DNA 的甲基化可能是 PPPD 发病的分子病理基础。

三、临床表现

（1）非旋转性头晕或不稳感，持续时间 3 个月及以上。

（2）对运动刺激高度敏感，包括自身的运动及环境中物体的移动，没有方向特异性。

（3）在有复杂视觉刺激的环境中或完成精细视觉任务时症状加重。

四、辅助检查

PPPD 患者平衡功能检查正常或轻度异常（指既往患前庭疾病后恢复且前庭功能检查显示前庭功能障碍基本代偿及其异常不能解释前庭症状），神经影像学检查正常。所以相关的体格检查、实验室检查、影像学检查及前庭相关检查均无特异性，不能用来确诊 PPPD，但有助于发现 PPPD 是否存在共病。

五、诊断

依据 2017 年巴拉尼协会 PPPD 诊断标准共识，PPPD 的诊断标准为：

A. 头晕、不稳感或非旋转性眩晕的一个或多个症状持续 3 个月及以上。

①症状持续时间较长，但在严重程度上会有加重或减弱。

②症状不需要在一整天内连续存在。

B. 持续的症状没有特定的原因发生，但由站立、主动或被动运动（与方向或位置无关）、运动视觉刺激或复杂视觉模式加剧。

C. 该病由造成眩晕、不稳感、头晕或平衡障碍的疾病引起，包括急性或发作性或慢性前庭综合征、其他神经系统疾病、内科疾病或心理困扰。

①当触发疾病为急性或发作性疾病时，在触发疾病缓解后，症状符合 A 标准，但可能在病初症状的发生会有间歇，以后固定成持续性病程。

②当触发疾病为慢性综合征时，症状在病初缓慢发展，逐渐恶化。

D. 症状导致严重的痛苦或功能损害。

E. 症状不是由另一种疾病或紊乱造成的。

六、分型

基于 Staab 提出的概念，PPPD 可以分为 3 种类型：

1. 心因性　患者没有前庭疾病病史，焦虑是引起头晕的唯一原因。

2. 耳源性　患者无焦虑障碍病史，神经耳科学疾病的发生引发头晕，头晕又加剧焦虑症状。

3. 交互型　出现任何头晕症状之前，患者有焦虑障碍病史或存在焦虑易感性，在神经耳科学疾病导致头晕后，焦虑症状加重。

七、鉴别诊断

PPPD 主要应与急性前庭功能障碍疾病的慢性后遗症（如前庭神经炎、脑卒中）、发作性前庭功能障碍疾病（如前庭性偏头痛、梅尼埃病、前庭阵发症、BPPV）、神经退行性疾病、焦虑和抑郁障碍、轻度创伤性脑损伤及长期服用药物的副作用等鉴别。

掌握 PPPD 的鉴别诊断，首先应明确 PPPD 是一种功能性疾病，在这里功能性疾病被认为是器官的活动方式改变，不是结构性或精神性前庭疾病，临床医生应详细掌握患者既往病史、发病诱因、发病过程、特征性症状及症状加剧和缓解的因素等，并结合相关辅助检查加以鉴别，前庭功能相关检查可以辅助与结构性前庭疾病鉴别。

八、精神心理评估

Lord Brain曾言："所有眩晕患者，不论其精神因素多么明显，一定要检查前庭功能；所有眩晕患者，不论其前庭损害多么明显，勿忘记精神因素。"需要注意的是，PPPD可以同时与结构性前庭疾病（如前庭性偏头痛、梅尼埃病）或精神性疾病共存，临床应注意识别并同时治疗。精神心理性疾病可能是头晕的原因或结果，可能诱发头晕感觉或在一过性急性疾病或事件后维持症状的长期存在。

PPPD患者在排除或确定前庭功能状态后，需要进行相关精神心理症状的临床评价，评估可采用量表筛查和专业人员诊查相结合。主要筛查量表包括抑郁、焦虑状态测查，必要时可以进行躯体化和人格测查，有诊断疑问或治疗风险的建议与精神心理专业人员协同诊治。

九、治疗

早期识别、早期诊断、早期治疗有助于PPPD患者的彻底恢复。PPPD的治疗主要包括心理治疗、药物治疗、前庭康复治疗和认知行为治疗。

（一）心理治疗

向患者进行疾病宣传教育，解释精神疾病产生躯体症状的机制，减少患者及其亲友对患者头晕的过度关注，避免患者过度了解医学知识。

精神因素对PPPD患者症状的维持至关重要，所以成功的心理治疗尤其关键。治疗精神心理性头晕时，应像诊治任何其他疾病一样与患者进行真诚的交流与沟通。当心身症状被认为与躯体症状同样真实、同样有害，当情感障碍诱发躯体症状的机制被医师很好地向患者解释后，多数患者愿意敞开心扉进行交流。

（二）药物治疗

多数PPPD患者具有焦虑气质或存在精神障碍，药物治疗也是本病治疗的一个重要方面，药物主要为选择性5-羟色胺再摄取抑制剂（selective serotonin reuptake inhibitor，SSRI），是焦虑障碍的一线治疗药物。SSRI类药物对PPPD患者平衡障碍及焦虑症状的改善可能涉及前额叶皮质、岛叶、扣带回皮质区域的5-羟色胺结合位点。常用药有氟西汀、舍曲林、帕罗西汀、氟伏沙明、西酞普兰等。

成功的 SSRI 类药物治疗至少需要 8 ~ 12 周，多项前瞻性研究显示 SSRI 类药物能有效改善精神心理性患者的头晕症状，且伴随的焦虑、抑郁症状也相应得到改善。国外研究发现 SSRI 类药物治疗 PPPD 的总有效率为 68%。SSRI 类药物的疗效与患者精神症状的严重程度无关，而与病程长短有关。Staab 等的研究显示，病程 3 ~ 31 个月的患者较病程 36 ~ 336 个月的患者疗效显著。若患者存在明显精神障碍或有自杀倾向，建议转诊至精神心理科。

（三）前庭康复治疗

前庭康复治疗又称为前庭物理治疗，用于缓解眩晕程度，改善凝视功能、姿势控制、肢体协调活动等，尤其适用于伴有慢性前庭功能缺陷，主诉不稳和恐惧摔倒的患者。前庭康复包括适应训练、习服训练、代偿训练、姿势控制训练及眼动训练，其中适应、习服及眼动训练对 PPPD 患者更加适合。前庭康复包括医院治疗及后续的家庭治疗两个方面，训练的执行和持续时间由治疗师根据患者的临床症状个体化制定。研究表明，超过 50% 的 PPPD 患者经过前庭康复治疗后头或躯体运动及视敏感性得到显著改善。针对不同病因，前庭康复的重点不同。

（四）认知行为治疗

认知行为治疗通过分析患者的情绪、思维活动及行为，找出其错误认知并加以纠正。它帮助患者重新认识焦虑的诱发因素、症状产生的原因及自身的能力。行为疗法常联合脱敏疗法（暴露疗法）。脱敏疗法，即将患者逐渐暴露于诱发焦虑的刺激或环境之中，当视觉性眩晕为主要症状时，认知行为治疗的重点应放在视觉脱敏上，患者需暴露于运动着的视觉刺激环境中，视靶的大小和刺激量需逐渐增加。

第三节　与眩晕相关的精神心理性疾病

一、焦虑症

焦虑是指人对学习、生活、工作、交友、恋爱、考试、升学、就业、劳动所得、物质分配等诸多生物、心理、社会的改变而产生的一种体验，如担心、害怕、忧虑等，这可认为是正常人在应激时的保护性反应。适度的焦虑可以唤起警觉，激发斗志。焦虑性神经症（简称焦虑症）是以焦虑为主要特征的神经症，表现为没有事实根据也无明确客观对象和具体观念内容的提心吊胆与恐惧不安的心情，还有自主神经症状和肌肉紧张，以及运动性不安。对患者生活和社会功能造成明显影响的中度以上焦虑可诊断为焦虑状态。精神性的眩晕多为焦虑性神经症的一种表现。

本症分为惊恐障碍和广泛性焦虑两种形式。

（一）惊恐障碍

1. **精神体验**　典型的惊恐发作的精神体验有 3 种表现：

（1）濒死感：常常为惊恐发作的特征症状。患者突然产生胸闷、胸部压迫感、窒息感，不能自主呼吸的恐惧紧张感，甚至感到死亡将至而呼喊，常常不由自主地奔向窗户，推开门窗，让空气进入胸腔。

（2）失去控制感：患者可表现为极度的精神紧张、即将失去控制的焦虑或将变得疯狂的恐惧。

（3）精神崩溃感：部分患者体验到无法控制的精神崩溃的来临。

2. **躯体症状**　惊恐发作的躯体症状主要表现为交感神经过度兴奋的症状，临床常见的症状包括：

（1）神经系统：身体飘浮、眩晕、发热或发冷感、麻木、皮肤刺痛感、震颤。

（2）循环系统：心跳加快、心悸、心慌、出汗。

（3）呼吸系统：胸部压迫感、气短，胸痛不适、喉部堵塞感。

（4）消化系统：恶心、呕吐、腹胀、腹泻、腹痛。

（5）其他：人格解体或现实解体的感觉等。

本病常突然发作，10 ~ 30min 症状迅速到高峰，持续时间短暂，突然终止。发作极少超过 1h。

（二）广泛性焦虑障碍

广泛性焦虑障碍是以慢性的、弥散性的对一些生活情景的不现实的过度担心紧张为特征。常表现为持续性精神紧张伴有头晕、胸闷、心悸、呼吸困难、口干、尿频、尿急、出汗、震颤及运动性不安等。但并非由实际的威胁或危险所引起，其紧张的程度与现实事件不相称。

临床表现主要有 3 组症状：精神性焦虑，躯体性焦虑，神经、肌肉及运动性不安。

1. 精神性焦虑 表现为对日常琐事的过度和持久的不安、担心。焦虑的痛苦在精神上体验为对一些指向未来的或不确定的事件过度担心、害怕，或担心灾难、意外或不可控制的事件发生，内容可以变化不定。精神焦虑可同时伴有睡眠的改变（失眠、多梦）、注意力集中困难、工作效率下降、易激惹、烦躁不安等。

2. 躯体性焦虑 躯体性焦虑或自主神经性焦虑主要表现为自主神经功能异常，患者可表现为手心出汗、恶心、心慌、心率加快、口干、咽部不适、异物感、腹泻、多汗等；泌尿生殖系统症状有尿频、尿急、勃起不能、性欲冷淡；神经系统症状有耳鸣、视物模糊、周身不适、刺痛感、头晕及"晕厥"感。

3. 神经、肌肉及运动性不安症状 运动方面的症状表现为烦躁不安、肌肉震颤、身体发抖、坐立不安、无目的活动增多、易激惹、发怒、行为的控制力减弱等。焦虑患者的外在可见表情紧张或痛苦、双眉紧锁、姿势僵硬不自然，可伴有震颤，小动作增多，不能静坐，往复徘徊。

二、抑郁症

抑郁症是一种常见的精神疾病，主要表现为情绪低落，兴趣减弱，悲观，思维迟缓，缺乏主动性，自责自罪，饮食、睡眠差，担心自己患有各种疾病，感到全身多处不适，严重者可出现自杀念头和行为。其核心症状为：心境低落、思维迟缓、意志活动减退、认知功能减退、躯体症状。

1. 心境低落 主要表现为显著而持久的情感低落，抑郁悲观。轻者闷闷不乐、无愉快感、兴趣减退，重者痛不欲生、悲观绝望、度日如年、生不如死。典型患者的抑郁心境有晨重夜轻的节律变化。

2. 思维迟缓 患者思维联想速度缓慢，反应迟钝，思路闭塞，临床上可见主动言语减少，语速明显减慢，声音低沉，对答困难，严重者交流无法顺利进行。

3. 意志活动减退 患者意志活动呈显著持久的抑制。临床表现为行为缓慢，生活被动、疏懒，不想做事，不愿和周围人接触交往，常独坐一旁，或整日卧床，闭门独居、疏远亲友、回避社交。

4. 认知功能损害 研究认为抑郁症患者存在认知功能损害。主要表现为近事记忆力下降、注意力障碍、反应时间延长、警觉性增高、抽象思维能力差、学习困难、语言流畅性差，空间知觉、眼手协调及思维灵活性等能力减退。认知功能损害导致患者社会功能障碍，而且影响患者远期预后。

5. 躯体症状 躯体症状主要有睡眠障碍、乏力、头晕、头昏沉、身体任何部位的疼痛、性欲减退、阳痿、闭经等。躯体不适可涉及各脏器，出现各种症状，如恶心、呕吐、心慌、胸闷、出汗等。假性眩晕，尤其是头昏是抑郁症常见躯体化症状之一。

三、过度换气

过度换气是指过深过快的呼吸使肺通气量过分增大，引起肺泡气、血液和组织中排出过多二氧化碳的现象。因焦虑而伴发的过度换气可引起眩晕。二氧化碳过少将引起血液和组织 pH 值上升，产生碱中毒。呼气性碱中毒可影响脑、周围神经、心脏、腹部脏器的功能状态，会引起大脑小动脉收缩，使大脑供血量减少。过度换气的症状是四肢和嘴唇表皮刺痛、轻度头痛、眩晕、焦虑、工作能力下降，严重时将发生肌痉挛、意识障碍，直至丧失意识。

四、癔症

癔症又称分离（转换）障碍，是一类由明显精神因素（如重大生活事件、内心冲突、情绪激动、暗示或自我暗示）和作用于易病个体所导致的以解离和转换症状为主的精神疾病。该病多起病于青年期，35岁以上初发者少见，常在心理社会因素刺激下，急性起病，可有多次发作，尤多见于女性。临床上表现分为两种类型：分离症状，表现以精神症状为主；转换症状，主要表现为各种形式的躯体功能障碍。其症状和体征不符合神经系统生理解剖，缺乏相应的器质性损害的病理基础。这些症状被认为是患者无法解决的内心冲突和愿望的象征性转换。眩晕、头痛、感知功能异常、肢体运动障碍，可以各种形式和不同程度发生。所以，眩晕可以是癔症患者的主要临床症状。

五、儿童情绪障碍

儿童情绪障碍是发生在儿童期以焦虑、抑郁、恐惧或躯体功能障碍为主要临床表现的一组疾病。由于儿童的生活体验及表述能力较弱，大多数患有情绪障碍的儿童是由家长以头痛、头晕等躯体不适或行为异常为代主诉就诊。

参考文献

［1］刘合玉，张怀亮.眩晕 头晕 头昏 300 问［M］.郑州：郑州大学出版社，2015.

［2］张素珍，吴子明.眩晕症的诊断与治疗［M］.5 版.郑州：河南科学技术出版社，2017.

［3］姜树军，单希征.巴拉尼协会持续性姿势 – 感知性头晕诊断标准解读［J］.北京医学，2018，40（1）：69-72.

［4］朱翠婷，鞠奕.精神心理性头晕［J］.中国卒中杂志，2017，12（9）：854-858.

［5］丁韶洸，卢伟.持续性姿势 – 知觉性头晕［J］.中华耳科学杂志，2017，15（1）：122-126.

［6］阿道夫·M.普朗斯坦，托马斯·伦珀特.眩晕和头晕实用入门手册［M］.赵钢，韩军良，夏峰，译.北京：华夏出版社，2012.

（王永涛　刘群霞）

第八章

眩晕的中医辨证施治

眩晕一证，又名眩运、旋晕，眩是眼花，晕是头晕，因两者常同时并见，故统称眩晕。轻者闭目自止，重者如坐舟车，旋转不定，不能站立，或伴有恶心、呕吐、耳鸣、心悸。《医碥》指出："眩，惑乱也，从目从玄。玄者，黑暗也……晕与运同，旋转也；所见之物皆旋转如飞，世谓之头旋是也。"祖国医学对眩晕的认识具有悠久的历史。成书于两千多年前春秋战国时期的《黄帝内经》一书中，涉及眩晕论述的经文就有29条之多，散见于诸多大论之中。汉代张仲景对眩晕一证虽没有专论，但"目眩""冒""头眩""颠眩""身为振振摇"等描述在《伤寒论》《金匮要略》中均可找到。后世医家在《内经》《伤寒杂病论》的基础上，对眩晕的病因病机论述颇多发挥，并创制了许多疗效卓著的方剂，至今还广泛地运用于临床。

第一节　《内经》关于眩晕病因病机和治疗方法的认识

一、病因病机

《素问·阴阳应象大论》云："天有四时五行……以生寒暑燥湿风；人有五脏化五气，以生喜怒悲忧恐。"《灵枢·百病始生》云："夫百病之始生也，皆生于风雨寒暑，清湿喜怒。"《内经》认为，疾病的发生，不外感触六淫之邪和内伤七情之惑，眩晕的发生亦如此。

（一）外感致眩

1. 外感风寒　《灵枢·大惑论》云："余尝上清冷之台……目系急则目眩以转矣。"指出因"邪中于项"导致卫表失固，邪气内侵，引起"独博独眩"的症状。此处所提到的"邪"应指代风寒之邪，因文中提到"上清冷之台"易感寒邪；又因"风为百病之长"，"高巅之上，唯风可到"，感邪则常夹风邪。

2. 外感湿邪　《素问·至真要大论》曰："太阴司天，湿淫所胜……时眩。"太阴司天相较太阴在泉而言受邪更偏重于邪从外受，但亦可出现邪气内郁，后文将再进行论述。湿性重浊黏滞，易困阻肢节经脉，则骨痛阴痹；湿邪困遏清阳，清窍被蒙，则头眩。

3. 太少并病　《素问·刺热》曰："热病，先眩冒而热……刺足少阴、少阳。"

根据"今夫热病者，皆伤寒之类也"（《素问·热论》），结合其后续出现的症状及治疗可知，此处的病机变化应为感受寒邪未解，继而太少并病，出现胸胁满的症状。

（二）内伤致眩

1. 肝胆邪盛　"徇蒙招尤，目冥耳聋，下实上虚，过在足少阳、厥阴，甚则入肝。"（《素问·五脏生成》）因"邪之所凑，其气必虚"，此处的"上虚"应指代因在下之肝胆邪盛侵犯于上，形成"上虚"易于受邪的病理状态。针对作为表里经关系的肝胆二经而言，肝经实证多体现在热盛与湿盛的方面：肝胆热盛，火性上炎，上扰清空则头晕头胀；肝胆湿热，熏蒸于上，清窍被蒙则头晕头重。此外还可表现为肝胆二经自身所在经脉之病，如耳聋、耳鸣、胁痛等症。

2. 肝阳上亢　"春脉……太过则令人善怒，忽忽眩冒而巅疾。"（《素问·玉机真脏论》）根据原文可知，春脉在这里是指代肝中阳气。肝体阴而用阳，若因某种原因导致肝阳上亢，则将出现眩晕、头昏头胀等症状。

3. 肝血不足　肝以血为本，静卧则血归于肝，若因某种原因导致肝脏受损，肝血不足时，临床中可以表现出头晕目眩的症状，正如《素问·腹中论》云："帝曰：有病胸胁支满者……目眩，时时前后血，病名为何？……岐伯曰：病名血枯。"

4. 营卫逆乱　营卫同为饮食水谷所化生，营行脉中，卫行脉外。二者相并而行，共同协调，保持人体生理功能的正常。营卫运行失常，则会导致疾病的发生。《灵枢·五乱》云："清气在阴，浊气在阳，营气顺脉，卫气逆行。清浊相干，乱于胸中，是谓大悗……乱于头，则为厥逆，头重眩仆。"认为营卫之气运行失常，阴阳相扰，营卫运行逆乱之处若位于头部，则可见头晕、眩晕。

5. 肝旺克脾　"发生之纪……其动掉眩巅疾。"（《素问·五常政大论》）即在木运太过之年，木气升发过强，因木气过旺克制脾土，相应于人体之肝脾二脏，疾病特点表现为肢体震颤、头目眩晕等疾患。《素问·气交变大论》曰："岁木太过，风气流行，脾土受邪，民病飧泄……眩冒巅疾。"风气在此可有两重含义：一为自然界气候变化中风气偏盛；二为在风气偏盛的情况下，人体肝气也相应偏盛（出现善怒、眩冒巅疾），即所谓"风气通于肝"（《素问·阴阳应象大论》），根据"五脏有病，则各传其所胜"以及"气有余，则制己所胜"，木旺克土，从而出现脾虚不运症状，如飧泄、食减、体重等。《素问·五常政大论》曰："厥阴司天……目转耳鸣。"《素问·六元正纪大论》曰："凡此厥阴司天之政……民病泣出，耳鸣，掉眩。"司天即位于三之气，为上半年主气时；在泉即位于六之气，为下半年主气时。在讨论厥阴司天在泉之前，应明确厥阴风木一般致病情况，《内经》称之为"病之常"，主要表现为肝及相表里之胆腑的病症特点：为里急，为支满，为胁痛、呕泄。当厥阴司天，其致病则表现为肝旺横克脾土的症状：急躁易怒，头胀，眩晕耳鸣，纳差，身体困重，肌肉消瘦萎缩，腹痛急迫欲便等。

6. 湿邪困脾　"太阴司天，湿淫所胜……时眩。"（《素问·至真要大论》）太阴司天时主要表现为湿邪困脾及肾的症状，外湿宜发散，内湿宜淡渗利湿。

7. 寒邪伤心　太阳寒水司天时主要表现为寒邪扰心，心阳被郁的症状，表寒以辛温散寒，内寒以甘温胜寒。如《素问·至真要大论》云："太阳司天，寒淫所胜……时眩仆。""太阳之复，厥气上行……时眩仆。"

8. 寒邪伤肾　《灵枢·五邪》曰："邪在肾，则病骨痛，阴痹。阴痹者，按之而不得，腹胀腰痛，大便难，肩背颈项痛，时眩。"马蒔在《黄帝内经灵枢注证发微》云："其肩背颈项痛，此皆膀胱经脉所行，以肾与膀胱为表里也。且时时眩晕，亦兼膀胱与肾邪也。"

寒邪太盛，不经三阳经而直入足少阴肾经，肾主骨，故见骨痛。"阴痹"的含义应该正确理解，此处的"阴"非指阴阳，而是代指寒邪；"痹"非《中医内科学》中所言"痹证"，而是言其病机。因此，"阴痹"是寒邪侵袭导致人体气机闭阻不通的代词，与平时临床中的痹证有区别。寒主收引，腰部筋经拘急不舒，气血运行不畅，故见腰痛；肩背颈项痛的原因是寒邪侵袭太阳（肾与膀胱相表里之故）；寒邪上侵入巅则头眩。

9. 胃火内郁，耗伤阴津　"阳明不退位……民病呕吐暴注，食饮不下，大便干燥，四肢不举，目瞑掉眩。"（《素问·本病论》）复布政者，言其气太过不退位而重复主令。阳明燥金过盛，化燥化火伤津。《素问》病机十九条云："诸呕吐酸，暴注下迫，皆属于热。”脾主运化，胃主受纳，胃火内盛，通降受阻，故见食饮不下。胃肠火盛伤津，故见大便干燥。胃火熏蒙清空，故见头眩。“脾病不能为胃行其津液，四肢不得禀水谷气，气日以衰……故不用焉。”《素问·太阴阳明论》故见四肢痿软不举。“又或遇太阳未退位，即阳明未得降……民病掉眩，手足直而不仁，两胁作痛，满目𥆧𥆧。”（《素问·本病论》）时值辰、戌之年，太阳寒水司天，其上一年的卯、酉年则为阳明燥金司天，少阴君火在泉。若太阳寒水不退位，则影响到其左间司天之气的降下，阳明主胃肠，胃火内郁，可出现一系列症候表现。首先，胃气随火而逆，熏蒸而上，故见昏倦；“胃不和则卧不安”，故见夜卧不安；胃火于内日久可耗灼阴津，故咽干引饮；胃火上炎扰及心神，可见懊热内烦；火热上熏清窍则头晕。

10. 心火内郁，心肾不交 《素问·本病论》曰：“君火欲降，水运承之……民病面赤心烦，头痛目眩也。”即是“降而不下”的论述。心火欲降而被水气所郁：时值丑未之年，为太阴湿土司天，太阳寒水在泉。生理情况下，手少阴君火降至在泉之左间。病理情况下，如果在泉之太阳寒水不退，寒水乘袭心火，则火气被胜而不降。心火不降郁于上，则将导致上焦火盛的症状：心烦急躁，面目红赤，头痛目眩。《素问·本病论》曰：“遇水运太过，先天而至也。水运承之，降而不下，即彤云才见，黑气反生，暄暖欲生，冷气卒至，甚即冰雹也。久而不降，伏之化郁，冷气复热，赤风化疫，民病面赤心烦，头痛目眩也，赤气彰而热病欲作也。”此条可理解为伏气温病，同样也可以归入心火内郁，心肾不交范畴。首先，水运太过，寒气当令，伏藏于内，潜而不发，待暄暖春气萌动之时发作，表现为一派温热之象，即今之春温。其次，若按五运六气理解，同样时值辰、戌之年，太阳寒水司天，其上一年的卯、酉年则为阳明燥金司天，少阴君火在泉。若太阳寒水不退位，则影响到其左间司天、在泉之气的降下。少阴君火久而不降，内郁于上，不能与肾水相合，则出现心火内郁，心肾不交之证。

11. 脾土内郁，相火燔灼脾土 《素问·本病论》曰：“少阳未退位者，即太阴未得降也……民病四肢不举，昏眩，肢节痛，腹满填臆。”土欲降而被木气所郁，上一年寅申岁气有余，少阳相火不退位，则太阴湿土亦不能降。故脾失升清之功，清阳不升反郁而化热，郁热上冲犯脑则昏眩；脾虚不主四肢则四肢乏力。

12. 上气不足　《灵枢·口问》曰："故上气不足……目为之眩。"针对上气不足病机的认识，胡玉灵认为，上气不足是相对于中气、下气不足而言，提出必须具备气虚和清阳不升的症状方可诊断为上气不足证，并指出了与髓海不足证的鉴别；张觉人等认为是由于髓海不足所致；王宗仁则认为"上气"当指"脑气"。而对于上气不足证的治疗，选用李杲的益气聪明汤。结合《灵枢》原文，在上文询问人之太息、涎下、耳中鸣及自啮舌的原因之后，接着说："上气不足……目为之眩。中气不足，溲便为之变，肠为之苦鸣。下气不足，则乃为痿厥、心悗。"似乎是与中气、下气相对应的一种气虚。从人体脏腑角度来讲，肝肾为下，心肺为上。上气不足可理解为心肺阳气不足。

13. 髓海不足　《灵枢·海论》记载："脑为髓之海，其输上在于其盖，下在风府……髓海不足，则脑转耳鸣，胫酸眩冒，目无所见，懈怠安卧。"《黄帝内经灵枢集注》曰："髓海不足，则精液竭。精液者，所以濡空窍者也。是以耳为之鸣，目无所见。液脱者，骨属屈伸不利，故胫酸而懈怠安卧。"指出肾精亏虚、髓海不足可导致眩晕的症状出现，其伴随症状还包括耳鸣、视物不清、腰膝酸软、形疲嗜卧等症状，即今人所熟知的"肾精不足"诸症。

二、治法治则

《内经》中关于眩晕的治疗多以针灸为主，尚缺乏立法完备的方药，但我们从中仍可见分虚实取穴论治之法。

（一）从脏腑论治

《灵枢·五邪》言"邪在肾"，治法为"取之涌泉、昆仑。视有血者，尽取之"。《类经》言："涌泉为足少阴之井，昆仑为足太阳之经。按《经脉篇》以腰脊肩背颈项痛为足太阳病，故当取昆仑。余为少阴病，故当取涌泉。二经表里，凡有血络者皆当取之。"对于邪气在肾所导致的眩晕，可取涌泉、昆仑，其中以昆仑为治疗肩背颈项痛及眩晕之要穴。《黄帝内经灵枢集注》曰："补足外踝下留之，乃取太阳之昆仑穴，候太阳之气至也。盖太阳者，三阳也。三阳者，天之业，膀胱之津水，随气运行，以濡空窍。故取之昆仑，昆仑乃津水之发原，上通于天者也。"强调了足太阳膀胱经因其能调畅全身津液，故在眩晕治疗中具有重要意义。

而对于髓海不足所致的眩晕，在针刺治疗上亦重在调理局部经气，在功能上实现对症状的改善。《灵枢·海论》云："审守其输，而调其虚实，无犯其害，顺者得复，逆者必败。"《黄帝内经灵枢集注》言："审其输，则知其四海之通于经，而经俞之外通于气也。调其虚实，则有余不足自和矣。害谓经气之逆，复则反逆为顺也。"强调了调理经气在髓海不足所致眩晕治疗中的作用。而对于具体取穴，《灵枢·海论》云："脑为髓之海，其输上在于其盖，下至风府。"《类经》言："盖，脑盖骨也，即督脉之囟会。风府，亦督脉穴。此皆髓海之上下前后输也。"故当察囟会、风府虚实以行补泻。

（二）调经络虚实

对于上气不足所致的眩，《灵枢·卫气》云："实者绝而止之，虚者引而起之。"强调需仔细诊察其经络虚实，施行补虚泻实的治疗方法，而非因其经气不利或阴精不足而纯泻无补或纯补无泻。《类经》言："绝而止之，谓实者可泻，当决绝其根而止其病也。引而起之，谓虚者宜补，当导助其气而振其衰也。"《黄帝内经灵枢集注》云："实者绝而止之，谓绝之于下，而止之盛于上也。虚者引而起之，谓引之于上，而起之出于下也。此候手足之十二络脉，上出于头气、胸气之街者也。"提示上虚既可能因不足所起，亦可能因下实而致精气血津液运行异常，如痰浊、瘀血、寒热外邪等阻滞经络，故当审其输，补虚泻实，以复其有余不足。现代针刺治疗眩晕常取百会等穴以调上下经气。

（三）导营卫之气

对于无明显虚实，单纯由于营卫之气运行失常所致眩晕，《灵枢·五乱》云："气在于头者，取之天柱、大杼；不知，取足太阳荥俞……徐入徐出，谓之导气；补泻无形，谓之同精。是非有余不足也，乱气之相逆也。"取穴天柱、大杼、通谷、束骨，徐入徐出，平补平泻。因不存在经络虚实，仅营卫之气相乱，故以针刺导复营卫之气，而不行补泻。《黄帝内经灵枢注证发微》云："今治五乱者，则其针徐入徐出，导气复故而已，不必泥定补泻之形，以其精气相同，非真有余与不足也，不过乱气之相逆耳，何必以补泻为哉！"

三、结语

《素问》从病名、症状描述、病因、病机、病位对眩晕进行了详尽的描述，对后世诊治眩晕病起到了十分重要的影响；而《灵枢》作为中医针灸学的理论溯源，更偏重眩晕中经络气血运行异常。然而限于当时科学水平低下，对于眩晕的论述较为朴素，关于眩晕治法方药的论述则相对显得浅薄，而且未能对眩晕的病名进行十分准确的描述，对各种眩晕的预后及转归亦不精准。提示我们在今后的研究中，应在此基础上进一步加深对其病因病机的研究和拓展，丰富其治法方药；此外使其病名更加准确，若结合现代医学知识，与现代医学之病名相结合，可使其预后的判断更加明晰和精准。

参考文献

［1］胡玉灵，徐秀芝.浅谈上气不足症之治疗［J］.内蒙古中医药，2010，29（1）：55-56.

［2］张觉人，张丹丹，丁念，等.上气不足脑为之不满的临床思考［J］.辽宁中医杂志，2008，35（5）：771.

［3］王宗仁."上气不足"与"脑气虚"浅识［J］.湖北中医杂志，1990（6）：44，32.

［4］边新娜.调理髓海针刺治疗颈性眩晕临床观察［J］.上海针灸杂志，2012，31（10）：740-741.

［5］范炳华，王鹏，徐泉珍，等.《黄帝内经》所论之眩晕探析［J］.浙江中医杂志，2007，42（12）：687-688.

［6］吴敏，梁嘉琪，刘龙涛.《灵枢》中眩晕病机及针灸治疗探析［J］.中国医药导报，2019，16（28）：130-132，137.

［7］王颖.眩晕病因病机之五脏论［J］.中国中医药现代远程教育，2021，19（3）：73-74.

［8］黄坡.张怀亮教授基于《内经》相关理论诊治眩晕的经验探讨［D］.郑州：河南中医药大学，2017.

［9］陈国明，谭智敏，邓华亮.五脏六腑皆令人眩，非独肝也［J］.环球中医药，2019，12（1）：29-32.

（徐　进　马建功）

第二节　张仲景辨治眩晕的学术思想

一、张仲景关于眩晕病名的论述

张仲景在《伤寒杂病论》中关于眩晕相关的病名主要分"眩""冒""厥"三类。其中以"眩"为意的病名有"眩""头眩""目眩""眩悸""癫眩"等，均指头昏目眩，视物旋转，或并见心悸、头痛。以"冒"为意的病名有"冒""苦冒""冒家""喘冒""自冒"等，"冒"一般为邪气怫郁于上或邪郁而清阳不能上升导致的昏蒙症状，它与眩晕既有联系，又有区别。以"厥"为意的病名有"厥阳""卒厥""厥癫"等，"厥"有手足逆冷和气机逆乱而致昏厥两个含义，本文主要论述后者，气机上逆，升而不降，导致眩晕、突然跌仆或昏不知人。以"眩""冒"并列的病名有"眩冒""冒眩"。"冒"与"眩"联系起来，即头昏作眩，且以眩晕为主。

二、张仲景辨治眩晕的基本特点

《伤寒杂病论》是我国最早的集理法方药于一体、理论联系实际的临床著作。张仲景总结汉以前各医家之论述，结合自己丰富的临床治验，于本书中系统地阐述了多种外感及内科杂病的辨治方药，确立了中医辨证论治的理论体系，在祖国医药发展史上具有深远影响。以《伤寒杂病论》一书为蓝本，不断深入挖掘张仲景辨证论治的规律并予以发挥运用，对临床辨证遣方用药具有重要的指导意义，是现代中医研究的重要方向。

（一）病机本虚标实，以痰饮实邪为主

《金匮要略·痰饮咳嗽病脉证并治》有"其脉虚者,必苦冒"之说,即体弱脉虚之人,易患眩冒之证,可见仲景认为，眩晕的发作多因"虚"，气虚、阳虚、血虚致眩等在《伤寒杂病论》中多有论述。如《金匮要略·血痹虚劳病脉证并治》云："夫失精家，少腹弦急，阴头寒，目眩，发落，脉极虚芤迟，为清谷、亡血、失精。"素有遗精虚劳之人，精液损耗太过，阴损及阳，不能濡养上焦清窍发为眩晕，治用桂枝加龙骨牡蛎汤潜阳入阴，固涩保精。又如《金匮要略·妇人产后病脉证治》云："血虚而厥，厥而必冒。"产后气血不足，寒厥上逆则眩晕，治用小柴胡汤疏理三焦气机，以复气血

生发之机。然眩晕病机多为本虚标实，如津伤燥屎内结而致喘冒的大承气汤证，阳虚饮停、冲气上逆而"时复冒"的苓桂五味甘草汤证，脾阳虚衰、水饮内停、上泛清窍的苓桂术甘汤证等，皆为本虚标实，实邪上泛清窍之证。张仲景所论致眩实邪，或为气机不利，或为浊热上扰，或为痰饮内停，三者又可相互影响，病因复杂多变。三者之中，尤以痰饮致病为主，《伤寒杂病论》论述眩晕证治的条文中，单是关于痰饮眩晕的证治就有 21 条，足见仲景对痰饮致眩病因的重视。

（二）病位在于脑窍，与五脏关系密切

眩晕之证发于脑窍，病位在上。脑居于颅腔之中，主司感觉运动，为元神之府，《灵枢·大惑论》云："五脏六腑之精气，皆上注于目……上属于脑。"脑窍须精津气血之滋养才能正常发挥其运动感觉之功能，清窍失养，则头眩昏冒、耳鸣眼花。

眩晕发病与肝、脾、肺、肾关系密切。肝失调畅，少阳枢机不利，则气机阻滞，清窍不得通利发为眩晕，如《伤寒论》少阳提纲证之目眩；又或是肝血亏虚，阴液耗竭，则清窍失于濡养引起眩晕，如《金匮要略》产后三病之郁冒。张仲景认为眩晕多由痰饮所致，而津液的运行全赖脾、肺、肾三脏功能通调。因此，三脏功能失常，常导致津液代谢障碍，聚成痰饮，上泛清窍，发为眩晕。如脾失运化、湿热内蕴的茵陈蒿汤证，肺痿虚寒、津液不纳的甘草干姜汤证等，另外，"失精家"肾虚精亏也是导致眩晕发作的重要原因之一。

（三）涉及多种病证，尤以少阳病为主

张仲景论述眩晕的条文中，广泛涉及了多篇章中的多种病证。《金匮要略》中心肺阴虚之百合病、风湿相搏之历节病、肺虚受风之肺中风证、脾胃湿热之谷疸病等等，皆论及眩晕辨治；《伤寒论》对眩晕的辨治在太阳、阳明、少阳、少阴、厥阴病篇中都有相关论述，如第297条："少阴病，下利止而头眩，时时自冒者，死。"少阴血虚上竭，清窍失养发为眩晕。其中，眩晕与少阳病关系最为密切。少阳病或因外邪直犯少阳，或因太阳表邪入里，或因里邪欲出不出，邪在半表半里，枢机不利。《伤寒论》第263条云："少阳之为病，口苦，咽干，目眩也。"此为少阳病之提纲证，见此三证即可从少阳病辨治，多用小柴胡汤和解表里，疏利气机。张仲景总结小

柴胡汤临床运用经验时又提出"有柴胡证，但见一证便是，不必悉具"，可见仲景认为眩晕多可从少阳辨治，并以小柴胡汤治疗。

（四）治法变化多端，汗、下、针法并用

脑为清窍，受五脏六腑精津气血之滋养，脑府"以通为用"，浊阴上逆、痰饮停聚、气机失畅、瘀血阻滞等皆可致脑病，而其根本原因多为"虚"。因此，张仲景辨治眩晕时多标本兼治，通补并行，并根据病情对"通""补"之力有所侧重，如甘草干姜汤以温补之力使中焦运化，泽泻汤以利水之功而去痰饮，真武汤标本兼治温肾利水等。张仲景辨治眩晕常审病度因，随证治之，在治疗方法上不拘一格，别出心裁。对于血虚病"厥"之人，仲景提出"厥而必冒，冒家欲解，必大汗出"，在阴盛阳虚之戴阳轻证的论述中也有"郁冒汗出而解"之说，虽然原文后并无具体方药，但根据《伤寒论》太阳病篇发汗诸方可知此处汗法的辨证用药方法。汗出得当，则阴阳调和，气机通畅，郁冒自解。燥屎内结，肺气不降，浊热上扰清窍而"喘冒不能卧"，此处仲景明辨病机，果断地使用大承气汤下之。太少并病，少阳枢机不利而头晕，此时患者已汗后体虚，不可更发汗，仲景以针刺大椎、肺俞、肝俞，通利气机治疗眩晕。

（五）根据妇人孕、产的生理特点辨治妇人眩晕

《金匮要略·妇人妊娠病脉证并治》云："妊娠有水气，身重，小便不利，洒淅恶寒，起即头眩，葵子茯苓散主之。"妇人妊娠时多血多气，如遇气机不畅则易影响膀胱气化功能，水饮阻滞而发为妊娠水肿，水气上冒则眩晕。此时用药宜轻，不能影响胎气，张仲景用葵子、茯苓两味药，药力专于利水而不伤正气，仲景特别交代服药后"小便利则止"，恐药物过用对胎气不利。

《产鉴》有云："产后五脏皆虚，胃气亏弱，谷气尚乏。"妇人产后五脏气血俱虚，脾胃运化水谷之力尚弱，需要缓慢地恢复。故《金匮要略·妇人产后病脉证治》云："产妇郁冒，其脉微弱，呕不能食，大便反坚，但头汗出，所以然者，血虚而厥，厥而必冒，冒家欲解，必大汗出……阴阳乃复。大便坚，呕不能食，小柴胡汤主之。"妇人产后气血不足、腠理不固，易感寒邪，上扰头目而郁冒，仲景明辨此时虚不宜补，而

调理气机对正气的恢复具有重要作用，于是以小柴胡汤疏利三焦气机，恢复脾胃运化，通畅气血运行，可谓匠心独具。

三、张仲景"痰饮致眩理论"的内涵

《伤寒杂病论》34 条论述眩晕证治的条文中，关于痰饮致晕的证治就有 21 条，足见仲景对痰饮致眩病因的重视，除脾阳虚之苓桂术甘汤证、肾阳虚之真武汤证、膀胱气化不利之五苓散证等痰饮实邪单一致病外，痰饮还可挟风、挟热，如肺中风之水湿浸渍，谷疸之湿热互阻，皆可上扰清窍，发为眩晕。因此，张仲景所论痰饮致晕的病因病机有虚有实，可兼风、兼热、兼寒，基本涵盖了痰饮致病机制的各个方面。

1. 脾虚水停，上泛清窍　《金匮要略·痰饮咳嗽病脉证并治》云："心下有痰饮，胸胁支满，目眩，苓桂术甘汤主之。"《伤寒论》第 67 条："伤寒，若吐、若下后，心下逆满，气上冲胸，起则头眩，脉沉紧，发汗则动经，身为振振摇者，茯苓桂枝白术甘草汤主之。"两则条文所描述的病机基本一致，皆为脾阳虚之证，在治疗上也同样地使用了苓桂术甘汤。太阳证误用吐法或汗法，伤及脾阳，脾虚则温化水饮无力，水饮停聚而上逆，阻碍气机，心下觉之胀满且有气机冲逆之感，出现气短、心悸或者胸闷。停聚心下之饮邪，窜动不居，上溢胸中，旁至两胁。起则头眩，即当出现体位变化时，眩晕症状出现或加重。对于体位变化而加重眩晕的原因，既有痰饮停聚中焦，清阳之气阻于中焦，不能随体位变化而上养头目，又有痰饮病邪随体位变化上蒙清窍，以致眩晕昏蒙。

2. 肾阳虚衰，水气泛溢　《伤寒论》第 82 条："太阳病，发汗，汗出不解，其人仍发热，心下悸，头眩，身𥆧动，振振欲擗地者，真武汤主之。"此条文所述病机与苓桂术甘汤证皆为阳虚有水，但由于病位不同，在病机、病情上也有所不同。阳气极虚，伤及下焦肾阳，虚阳外越而发热，阳虚不能制水，下焦水饮泛溢表里。饮邪上冲心胸则见心下悸，上扰清窍则头目眩晕，溢于筋脉肌肉则身体筋肉跳动，震颤不定。

3. 脾胃寒湿，清阳不升　《伤寒论》第 195 条："阳明病，脉迟，食难用饱，饱则微烦，头眩，必小便难，此欲作谷疸。虽下之，腹满如故，所以然者，脉迟故也。"《金匮要略·黄疸病脉证并治》中条文与此条阐述基本一样，皆描述了阳明热证误用寒下法而

致脾胃虚寒的症状。谷疸病本为湿热困脾，现湿从寒化，阴邪更盛，水湿凝聚而中焦脾胃气机运化受阻，因而"腹满"，食欲不佳，强食则水谷不化，加重中焦的寒湿郁滞，气机升降不利，清阳不能上升濡养脑窍，脑窍失养而眩晕。本证为本虚标实，脑窍因失养而发病，与脾胃湿热内蕴、水饮挟热上扰清窍之谷疸眩晕在病机上略有不同。

4. 脾胃湿热，痰浊上扰　《金匮要略·黄疸病脉证并治》描述了谷疸发病的病机和症状，其中"食谷即眩，谷气不消，胃中苦浊"反映了脾胃湿热内蕴，运化功能失常，湿热内阻，则痰浊上扰致眩的病机。水饮停聚本易上逆作眩，加之有热，湿热蒸腾，水饮得势而上，故头昏目眩。同时，热灼津液，易炼湿成痰，亦致痰蒙清窍，发为眩晕。篇中其他条文对此也有相似描述，并进一步提出了证治方药："谷疸之为病，寒热不食，食即头眩，心胸不安，久久发黄，为谷疸，茵陈蒿汤主之。"眩晕发作的诱因为"食谷"，为脾胃运化不利，饮食后中焦湿热更甚，上冲之势愈盛而致。

5. 风湿上犯，干及阳位　《金匮要略·中风历节病脉证并治》云："诸肢节疼痛，身体尪羸，脚肿如脱，头眩短气，温温欲吐，桂枝芍药知母汤主之。"风湿外侵，痹阻关节筋脉，阻滞血气运行，水饮停聚，湿无出路，则浸淫四肢关节，导致关节肿胀；风性善行，挟水湿窜行表里内外，向上至头目则引起眩晕、短气。此证不仅有外湿入侵，更有内饮停聚，沈明宗谓其病机为"脾胃肝肾俱虚"（《金匮要略编注》），可见虚而生饮，饮停则虚，痰饮致眩的理论之中也蕴含着体虚气弱之根本病机。

6. 肺失宣降，水湿浸渍　《金匮要略·五脏风寒积聚病脉证并治》云："肺中风者，口燥而喘，身运而重，冒而肿胀。"肺主气，司呼吸，肺气的宣发肃降作用可调理上焦气机，布散水气津液。若风邪入肺，则易化燥伤阴，肺气不得宣降。尤在泾云："肺中风者，津结而气壅……输化无权，水聚而气停也。"（《金匮要略心典》）。肺之水气不能输布，则易化饮化痰，身重而肿胀，头目被水湿浸渍而发眩晕蒙冒。《金匮要略·肺痿肺痈咳嗽上气病脉证治》云："肺痿吐涎沫而不咳者……以上虚不能制下故也。此为肺中冷，必眩，多涎唾，甘草干姜汤以温之。"此为肺中虚冷，肺气不振，不能摄纳和输布津液所致，津液不布，则聚而化饮化痰。肺主气，合皮毛，肺气虚衰，则毛窍郁闭，痰饮去无出路，故或多吐涎唾，或上逆致眩。由于肺居上焦，近于清窍，因此肺之邪气最易上扰清窍，引起头目症状。

7. 膀胱气化受阻，水饮停聚 《金匮要略·妇人妊娠病脉证并治》云："妊娠有水气，身重，小便不利，洒淅恶寒，起即头眩，葵子茯苓散主之。"妊娠胎气渐生，已影响胎位附近膀胱之气化，水饮不去则停聚为邪，故身重、小便不利。此证与《伤寒论》苓桂术甘汤证之痰饮虽由来不同，但致眩的病机一致，皆为气机不利、清窍失养和水饮上逆、清窍受扰两说，因此同样具有"起则头眩"之诱因。

《金匮要略·痰饮咳嗽病脉证并治》云："假令瘦人脐下有悸，吐涎沫而癫眩，此水也，五苓散主之。"瘦人多为阴不足而阳有余，少有病水，而今见其脐下有水悸，当是膀胱气化不利、水蓄下焦所致。水饮不能由小便而出，则又阻碍气机的升降，使上焦清阳不升，头窍失于濡养而"癫眩"。《医宗金鉴》认为："癫眩之'癫'字，当是'巅'字，巅者头也。"也有医家认为此"癫"字应是传抄过程中的笔误，实为"病"字。不论何种解释，"癫眩"当是眩晕病证无疑，而非疯癫之情志症状。由此证的病机可以看出，气机与水饮在眩晕发病过程中常互为影响，气机不畅则水饮停聚，水饮停聚又可以反过来阻滞气机，加重眩晕的病情。

8. 饮停心下，阻遏清阳 《金匮要略·痰饮咳嗽病脉证并治》云："心下有支饮，其人苦冒眩，泽泻汤主之。"所谓"心下支饮"，"心下"有胃脘一说，也有胸膈一说，但水饮停聚部位总在上焦。水湿为患，阻遏上焦之气，清阳不得上养头目，浊邪蒙蔽清窍，患者发为眩晕，非泽泻汤利水除湿不可治也。篇中又云："卒呕吐，心下痞，膈间有水，眩悸者，小半夏加茯苓汤主之。"在症状上，患者出现呕吐提示胃中有水，加之膈间有水，意为水饮泛溢已布满中上焦，较上条所述水饮停聚的范围更广，病情更重，因此，治疗用药上也多有不同。

支饮患者，若素有体虚，服小青龙汤之后因发散太过，阳气更伤，水湿难化，则出现"多唾口燥，寸脉沉，尺脉微……因复下流阴股，小便难，时复冒"（《金匮要略·痰饮咳嗽病脉证并治》）等症状。寸候上焦心肺，上焦有饮则脉见沉；尺候下焦，肾气虚衰则见尺脉微。可概括本病病机为上实下虚，肾气不足无以向上蒸化，上焦水饮停聚阻碍气机，皆导致清阳不升，浊阴不降，时时头冒，治用苓桂五味甘草汤；咳嗽胸满者，可与苓桂五味姜辛汤。服汤后，气机得以宣通则应感到口渴，若患者没有口渴，说明支饮未除，出现变证："渴反止者，为支饮也。支饮者，法当冒，冒者必呕，呕者，复纳半夏，以去其水。"条文已明确说明此眩晕的病机为支饮水邪作乱，犯胃作呕，上逆致眩，故以苓桂五味甘草去桂加姜辛夏汤治之。

四、治则治法

张仲景治疗痰饮眩晕，在其"观其脉证，知犯何逆，随证治之"的辨证论治理论指导下，针对痰饮致病特点提出了"病痰饮者，当以温药和之"的总的治疗法则，并在此原则下立法遣方用药辨治痰饮眩晕。

"温药和之"实为治本，以其作为法则，当有以下几点考量：①从痰饮的形成看，是由于肺脾肾三脏阳气虚弱、气化不利而致，药寒则阳气更伤，药热则炼液成痰，故用温药以扶助阳气，"阳回气化而饮自去矣"；②从痰饮的性质来看，饮为阴邪，遇寒则凝，得温则行，故化饮之药必温；③从痰饮致病特点来看，轻则阻遏阳气，重则耗气伤阳，由于阳气不行，水饮不化，故必借助温药以鼓舞阳气，恢复气机运化功能，则水饮自去；④从温药的功效来看，其具有振阳气、开腠理、调水道的作用，既可使表里阳气得以宣发，又可达到祛痰化饮的目的，故痰饮眩晕当用温药，水饮得去而清阳自升。

然而，"温药和之"四字并不能反映张仲景辨治痰饮眩晕规律的全貌，其在临床实践中，常随证变化加减，使得痰饮眩晕的辨治内容十分丰富，值得后人总结并发挥运用。

五、辨证方药

张仲景《伤寒杂病论》中治疗眩晕的主要方剂有 12 首，各方所治疗之眩晕病因病机各不相同，在配伍用药上也各具特点。

（一）小半夏加茯苓汤

《金匮要略·痰饮咳嗽病脉证并治》云："卒呕吐，心下痞，膈间有水，眩悸者，小半夏加茯苓汤主之。"此为饮停于胃，致清阳不升，浊阴不降而发的眩晕。临床上以眩晕、呕吐、心下痞满为主症，故用小半夏加茯苓汤散饮和胃，降逆行水。方中生姜散饮和胃止呕，半夏散饮降逆，茯苓导水下行，使水饮去而清阳得升。

（二）泽泻汤

《金匮要略·痰饮咳嗽病脉证并治》云："心下有支饮，其人苦冒眩，泽泻汤主之。"此为水停心下，郁遏清阳，清阳不升，浊阴上冒而致头目昏眩。临床上以冒眩为主症。治以泽泻汤，用泽泻利水除饮，白术补脾制水。

以上两方证均为中焦停饮，但前者胃失通降之呕吐症状较突出，故重用生姜、半夏散饮和胃降逆；后者以水饮上逆之眩冒为主，故重用泽泻利水。

（三）葵子茯苓散

《金匮要略·妇人妊娠病脉证并治》云："妊娠有水气，身重，小便不利，洒淅恶寒，起即头眩，葵子茯苓散主之。"此证多因于胎气影响，膀胱气化被阻，水湿停聚，清阳不升而致，以葵子茯苓散治之。其主治症除起即头眩外还伴有身重、小便不利、洒淅恶寒等。方中以葵子滑利通窍，茯苓淡渗利水，使小便通利，水有去路则气化阳通，诸症可愈。

（四）五苓散

《金匮要略·痰饮咳嗽病脉证并治》云："假令瘦人脐下有悸，吐涎沫而癫眩，此水也，五苓散主之。"此条病机为膀胱气化不行，水无去路，反逆向上而致头眩。临床上以脐下动悸、头眩、吐涎沫、小便不利为主症。方用五苓散以化气利水，使水气下行。方中桂枝通阳化气，白术健脾散水，茯苓、猪苓、泽泻导水下行。

（五）苓桂术甘汤

《伤寒论》第67条云："伤寒，若吐、若下后，心下逆满，气上冲胸，起则头眩，脉沉紧，发汗则动经，身为振振摇者，茯苓桂枝白术甘草汤主之。"《金匮要略·痰饮咳嗽病脉证并治》云："心下有痰饮，胸胁支满，目眩，苓桂术甘汤主之。"前者为太阳伤寒，本应汗解而反用吐下，损伤脾胃之阳，脾运失职不能制水，水饮冲逆于上，清窍被蒙而致眩晕。后者为饮阻于中（胃），清阳不升而致头目眩晕。均可用苓桂术甘汤温阳化饮，健脾利水。方中桂枝辛温通阳，茯苓淡渗利水，二者合用可温阳化水；白术健脾燥湿，甘草益气和中，两药合用可补土以制水。

苓桂术甘汤与五苓散两方中均用辛温之桂枝以助阳气运化，苦温之白术健脾燥湿，淡渗之茯苓因势利导使水液下行。但两方所针对之病机有所差异，用药也有所不同。前方治脾胃阳气受损，运化不力，水遏中焦，清阳不布而导致的眩晕，除眩晕症状外还有心下逆满、胸胁支满等症，故除重用桂枝外，辅以白术及补中益气之甘草，仅用茯苓一味淡渗之品，体现此方助脾胃阳气运化为主，淡渗利水为辅；后方所治为膀胱气化失司，水遏下焦，浊阴上逆而导致的眩晕，除眩晕症状外还有脐下悸动、小便不利、吐涎沫等症，故除用桂枝、白术外，淡渗之品茯苓、泽泻、猪苓三物并施，旨在导浊畅流为主，温阳化气为辅。

以上五方均用于治疗水饮而致的眩晕证，水饮为阴寒重浊之邪，停聚于上、中、下三焦均可阻遏气机升降，蒙蔽清阳而发为眩晕，虽同为水湿为患，但病位有高低，病情有轻重，病机有差异，兼症有不同，而治方有所不同。

（六）小柴胡汤

《金匮要略·妇人产后病脉证治》云："产妇郁冒，其脉微弱，呕不能食，大便反坚，但头汗出，所以然者，血虚而厥，厥而必冒，冒家欲解，必大汗出……小柴胡汤主之。"此为产妇之阴血不足，虚阳上厥而致郁冒。产妇郁冒除有头目眩冒、郁闷不舒之症外，尚有呕不能食、大便坚、但头汗出、脉微弱等症。治用小柴胡汤，使枢机运转，则阴阳相和，而郁冒自愈。

（七）大承气汤

《伤寒论》第242条云："病人小便不利，大便乍难乍易，时有微热，喘冒不能卧者，有燥屎也，宜大承气汤。"此为燥屎内结肠腑，浊气攻冲于上所致的眩晕。其临床主症为眩冒、气喘不能卧、小便不利、大便乍难乍易等；若腑热结实损伤津液则二便皆不通利。以大承气汤泻热去实，方用苦寒泻热通腑之大黄与咸寒软坚之芒硝，辅以宽肠下气之枳实、厚朴，共奏通腑泻热之功，腑气通，邪热除，则眩晕自止。

（八）茵陈蒿汤

《金匮要略·黄疸病脉证并治》云："谷疸之为病，寒热不食，食即头眩，心胸不安，久久发黄，为谷疸，茵陈蒿汤主之。"此为病邪外感、饮食内伤导致脾胃运化失常，湿热内蕴，上冲而致眩晕。临床上以恶寒、发热、不思饮食、食后眩晕加重、心胸不安、发黄为主症。方用茵陈蒿汤清泄湿热，使阳明之热从大小便而泄。

（九）甘草干姜汤

《金匮要略·肺痿肺痈咳嗽上气病脉证治》云："肺痿吐涎沫而不咳者，其人不渴，必遗尿，小便数。所以然者，以上虚不能制下故也。此为肺中冷，必眩，多涎唾，甘草干姜汤以温之。"此主症为肺中阳气虚衰，津气不布所致的眩晕。故除眩晕外，临床尚可见吐涎沫、遗尿、小便数等症。故以甘草干姜汤温肺复气，振奋中阳，培土以生金。

（十）桂枝芍药知母汤

《金匮要略·中风历节病脉证并治》云："诸肢节疼痛，身体尪羸，脚肿如脱，头眩短气，温温欲吐，桂枝芍药知母汤主之。"此为风湿合邪上犯于头目而致的眩晕。其病机特点在于风湿内盛，日久不解而化热伤阴。临床以关节疼痛、肿胀甚则变形，眩晕欲吐等为主症，故以桂枝芍药知母汤祛风除湿，通阳行痹，养阴清热。

（十一）真武汤

《伤寒论》第82条云："太阳病，发汗，汗出不解，其人仍发热，心下悸，头眩，身瞤动，振振欲擗地者，真武汤主之。"此为太阳病误治，伤及少阴阳气，致少阴阳虚，水不化津而泛滥，上扰清阳而致的头目眩晕。临床以头眩、心悸、小便不利、身瞤动，甚则站立不稳、欲仆倒等为主症。治以真武汤温阳利水。方用附子温阳利水，白术健脾利水，茯苓淡渗利水，生姜温胃散水，芍药益阴，诸药合用则肾阳复，水气行而眩晕自停。

（十二）桂枝加龙骨牡蛎汤

《金匮要略·血痹虚劳病脉证并治》云："夫失精家，少腹弦急，阴头寒，目眩，发落，脉极虚芤迟，为清谷、亡血、失精，脉得诸芤动微紧，男子失精，女子梦交，桂枝加龙骨牡蛎汤主之。"此为遗精之人阴阳失调，心神不敛，精血衰少，不能上承而致眩晕。临床以头目眩晕、发落、脉虚芤迟为主症，日久阴损及阳，尚可见少腹弦急、外阴寒冷之症。治以桂枝加龙骨牡蛎汤调和阴阳，重镇摄纳。方中桂枝汤调和阴阳，加龙骨、牡蛎重镇摄纳，使阴阳相交，精不外泄，则眩晕自止。

通过对仲景治眩晕诸方的辨析，可见张氏治疗眩晕辨证之精细如此，虽同为眩晕一证，却有十二方之不同，充分地体现了辨证施治这一重要原则。

参考文献

［1］高帅，樊瑞红.浅析张仲景辨治痰饮型眩晕的学术思想［J］.天津中医药大学学报，2018，37（4）：342-343.

［2］刘静宇.仲景治疗眩晕十法［J］.河南中医，2002，22（4）：1-2.

［3］叶冰，吴淑昆，吴施国.真武汤论治眩晕经验撷要［J］.成都中医药大学学报，2021，44（2）：73-75.

［4］张国宏，卢先彬.仲景辨治眩晕理论初探［J］.实用中医药杂志，2016，32（7）：735-736.

［5］颜磊，董桂英.《伤寒杂病论》眩晕证治探析［J］.江苏中医药，2020，52（3）：6-8.

［6］郭进财，刘雪娜，洪炳根.眩晕病的经方诊治思路［J］.中国中医急症，2012，21（7）：1111-1112.

［7］马小娜，闫军堂，刘晓倩.谈《金匮要略》中眩晕病症方证辨治［J］.辽宁中医药大学学报，2012，14（2）：94-96.

［8］王建康.《伤寒杂病论》痰饮型眩晕之治法与临床运用［J］.中医研究，2006，19（7）：9-11.

［9］李广浩.仲景治眩及其源流析［D］.上海：上海中医药大学，2004.

（徐 进 杨克勤）

第三节 李杲辨治眩晕的学术思想

李杲（1180—1251），字明之，河北正定人，因正定在汉初称为东垣国，所以李杲晚年自号东垣老人，是我国医学史上著名的金元四大家之一。李杲学医于张元素，尽得其传而又独有发挥，通过长期的临床实践积累了一定的经验，提出"内伤脾胃，百病由生"的观点，形成了独具一格的脾胃内伤学说，是中医"脾胃学说"的创始人。李氏未对眩晕做专门论述，其辨治眩晕的观点散见于《脾胃论》《内外伤辨惑论》《兰室秘藏》等著作中。

一、脾胃为生命之本

李杲认为，脾胃是一身元气之根本，元气又是人体生命活动的根本，他在《脾胃论》中曰："真气又名元气，乃先身生之精气也，非胃气不能滋之。"又曰："胃中元气盛，则能食而不伤，过时而不饥。""元气之充足，皆由脾胃之气无所伤，而后能滋养元气。若胃气之本弱，饮食自倍，则脾胃之气既伤，而元气亦不能充，而诸病之所由生也。"

李杲在《脾胃论·天地阴阳生杀之理在升降浮沉之间论》中云："胃为水谷之海，饮食入胃，而精气先输脾归肺，上行春夏之令，以滋养周身，乃清气为天者也；升已而下输膀胱，行秋冬之令，为传化糟粕，转味而出，乃浊阴为地者也。"脾胃属土，居心肺之下，肝肾之上，通上连下，为内外、表里、上下气机升降之枢纽，生化气血，灌溉四旁，才能维持"清阳出上窍，浊阴出下窍；清阳发腠理，浊阴走五脏；清阳实四肢，浊阴归六腑"的正常生理活动。若脾胃升降功能失常，将会出现多种病症，"或下泄而久不能升，是有秋冬而无春夏，乃生长之用陷于殒杀之气，而百病皆起；或久升而不降，亦病焉"。

二、脾胃虚损、升降失司是眩晕发病的关键

李杲所处的宋金元时期具有多民族斗争、战乱不断的时代特点，李杲亦是经历大梁（即汴京）之围后方才确立了"内伤"思想。他根据当时社会背景、百姓所苦，结合临床观察与实践，提出"脾胃一伤，百病由生"的观点，其在《脾胃论·三焦元气衰旺》中曰："上气不足，脑为之不满……头为之苦倾，目为之瞑……此三元真气衰惫，皆由脾胃先虚，而气不上行之所致也。"谷入于胃，脾受胃禀，熏蒸腐熟，生化精气，借脾传输，上传于肺，濡养五脏六腑，五官九窍。脾胃既虚，真气虚衰，无以上行，或升清无力，致清窍失养，发为眩晕。《脾胃论·脾胃虚实传变论》云："脾胃一伤，五乱互作……头痛目眩。"劳倦伤中，升降失司，气乱于头，亦可发为眩晕。

李氏将眩晕的病机归结为由脾胃虚损而致"真气衰惫""气机逆乱"，其所论之"真气"即"元气"，依靠胃气充养，元气之本在脾胃，胃强脾健，则纳运如常，气

血生化有源，元气充足，上滋脑窍，清窍得充，眩晕不作。其所论之"气机逆乱"源于"脾胃一伤"，脾胃为气机升降之枢，正如《脾胃论·阴阳升降论》曰：人之"清浊之气皆从脾胃出"。《脾胃论·脾胃虚实传变论》又曰："脾胃既和，谷气上升。"脾胃健运，元气充沛，气机和畅，升降相因，清阳得升，浊阴得降，眩晕不作。

三、临床用药重视升发脾阳

虽然脾胃为气机升降之枢纽，但李氏非常重视升发脾阳，因清阳上升，则浊阴自降，其认为只有谷气上升，脾气升发，元气才能充沛，生机才能活跃，阴火才能得以潜藏。若谷气不升，脾气下流，则元气匮乏，生机消沉，湿浊内生，阴火上冲而产生各种病症。提出了"胃虚元气不足诸病所生论""脾胃虚则九窍不通论""胃虚脏腑经络皆无所受气而俱病论"等论点，据此理论，立"以辛甘温之剂，补其中而升其阳"的治疗大法，创立了许多益气升阳的名方。如治疗中气下陷、气虚发热的补中益气汤，治疗脾胃气虚兼湿热的补脾胃泻阴火升阳汤，治疗脾虚气陷、胃失降纳的升阳益胃汤，益气健脾、和中祛湿的调中益气汤，治疗中气不足、阴火内伏的升阳散火汤，除湿清热、升阳祛风的升阳除湿汤，治疗脾胃气陷日久、命门火衰而妇人经水不止的升阳举经汤等。

治疗眩晕方面，对后世影响深远的以半夏白术天麻汤和益气聪明汤为最。半夏白术天麻汤见于《脾胃论·调理脾胃治验》，原方组成为：黄柏二分，干姜三分，天麻、苍术、白茯苓、黄芪、泽泻、人参各五分，白术、炒曲各一钱，半夏、大麦芽面、橘皮各一钱五分。为粗末，每服半两，水二盏煎至一盏，去渣，食前热服。主治"痰厥头痛"之证，症见"素有脾胃之证……复添吐逆，食不能停，痰唾稠黏，涌出不止，眼黑头眩，恶心烦闷，气短促上喘……目不敢开，如在风云中。头苦痛如裂，身重如山，四肢厥冷，不得安卧"。东垣立方用参、芪、二术、茯苓补中益气、健脾化湿，橘皮、半夏燥湿化痰，曲、麦理脾消食，干姜温中，天麻息风，泽泻利水，黄柏制燥，待脾胃健运，清气即升，痰浊得降得化，肝风亦自平息，则头痛、眩晕诸症得愈。其中对半夏、天麻二药评价甚高，李氏赞曰："足太阴痰厥头痛，非半夏不能疗；眼黑头旋，风虚内作，非天麻不能除。"

益气聪明汤本是李杲为治疗耳鸣耳聋所创（出自《东垣试效方·卷五》），原方组成为：黄芪半两，甘草半两，人参半两，升麻三钱，葛根三钱，蔓荆子一钱半，芍药一钱，黄柏（酒制，锉，炒黄）一钱。如烦闷或有热，渐加黄柏，春、夏加之，盛暑夏月倍之，如脾胃虚去之。本方具有补中气、升清阳、散风热的功效，后世常用此治疗清阳不升所致眩晕。十二经清阳之气皆上于头面而走空窍，因饮食劳逸，脾胃受伤，心火太盛，则邪害空窍，眩晕耳鸣，故用参、芪甘温以补脾胃；甘草甘缓以和脾胃，泻阴火；升麻、葛根、蔓荆子轻扬升发，专入阳明，鼓舞胃气上行头目；白芍敛阴和血；黄柏制燥生水，使冲和之气上升，则九窍通利，耳聪目明，眩晕自愈。

四、结语

李杲论治眩晕的学术思想影响深远，明代张景岳深化其元气虚衰致眩理论，提出"无虚不作眩"，除应用补中益气汤之外，还善用四君子汤、五君子煎、归脾汤等包含人参、黄芪、甘草等甘温药的方剂，旨在补中益气、滋养元气。张锡纯亦从中焦气机不利的角度阐释目眩之病机，如《医学衷中参西录》曰："食后停滞胃中，艰于下行，且时觉有气挟火上冲，口苦舌胀，目眩耳鸣。"脾胃虚弱，运化不及，食滞胃中，阻碍气机，致胃气不降，挟火上逆，扰乱清窍，发为眩晕。以脾胃虚弱为发病之本、胃气上逆为发病之标。治疗时常用降胃气之药如半夏、厚朴、枳实等，取得了良好的效果。

参考文献

［1］刘庆文.金元四大医家眩晕病辨治规律研究［D］.石家庄：河北医科大学，2010.

［2］莫韶确.半夏白术天麻汤：李东垣-痰厥头痛，程钟陵-眩晕头痛［J］.实用中医内科杂志，2015，29（8）：173-174.

［3］赵梓龙.益气升阳法治疗眩晕经验［J］.中医研究，2019，32（9）：52-54.

［4］朱飞飞，金华，刘双芳，等.金元医家从脾胃论治眩晕的思路、治法及其对后世的影响［J］.甘肃中医药大学学报，2020，37（3）：18-21.

（徐　进）

第四节　朱丹溪辨治眩晕的学术思想

朱震亨（1281—1358），字彦修，世居丹溪，故人称朱丹溪，为金元四大家之一。他以《内经》等经典著作为理论指导，旁通刘完素、张子和、李东垣诸家，并结合自身临床经验，在医学理论上提出了不少创见，对后世影响深远，素有"杂病宗丹溪"之说。这些宝贵的学术思想与诊疗经验，主要反映在其《局方发挥》《格致余论》及后学总结的《丹溪心法》《丹溪手镜》《金匮钩玄》《脉因证治》等著作之中。针对眩晕的证治，朱丹溪"无痰则不作眩"的名言脍炙人口，但在其学术著作中，对眩晕的辨析与治疗并非仅仅着眼于"痰"，更重视的是相火妄动在眩晕发病中的重要作用。

一、痰火胶结，发为眩晕

（一）百病多痰，变化多端

朱丹溪对痰证研究颇为深入，认为"痰"既作为病理产物，又是致病之因，伴随气机升降而流行全身，所致疾病颇为繁杂，《丹溪心法·痰》指出："痰之为物，随气升降，无处不到。"即说明痰饮随气机出入表里内外，停留之处即可发为疾病，所表现的症状也因其停留的部位而各异，内而病在脏腑，发为咳、喘、呕、利、眩晕、怔忡等，外而留滞经络，病在背膂、四肢，发为痹、痿。又云："凡痰之为患，为喘为咳，为呕为利，为眩为晕，心嘈杂，怔忡惊悸，为寒热痛肿，为痞膈，为壅塞，或胸胁间辘辘有声，或背心一片常为冰冷，或四肢麻痹不仁，皆痰饮所致……百病中多有兼痰者，世所不知也。凡人身中有结核，不痛不红，不作脓者，皆痰注也。"就痰之性状分类，有湿痰、热痰、寒痰、风痰、老痰、食积痰。风痰多表现出奇怪的证候；湿痰多表现为倦怠软弱的特征；气实痰热结聚膈上，则咯吐难出；痰清者属寒；热痰挟风，则多表现为外部形体的证候。

朱丹溪认为，痰之产生，或因忧郁，或因厚味，或因无汗，或因补剂，使气腾沸，清化为浊，而形成老痰宿饮，胶固杂糅，使脉道阻塞，不能自行，因此脉象常见涩状。之后，停痰瘀血，互相纠缠，日积月深，郁结成聚，甚者如核桃之瓣、诸般奇形之虫，令中宫胃肠不清，土德不和。痰瘀阻滞于中则必形之于外，发为瘫痪、劳瘵、蛊胀、癫疾等无名奇病。情志异常之病，亦多由血气亏虚、痰瘀阻滞而然。血气者，身之神也，神既衰乏，则邪易入侵。若血气两亏，痰客中焦，妨碍升降，不得运用，致十二官各失其职，视听言动，皆有虚妄。治疗当清热和血、疏气导痰；若以为邪实，用劫邪之药，则令正气愈加虚弱，预后不佳。

而对于眩晕的发生，朱丹溪在《脉因证治·眩晕》中将发病前提总结为"痰饮随气上，伏留于阳经"，即是指明痰饮随气机运行，上至巅顶，伏留于头面阳经，成为眩晕发病的前提。

（二）痰因火动，扰巅作眩

朱丹溪认为，"痰"并非导致眩晕的唯一要素，《丹溪心法》所论眩晕的原因为"痰挟气虚并火……无痰则不作眩，痰因火动"。可见朱丹溪将"痰""火"作为眩晕病发的两个因素，且认为只有相火妄动，才引发伏留之痰饮致眩。

1. 相火挟痰，上犯巅顶 引动痰饮之"火"，即为朱丹溪所说的相火。朱丹溪学宗《内经》及刘完素、李东垣诸家，对他们的学说多有继承、发展。《素问·至真要大论》云"诸风掉眩，皆属于肝"，即是指眩晕由肝风上扰清阳所致。朱丹溪则认为眩晕由相火引动巅顶伏留之邪。两者似有不同，但究其本质是一致的。《金匮钩玄·气属阳动作火论》中谈到："丹溪有曰：上升之气，自肝而出，中挟相火。"同时，朱氏指出，"诸风掉眩，属于肝火之动也"，其中"火之动"即指相火之变。此即说明相火随肝气上扰清阳，引动伏留于阳经之痰，而导致眩晕。朱氏将相火为病与肝风上扰相联系、结合，不仅为治疗眩晕开辟了新的诊疗思路，还更深一层地揭示和完善了《内经》对眩晕病机的认识。

2. 元气亏虚，相火益炽 丹溪的"相火论"是在李东垣"相火学说"的基础上发展而来，李东垣认为"元气不足，而心火独盛……心不主令，相火代之。相火，下焦胞络之火，元气之贼也"。朱丹溪在《格致余论·相火论》中肯定了李东垣"火与元气不两立，一胜则一负"的观点，并进行了深入的阐释。元气充足则相火动而中节，发挥正常的温煦、推动、固摄、潜镇等生理功能；若元气虚弱，则相火益炽，且又加重元气的耗竭，即"相火食气"，元气既已虚损，则脾胃之气亦不足，"脾气虚，则痰易生而多"。故对眩晕的病因病机，朱丹溪提出"气虚"，究其缘由，一则元气虚损加剧相火为患，一则脾气不足易生痰饮。总之，就眩晕的病因病机而言，丹溪认为"痰"并非唯一的致病之因，"痰因火动"是其核心病机，元气虚损对其发病与否及转归有较大的影响。

二、化痰降火，补虚治眩

（一）涤痰化饮，消伏匿之邪

眩晕的治疗大法，朱丹溪明确提出"治痰为主"，而健脾燥湿是治痰的重要原则，是治痰的根本。脾胃位于中焦，是气机升降的枢纽，脾主运化水湿，且喜燥恶湿，痰的产生与其有着直接密切的关系，《丹溪心法》云："大凡治痰，用利药过多，致脾气虚，则痰易生而多。"说明若脾气虚容易产生痰，使痰增多。"无痰则不作眩……湿痰者多，宜二陈汤。"这一论述遵循了他"治痰法，实脾土，燥脾湿，是治其本"的观点，使用了"一身之痰都治管"的二陈汤作为主方，其方主要由半夏、茯苓、陈皮、甘草等药物组成。方中半夏属金属土，仲景用于小柴胡汤，取其补阳明、燥脾土之功；茯苓功能利水燥土，泻饮消痰，故选用半夏、茯苓燥湿健脾；陈皮功能和中消痰，宽胁利膈，故选用陈皮化痰理气；又用甘草益脾和中、调和诸药。正合痰证健脾理气的治则，故用以蠲化痰饮。这体现了丹溪治疗眩晕除其伏匿之痰的思路。

（二）清降相火，除上逆之火

眩晕并非仅仅是痰饮为患，《丹溪治法心要》指出眩晕是由于"痰在上，火在下，火炎上而动其痰也"。针对"火动其痰"这一关键病机，丹溪在使用二陈汤蠲化痰饮的同时，更提出加酒芩之类。黄元御在《长沙药解》中谈到黄芩"味苦气寒，入足少阳胆、足厥阴肝经，清相火而断下利。"在二陈汤的基础上加入黄芩之属，正是取此类药物的苦寒性味，清降相火，使火不上逆，不致扰动其伏留之痰，才构成完整的治眩之法。

眩晕突发而"不可挡者"，丹溪主张"以大黄酒炒为末，茶汤调下"。正是由于火性炎上，而相火之气"暴悍酷烈"，来势凶猛以致眩晕不可挡。丹溪选用大黄一味酒炒为末，直折上炎之火，降其上逆之气。《本草衍义补遗》指出大黄能"泄去亢甚之火，使之平和"。《本草新编》认为"大黄，味苦，气大寒，阴中之阴，降也"。说明大黄有苦寒之性，迅利之功，虽不针对痰饮，但使来势暴烈之相火得以迅速清降，则其伏留之痰不被触动，使眩晕得止。

痰挟元气虚损而相火旺盛致眩晕者，丹溪提出"痰挟气虚并火，治痰为主，挟补气药及降火药"，选方"东垣半夏白术天麻汤之类"。此方选用干姜、泽泻、茯苓、苍术、白术、半夏等健脾燥脾以除湿化痰，黄芪、人参益气，黄柏降火，陈皮理气。应对元气内伤兼夹相火动痰，本方除化痰健脾的基本方法之外，用少量黄柏清降相火，却使用相对大量的黄芪、人参，借助其甘温之性以泻火补元气，使元气充盈制约相火，进而使失调的气火关系得以恢复正常，达到蠲化痰饮、益气降火的目的。

三、结语

朱丹溪以善治杂病闻名于世，他"无痰则不作眩"的认识对后世治疗眩晕影响深远，但并不能完全概括朱丹溪对眩晕的证治思路，应认识到"痰因火动"是眩晕的关键病机，降火化痰才是其治疗大法，当注重在蠲化痰饮的基础上，加入黄芩之属清降相火。值得注意的是，眩晕因"痰挟气虚并火"者，应正确处理"气虚"与"火"的关系，将补元气与清相火两种方法相配合，运用益气降火祛痰的治法。只有全面分析丹溪著作中有关眩晕证治，才能不囿于"无痰不作眩"，将朱丹溪治疗眩晕的经验更好地应用于临床。

参考文献

［1］刘庆文.金元四大医家眩晕病辨治规律研究［D］.石家庄：河北医科大学，2010.

［2］李力，王振兴，王一童，等.朱丹溪眩晕证治探析［J］.成都中医药大学学报，2017，40（2）：96-98.

［3］段金莲.张怀亮教授在眩晕临床诊疗中运用朱丹溪"无痰不作眩"理论的经验探讨［D］.郑州：河南中医药大学，2018.

［4］梁喆盈，刘菊妍，雷英菊.金元四大家论治眩晕思想探析［J］.新中医，2008，40（1）：99-100.

（徐　进　刘群霞）

第五节　张景岳辨治眩晕的学术思想

张景岳（1563—1640），名介宾，字会卿，号景岳，别号通一子，明末会稽（今浙江绍兴）人。张景岳学宗《内》《难》，博采诸家，既取法于李杲、薛己温补脾肾的理论，又于王冰水火有无之说有研究，对于刘完素、朱震亨学说，在批评之余亦有所取舍。深谙《易》理，接受了哲学及道家精气神学说的影响，熔为一炉，从而形成其一家之说。在辨治眩晕方面，认为刘完素关于眩晕的风火立论说过于片面，补充完善了朱丹溪的"无痰不作眩"之说，主张从虚论治，兼顾他证，并创立了一套较为完整的以"虚证"为病机主体的眩晕的辨证论治体系，对后世治疗眩晕影响甚大。

一、修正前贤，以虚立论

（一）风火致眩，过于片面

刘完素依据《素问·至真要大论》中"诸风掉眩，皆属于肝"的观点，认为"所谓风气甚，而头目眩运者，由风木旺，必是金衰不能制木，而木复生火。风火皆属阳，多为兼化，阳主乎动，两动相搏，则为之旋转"（《素问玄机原病式》）。张景岳认为《内经》之言乃言运气、脏腑所属之理，非独言眩晕病情，故刘完素以风火立论眩晕并不全面，不能解释《灵枢·口问》中"上气不足，脑为之不满，耳为之苦鸣，头为之苦倾，目为之眩"，《灵枢·卫气》中"下虚则厥，下盛则热；上虚则眩，上盛则热痛"，以及《灵枢·海论》《灵枢·决气》《灵枢·经脉》等之中诸多虚证致眩经义，且并无引证以证其言，故张景岳认为刘完素以风火论述眩晕过于片面，风火并非眩晕实际发病机制。

（二）痰火致眩，以偏概全

张景岳对朱丹溪所强调的"无痰不作眩""痰因火动"之说提出质疑。丹溪言"头眩，痰挟气虚并火"，提出以治痰为主，挟补药及降火药。如按丹溪所云，眩晕之病无非痰与火，与临床诸多虚损症状不符，因而张景岳提出因虚致眩的观点："若据此论，则凡属眩运，无非痰证也。何轩岐之言绝然不及痰饮，而但曰上气不足，头为之苦倾，目为之眩；曰上虚则眩；曰督脉虚则头重，高摇之；曰髓海不足，则脑转耳鸣而眩冒。凡此者，岂皆痰证耶？又若余前章所列诸证，无非眩运之由，亦岂皆痰证耶？故在丹溪则曰：无痰不能作眩，当以治痰为主，而兼用他药。余则曰：无虚不能作眩，当以治虚为主，而酌兼其标。"

（三）从虚论眩，创新立论

张景岳总结自身临床经验，提出"无虚不作眩"，在《景岳全书·眩运》中提出"眩运一证，虚者居其八九，而兼火兼痰者，不过十中一二耳""上虚则眩"等论点，认为眩晕以虚为主，兼火兼痰者较之虚证极少，当治以温补为主，审证施用，为治疗眩晕提供了新的思路。

张景岳提出了"阳非有余，阴常不足"的观点，认为人的正常生理活动皆有赖于阳气的功能，人死当先身冷而后形灭，即说明阳非有余。在"阴以阳为主，阳以阴为根"的思想下，阳气既非有余，真阴亦虑其不足，真阴既指元阴（元精），又有命门中所藏元阴（元精）、元阳（元气）之意。在"阳非有余，真阴不足"的生理状态下，景岳认为眩晕之病即是各种因素损及阴阳，导致阴阳虚损，故引发眩晕，并分析其病因如下。①伤阳中之阳，即上焦心肺耗损：劳倦过度，饥饱失时，呕吐伤上，忧思不解，被殴被辱气夺，悲哀痛楚，大叫大呼。②伤阴中之阳，即下焦肝肾损伤：吐血、衄血、便血，痈脓大溃，金石破伤、失血痛极，男子纵欲、气随精去，妇女崩漏、产后去血。③饮食伤脾：大醉之后，湿热相乘，痰饮留中，治节不行。④情志所伤：大怒之后，肝气过旺，上犯清窍。⑤营卫两虚：年老精衰，劳倦日积。诸多病因使得阴阳不足，虚损于内，故发眩晕。同时头眩虽属上虚，然不能无涉于下，人身之在上为阳，在下为阴，故上虚为阳中之阳虚，表现在外则为清阳不升，头目气血不足，眩晕动辄加剧，劳累即发，唇甲无华，面色㿠白；下虚则为阴中之阳虚，表现为眩晕日久不愈，腰膝酸软，遗精滑泄，形寒肢冷，精神萎靡等。

（四）中风眩晕，甄别为要

张景岳对眩晕和中风做了较为朴素的鉴别。景岳云："忽止者，以气血未败，故旋见而旋止，即小中风也；卒倒而甚者，以根本既亏，故遽病而难复，即大头眩也。"张景岳称此二者皆为头眩。所谓小中风，即今之眩晕，因气血未败而发；而大头眩与今之中风病多有类似，好发于中老年，以其肝肾亏虚、气血不足为发病基础。然时人谓之中风中痰，多以风痰治之，非消即散，本微之气恐微益甚也，故张景岳提出治疗当以治虚为主，酌兼其标。张景岳认为中风和眩晕有别，但仍把中风称为"大头眩"，没有把二者完全区分开来。但张氏的局限是时代的局限，作为有影响的一代医家，其突出贡献和创新精神应当肯定。

张景岳以虚实区分头痛与眩晕，认为头痛为实证，眩晕为虚证。头痛是邪气在上，所以作痛，故为上实；眩晕是上气不足，虚而作眩。并以《素问》之言论之："是以头痛巅疾，下虚上实"（《素问·五脏生成》）。至于眩晕为病，《灵枢》则提出"上虚则眩"等因虚致眩说，未言上实也。而后世医家，或曰痰饮，或曰气上逆，诸如此类，皆从上实论眩晕，景岳之说何以与《内经》相反？眩晕头重之症，张景岳认为非为实，乃上阳虚不能胜重也。"上实者，宜降宜抑；上虚者，最不宜再伐生气"，虚实相逆，生死之辨也。

二、治虚为先，兼治为佐

张景岳援引刘宗厚对眩晕之认识，"人皆称为上盛下虚所致，而不明言其所以然之故。盖所谓虚者，血与气也；所谓实者，痰涎风火也"，并进一步论述眩晕的发病机制，指出其虚因气与血，其实因痰涎风火。虚者病之本，实者病之标。

景岳治病的精髓所在，在于辨证论治，突出"治病必求其本"，"求其本而用药则善矣"。故凡气虚因清气不能上升，或汗多亡阳所致者，治当升阳补气；血虚因亡血过多，阳无所附而致者，治当益阴补血；若因痰涎郁遏者，治宜开痰导郁，重则用吐法下法；有因风火所动者，治宜清上降火；如因外感而得者，治宜疏风散邪。景岳又指出，世有所谓气不归元之证，用丹药镇坠、沉香降气，非但无益，反而增害，因沉香香窜散气、丹药助火，"其不归之气，岂能因此而复耶"。而运用补气益阴诸法，能使气归元海，较快平复。景岳治疗眩晕，阳虚者补气用四君子汤（人参、白术、茯苓、炙甘草）、五君子煎（人参、白术、茯苓、炙甘草、干姜）、归脾汤（人参、黄芪、白术、茯苓、酸枣仁、远志、当归、木香、炙甘草、龙眼肉）、补中益气汤（人参、黄芪、白术、炙甘草、当归、陈皮、升麻、柴胡、生姜、大枣），兼呕吐宜圣术煎（白术、干姜、肉桂、陈皮）大加人参。阴中之阳虚，补精用五福饮（人参、熟地黄、当归、白术、炙甘草）、七福饮（人参、熟地黄、当归、白术、酸枣仁、远志、炙甘草）、左归饮（熟地黄、山药、枸杞子、茯苓、山茱萸、炙甘草）、右归饮（熟地黄、山药、山茱萸、枸杞子、杜仲、肉桂、制附子、甘草）、四物汤（熟地黄、当归、川芎、芍药）之类。并以六味地黄丸和肾气丸二方为基础，化裁出左归丸（饮）和右归丸（饮），作为滋养真阴和温补真阳之剂，与王冰"壮水之主，以制阳光；益火之源，以消阴翳"之旨相合。他尤其推崇大补元煎（人参、山药、熟地黄、杜仲、当归、山茱萸、枸杞子、炙甘草）、十全大补汤（人参、白术、茯苓、甘草、当归、熟地黄、芍药、川芎、黄芪、肉桂）及诸补阴补阳之剂，因为"伐下者必枯其上，滋苗者必灌其根。所以凡治上虚者，尤当以兼补气血为最"。

张景岳虽多主张温补，然温补前提为"无实证可据""无热证可据"，同时补虚亦需兼顾他证，如有火者宜兼清火，有痰者宜兼清痰，有气者宜兼顺气，然俱当以治虚为先，而兼治为佐也。如因湿痰，可仿丹溪，宜二陈汤（陈皮、半夏、茯苓、炙甘草、生姜、大枣），有火加酒黄芩。挟气虚、相火为患，治痰为先，佐益气降火，如东垣半夏白术天麻汤（半夏、白术、神曲、麦芽、陈皮、人参、黄芪、茯苓、苍术、天麻、泽泻、黄柏、干姜）之类。眩晕不可挡者，以大黄酒炒为末，茶汤调下。火动其痰，用二陈汤加黄芩、苍术、羌活散风行湿。早起眩晕，须臾自定，日以为常者，正元散（红豆、干姜、人参、白术、炙甘草、茯苓、附子、川芎、山药、乌药、干葛、川乌、肉桂、黄芪、陈皮、生姜、大枣）下黑锡丹（黑锡、硫黄、肉桂、附子、木香、沉香、茴香、补骨脂、阳起石、胡芦巴、肉豆蔻、金铃子）。伤湿头晕，肾著汤（茯苓、白术、炙甘草、干姜）加川芎，有痰用青州白丸子（半夏、南星、白附子、川乌）。景岳并就以上各方在临床上的运用，中肯地谈了自己的看法。认为半夏白术天麻汤治脾痰，二陈汤加黄芩治热痰，青州白丸子治风痰、寒痰，肾著汤治湿痰。大黄末不可轻易用于眩晕，唯痰火上逆者适宜。黑锡丹药性重坠，使用应慎重，对于气实于上者，比较适宜。因眩晕毕竟实痰实火所致极少，故非上盛之病，不可轻投，否则会带来较严重的后果。

三、结语

张景岳治疗眩晕的观点，继承和发展了《内经》"无虚不作眩"的理论，并创立了诸多名方，完善了治疗体系，指出了前人有关眩晕病机的片面认识，对后世医家治疗眩晕有深远的影响。如秦景明认为阳气虚是眩晕关键，尤在泾主张虚实兼顾，徐春甫的气虚有痰、血虚有火、伤寒吐下阳虚致眩等。同时张景岳在治虚之上还多有兼顾，强调"因机应变"，随证治之，在治疗上以治虚为先，而兼治为佐，善用阴中求阳、阳中求阴之法，至今仍被后世医家广泛应用，疗效显著。

参考文献

［1］彭鑫，杨琳.张景岳治疗眩晕临证经验研究［J］.中国中医基础医学杂志，2014，20（7）：886-887.

［2］吕军伟.张景岳论治眩晕经验初探［J］.深圳中西医结合杂志，2019，29（19）：56-58.

［3］王鑫.张怀亮教授在眩晕临床诊疗中运用张景岳"无虚不作眩"理论的经验探讨［D］.郑州：河南中医药大学，2017.

［4］葛鑫，刘源香.从《景岳全书》探析张景岳治眩思想［J］.中医药导报，2020，26（1）：88-89.

（徐　进）

第六节　叶天士辨治眩晕的学术思想

叶天士，名桂，号香岩，江苏吴县（今苏州）人。祖父两代俱业医，叶桂14岁父亡，从父之门人朱某学医，以后10年之中先后从师17人，闻人有某术擅长者，即以师礼事之，汲取众人之长，刻苦钻研，学业大进，诊治疾病疗效很高，在群众中享有崇高的威望，有"天医星""国医手"之称。叶氏对于风邪侵及经络脏腑所致的"肝风""头风""眩晕"等中风病变有独特的见解。叶氏提出"阳化内风""身中阳气之变动"的观点，集中阐释了眩晕、中风的病因病机和立法方药。

一、阳化内风立论，治疗以肝为主

眩晕一证，叶氏主要归属肝风，以"阳化内风"立论。叶氏所论之内风，乃身中阳气之变动，精血亏少，肝肾阴虚，水不涵木是阳化内风根源所在。人在中年以后，肾水多亏，肝阳易亢，多呈现肝肾失衡状态，再因七情、劳倦、内伤等因素，则水亏不能涵木，厥阴化风鼓动，烦劳阳升，发为眩晕、肢体麻木、歪僻不遂、偏枯等。从病机分析来看，阳气之变动是引发内风的直接原因。但是内风的形成并不简单是身中阳气之变动，而是深层次的阴阳、气血、营卫、脏腑等诸多方面的不和所引发的阳气亢盛状态。在叶氏来看，内风的先发因素有久伤失血、营阴耗损、阳明络虚、中年劳倦、木火体质等，这些都是"根蒂有亏之症"。若阴阳失和，阴受阳劫、阳气独盛或阴阳并虚则肝风内动，虚风暗耗；若气血不足，阳明虚纵，营血虚弱或血虚火郁则肝阴久耗，阳气亢横；若营卫失和，胃虚络痹，心营热盛或痰火阻络则独阴无阳，营液耗伤以致虚风内动。

　　阳化内风的病因病机繁多复杂，其所致的病症也多有不同，但其总不离肝，多形成以肝为中心的证候群，因此治疗以肝为主。肝为风木之脏，内寄相火，火和平则气乃壮，火太盛则气反衰，故肝阴易虚，阴虚不能育阳，故肝阳、内风、相火易于动扰上窜，宗丹溪"泻南方，补北方"之训，治宜滋补、育养、涵濡以扶其阴之不足，镇潜、清泄、平息以抑其阳之有余。肾属水而藏精，肝木赖肾水之涵濡而得以升发条达。若肾精亏耗，肾气虚损，肝失濡养，肝阳亢扰，虚风内动，致使阴液下亏不能上承，阳挟内风，侮蒙清窍，即所谓"下虚上实"证，治宜"重培其下，冀得风息"，"缓肝之急以息风，滋肾之液以驱热"，"以介类沉潜真阳，咸酸之味为宜"，"大凡肾宜温，肝宜凉，温纳佐凉，乃复方之剂"。心血耗亏，营液内损，可使肝之阴血因而不足，致虚阳上亢，肝风内动，治宜"养心气以通肝络"。《内经》云"君火以明，相火以位"，阴血亏耗不能济君火，则君火失其清静无为之职而肆虐，并挟厥阴相火炎亢于上，当"先拟清血分中热，继当养血息其内风"。肝属厥阴，五行属木，中见少阳，内藏相火，其制在金，若金衰不能制木，则风木化火，翕然而起，风火相煽而成燎原之势。中土脾胃虚惫，肝失培养，既可造成土衰木旺，肝邪乘脾，"土被木克，脾胃俱伤，先当镇肝阳"，"木横土衰，培中可效，若穷治风痰，便是劫烁，则谬"；又可造成脾为湿困，湿痰挟肝风上干清阳，"治痰须健中，息风可缓晕"，此之谓也。

二、临证用药以虚实为纲

叶氏认为，内风乃身中阳气之动变，"阳化内风"学说的本旨是要辨气虚血虚、痰厥肾厥、阴伤阳浮、火亢邪风之阳化不同，以虚实为纲，进而采取滋液息风、补阴潜阳、濡养营卫、化痰息风之治。

（一）实证

1. 风火上郁 外风挟火上升，头中清窍痹窒，症见眩晕且痛，治宜火郁发之，用藁本、辛夷、苍耳子、蔓荆子、川芎、菊花、苦丁茶等药辛散凉润，发散火邪。

2. 热盛营亏 《素问·生气通天论》云："阳气者，烦劳则张。"操持积劳，五志过急，则内火翕然而起，阳升风动，烁筋损液，络脉中热，热化内风在上，上实下虚，症见眩晕、耳鸣、肢体麻木、口舌糜碎、肌肤瘙痒、肩背掣痛、形体日瘦、脉弦小数等，先清血分中热，用生地黄、玄参、天冬、丹参、犀角、羚羊角、连翘、竹叶心等清营凉血，如不用犀角，可用羚羊角、玄参心、鲜生地黄、连翘心、丹参、郁金、石菖蒲。待阳升血热受挫后，继予养血息风善后，用何首乌、白芍、芝麻、桑叶、天冬、女贞子、茯神、青盐。如木火上炎，症见头旋不耐烦劳，治宜清热平肝，用生地黄、牡丹皮、胡黄连、石决明、半夏曲、黑栀子、牛膝炭。如外感后热退头晕，宜调肝胃，用青蒿、牡丹皮、知母、半夏曲、橘红、茯苓。

3. 痰火上扰 嗜酒或忧愁思虑而生痰湿，痰生热，热生风，致痰火风在上，症见头眩、烦则火升眩晕、静坐神识稍安、舌干、痰多、脘中不爽、脉左浮弦数等，宜少阳阳明同治，清肝安胃化痰。重者用羚羊角、连翘、淡豆豉、陈皮白、半夏曲、黑栀子，或连翘、黑栀皮、羚羊角、菊叶、紫菀、郁金、杏仁、瓜蒌皮、鲜菖蒲，兼服当归龙荟丸。轻者用天麻、钩藤、菊花、橘红、半夏曲、茯苓、栀子、天花粉，或温胆汤加减（陈皮、茯苓、牡丹皮、栀子、半夏、枳实、桑叶、竹茹）。

4. 胃虚痰滞 嗜酒伤中，或心神过劳，胃虚生痰，肝风内动，症见头痛眩晕、呕痰咳逆或吐清水、胸痹窒塞、汗出寒热、肢麻等，宜和胃化痰为主，佐以平肝，用二陈汤加白术、白蒺藜、钩藤、天麻，或天麻、白蒺藜、桂枝、半夏、橘红、茯苓、薏苡仁、炙甘草，或大半夏汤合左金丸加减（人参、枳实、茯苓、橘红、半夏、黄连、吴茱萸、石决明、竹沥、姜汁泛丸）。中虚，则兼用人参，如外台茯苓饮加羚羊角、桂枝、竹沥、姜汁（茯苓、人参、白术、枳实、橘皮、生姜、羚羊角、桂枝、竹沥、姜汁）；如阳微阴聚，致浊气蒙蔽清神，用苓、桂等不应，宜用大半夏汤合附子粳米汤加减（半夏、人参、白蜜、附子、白粳米），或小半夏汤加味（熟半夏、枳实、茯苓、高粱米、姜汁）。

5. 血瘀络阻　血络瘀阻，肝风上巅，症见头旋耳鸣、麻痹、足寒、微呕、便涩、月经闭阻等，治从血络，宜祛瘀平肝，用茺蔚子、柏子仁、枸杞子、制首乌、甘菊。

（二）虚证

1. 营虚风动　《素问·痹论》曰：“阴气者，静则神藏，躁则消亡。”操持烦劳，营血虚亏，五志阳气，挟内风上扰清空，症见头眩耳鸣、目珠痛、心悸、腰膝酸软等，非发散可解，非沉寒可清，用辛甘化风、养血息风法，用首乌、枸杞子、当归身、桑叶、胡麻、柏子仁、茯神、天冬。如营虚心热，症见心悸、眩晕、少寐、肌肤如虫行、脉右虚左数等，用生地黄、阿胶、麦冬、白芍、小麦、茯神、炙甘草。

2. 阴虚阳升　水亏不能涵木，厥阳化风，烦劳阳升，症见晕厥、烦劳即发、耳鸣不寐等，治疗上当缓肝之急以息风，滋肾之液以驱热，佐介类以镇潜，用熟地黄、龟板、牡蛎、天冬、山茱萸、五味子、茯神、牛膝、远志、磁石；肝阳亢盛见眩晕、气撑至咽、心中愦愦等，用石决明、钩藤、橘红、茯神、鲜生地黄、羚羊角、桑叶、黄菊花；如肾阴大亏，肝风内起，劫烁津液，症见头晕、喉舌干涸等，宜填阴息风法，用生地黄、天冬、麦冬、山茱萸、阿胶、白芍。

3. 阴阳两虚　火虚阴邪上干，症见神志冒昧、头眩形寒，治宜补肾中之阴阳，用八味丸。

4. 气营两虚　阴弱气怯，症见头晕肢冷、食下少运，治宜甘温益之，用二陈汤加菟丝子、当归等（菟丝子、当归、半夏曲、茯苓、陈皮、煨姜、甘草、谷芽）；气弱，症见头目昏花睑垂，治当补虚，用补中益气汤加减（参须、黄芪、柴胡、当归身、蕤仁、白芍、升麻、炙甘草）。

三、结语

叶氏对"阳化内风"学说的应用多有创见，从其治疗医案中可以看出主要有五个方面：一是脏腑阴亏。肝肾同源，水火同济，若肝肾阴亏，则水火失衡，阴虚阳亢，宜辛甘之药以调之，缓肝之急以息风，滋肾之液以驱热。二是营血亏虚。血虚则不足以濡养脏腑经络，风动于内，宜酸甘之药以调之，治风先治血。 三是阳升风动。阳气化风，旋动内外，宜甘凉之品以调之，治其内风，平其亢阳。 四是痰火阻滞。痰热火邪内生，内风日盛，宜少阳阳明合治，建中以治痰，息风以缓晕。五是肝胃不和。阳明胃土居于中焦，禀生万物之性。若阳明土衰，则木邪克土，风阳上逆，宜固属中焦，柔肝息风。阳化内风虽主阳气之变动，但其所涉及的经络、脏腑有所不同，因此表现各异。临床判别应以阴液亏少为基本，兼顾其他兼证即可。

参考文献

［1］文建华，侯俊明. 浅析叶氏《临证指南医案·肝风门》［J］. 长春中医药大学学报，2016，32（6）：1293-1295.

［2］郑振涛. 基于《临证指南医案》初步探析叶天士治疗眩晕病的辨证特点与用药规律［D］. 天津：天津中医药大学，2017.

［3］肖文胜，杨宇. 叶天士内风论治特点［J］. 四川中医，2004，22（1）：5-7.

［4］李相平. 温病四大家眩晕医案的文献研究［D］. 广州：广州中医药大学，2017.

（徐 进）

第七节 张锡纯辨治眩晕的学术思想

张锡纯，字寿甫，为中西汇通学派代表性杰出医家，生活在清末民初年间（1860—1933），儒医世家，少时攻读儒学经史，闲暇时随父亲习医，通览中医各家医书，后因时代及个人原因，遵父命而弃儒从医，潜心医学。时逢西学东渐，接触西方医学，便萌生中西汇通思想，主张医学衷中参西，取中西各家所长，互通有无。张氏对眩晕虽未做专一论述，但以气机升降理论为指导，对眩晕的辨治多有创造性发挥，散见于

《医学衷中参西录》"脑充血""脑贫血""胸中大气"等篇幅之中。

一、张氏气机升降观的内涵

（一）亢于上者，抑而降之

张氏认为气机上升过度与肝、胃和冲脉密切相关。在气机上升过度的病理过程中，三者往往相互影响。张氏认为，阳明胃气下行为顺，若胃气上逆就会出现"上则为胀满，下则为便结"。其他如呕吐、吐衄、喘证、痰饮等都可以由胃气不降引起。"推其致病之由，或因性急多怒，肝胆气逆上干；或因肾虚不摄，冲中气逆上冲，而胃受肝胆冲气之排挤，其势不能下行，转随其排挤之力而上逆。"概括其治疗胃气上逆之原则有降胃、镇冲、补虚、疏肝等。

关于冲脉的病理与气机上升过度的关系，在《医学衷中参西录》中指出，"冲脉之原，上隶于胃，而胃之大络虚里，贯膈络肺，出于左乳下为动脉"。认为冲脉起于脐上，且上隶于阳明胃腑，与肝相关，并可下连少阴。若"冲之为病，逆气而里急"（《脉经·平奇经八脉病》），必及肝、胃、肾等诸脏器，并致冲、胃、肝三经脉之气机有升无降。可见，冲气上冲犯胃，且可以循虚里大络犯肺，胁迫胃气上逆导致吐衄、呃逆；或迫肺气上冲导致咳喘；有因肝火过升，引动冲气与胃气相并上之脑充血，挟痰涎冲激脑部之癫狂痫证；亦可见肾虚收敛无权，其气上冲之痰饮证。正如《灵枢·逆顺肥瘦》所言："夫冲脉者，五脏六腑之海也，五脏六腑皆禀焉。"可见冲脉与诸脏器是密切相关的。张氏根据多年临床经验，提出了弦长有力之脉谓冲脉的观点。他认为：无论病证或虚或实，寒热夹杂，病因纷繁复杂，或胃气不降，或肝火上干，下元虚亏等，凡见弦长有力脉象者皆为冲气上逆之弊。

针对冲气上逆证，张氏提出了降气平冲的治疗原则。在具体运用上，有降气、平冲、敛冲、镇冲、安冲等。降气重在降上逆之胃气，凡见阳明胃气所导致的噎膈、反胃、呃逆、吐衄等症皆可以治之。若为肝胆之气、心火挟血上冲之证，可予平冲治之，加石决明、生杭芍、灵磁石等凉肝平冲之品，必获良效。

（二）陷于下者，升而举之

张锡纯深入研究《内经》《伤寒论》《医门法律》等经典著作，结合临床实践，创造性地提出了大气下陷理论，认为大气的主要病理状态为"下陷"，大气下陷的临床症状以呼吸功能异常为主。"气短不足以息，或努力呼吸，有似乎喘，或气息将停，危在顷刻。""其脉象沉迟微弱，关前尤甚。其剧者，或六脉不全，或参伍不调。"以上是大气下陷必有之脉证。出现以上证候的原因是大气陷而不足，不能司呼吸和帅气行血故也。至于寒热往来，咽干作渴，满闷怔忡，神昏健忘，时时呵欠，肢体痿废；食后易泄，二便不禁，癃闭水肿，肛门突出；女子下血不止，经水逆行，少腹下坠作痛；经常汗出，大汗淋漓，周身发凉等等皆为或然之症，是大气下陷后，心、肺、三焦诸脏腑失去正常的生理功能，产生的一系列复杂症状。只有使陷者复升，使下陷之大气复位，才能发挥大气主气、行呼吸、贯心脉及统摄三焦气化的功能，使肺、心、三焦气化正常，下陷诸症才会消失。

二、气机升降失调是眩晕发病的重要病机

气机升降出入是人体保持与外界环境之间以及自身内部各脏腑之间阴阳平衡的重要途径，机体靠气机升降来升清降浊，吐故纳新，吸收营养排泄废物，实现着自身及与外界之间物质和能量的交换。一旦气机升降失常，出入无序，导致脏腑气血壅滞，表里内外闭阻，四肢九窍不通，就会引发各种病症，甚至危及生命。早在《内经》中就指出："清气在下，则生飧泄；浊气在上，则生䐜胀。"《读医随笔》亦云："内伤之病，多病于升降。"

（一）眩晕之大气下陷论

大气下陷论是张锡纯学术思想的一大特色。张氏认为"大气"即宗气，充满胸中，其来源是先天之元气（祖气）、后天水谷之气（胃气），以及自然界之清气。元气和胃气固然重要，但胸中宗气居于上位，为诸气之纲领，故名之为大气。张氏认为肺之阖辟依赖胸中大气，因此才能司人之呼吸。他在"升陷汤"篇中指出："此气且能撑持全身，振作精神，以及心思脑力、官骸动作，莫不赖乎此气。"

张锡纯在丰富的临床实践中体会到，不少患者表现为呼吸不利、肢体酸懒、精神昏愦、怔忡健忘，这是比较典型的虚证，但由于患者有呼吸不畅，医者往往从收敛、降气论治，部分医者知道应从气虚论治，又由于不明气虚的病位，故多注重补益中气，取效往往不佳。

《医学衷中参西录》共记录有"大气下陷"医案52则，所治疗的主症中并不包括头晕或眩晕，但"精神昏愦"一症与头晕或头昏有联系。《灵枢·口问》云："故上气不足，脑为之不满，耳为之苦鸣，头为之苦倾，目为之眩。"耳鸣、头倾、目眩、"脑不满"是很多眩晕患者的主要或伴随症状。这段原文中的"上气不足"应与中气不足区分，但"上气"具体是指的哪种"气"，目前尚无定论，目前大多作"清阳"解。可以肯定的是，该"上气"很明显是强调居于上位之气，在《医学衷中参西录》"升陷汤"解中有"盖胸中大气，即上焦阳气"之说，结合张氏对宗气有"撑持全身，振作精神"之作用的阐述，"上气"主要应该是指宗气在上焦的作用。在书中，张氏指出，《内经》中"上气不足"所指的就是宗气不足。《医学衷中参西录》中"脑贫血"表现为"其人常觉头重目眩，精神昏愦，或面黄唇白，或呼吸短气，或心中怔忡"，也符合慢性头晕虚证的一些特征。这是"大气下陷"理论用于头晕诊治的理论基础。

（二）眩晕之脑充血论

张锡纯所论眩晕症候，主要见于其所论中风之脑充血及脑贫血章节中。张氏明确指出，根据其不同的临床表现，内中风又有虚实之分。血随气上行太过，则脑中充血；气血上行不足，则发为脑贫血。脑充血之证主要临床表现为头目眩晕、脑中发热、目胀耳鸣、心烦噫气，脉弦而有力，或肢体渐不利、口眼渐歪斜，甚至颠仆昏倒，有或醒后遗有肢体痿废、偏枯等症。张氏宗《素问·至真要大论》所载"诸风掉眩，皆属于肝"及《素问·调经论》"血之与气，并走于上"之要旨，认为脑充血证因肝木失和、肺气不降、肾气不摄、胃气上冲，导致脏腑之气上太过，血随气逆行于上，致脑血管中充血，发为眩晕，若血渗出管外，或脑充血至极血管破裂，则致脑髓神经失其所司，甚至昏厥不醒，而致中风。

张锡纯认为脑充血证多因肝风上扬，血随气上逆直冲犯脑而发病。张氏在《内经》的理论指导下，对脑充血的轻重程度及临床表现做了详细阐释：若血充于脑血管中，未溢出管外，则发头痛，或有眩晕、肢体稍不利；若血充过甚，溢出或渗出管外少许，则累及神经而出现运动、知觉失常；若脑充血至极而血管破裂，则发跌仆昏倒，不省人事。然《内经》所谓"气复反则生，不反则死"言明此证转机，认为如若脑中所充之血随气下行，则病去自安；倘若气上行不反，脑中之充血至极，则预后不良。因此，当用平肝降逆、引血下行为主要治法，辅以补肾敛阴、维系真阳之法。

三、调节升降是治疗眩晕的大法

1. 下者举之　张锡纯专为"大气下陷"设立了"四升陷汤"，即升陷汤、回阳升陷汤、理郁升陷汤和醒脾升陷汤，这3个方剂的君药都是生黄芪。张锡纯在"黄芪解"中指出，黄芪既善补气，兼能升气，为升补宗气之要药。为加强升提之力，升陷汤中还加入了柴胡、桔梗、升麻，回阳升陷汤中加入了桂枝尖，理郁升陷汤中加入了当归、乳香、没药、桂枝尖。升陷汤是大气下陷最为经典的方剂，是用于此类慢性头晕的基础方。回阳升陷汤适用于大气下陷并心肺阳虚，理郁升陷汤适用于大气下陷兼有气血郁滞者。在"论脑贫血治法"中，张锡纯认为"脑贫血治法固当滋补其血，尤当峻补其胸中宗气，以助其血上行"，推荐用重用黄芪的古方"当归补血汤"治疗，并指出有呼吸短气者加柴胡、桔梗，实际上仍体现了升陷汤的方义。对伴有阴血虚者，可加当归、天冬、黄精、熟地黄、制何首乌、阿胶等；对有瘀象者，可加川芎、三七、当归、桃仁、姜黄等；老人肾阳不足者，可加附子、肉桂、巴戟天、鹿角胶等；对伴有食少便溏、四肢乏力等中气不足表现者，可加人参、白术、山药、茯苓等健脾益气。

2. 高者抑之　张锡纯治疗脑充血所致眩晕时，常用镇肝熄风汤随证加减，方中重用怀牛膝、生赭石以降逆降冲，引脑中过充之血下行；用龙骨、牡蛎、龟板、芍药等以助平肝潜阳、滋阴息风之效；麦冬、玄参清肺气以佐金平木；又因肝性升发，主疏泄而性喜条达，故加生麦芽、川楝子、茵陈以引肝气下达。若有真阴虚损，则加用熟地黄、山茱萸等以补肾敛阴，从而达到治愈脑充血的目的。此外，张氏还强调，柴胡、麻黄、桂枝、黄芪等祛风发表、补气升提之药皆能助血上行，而脑充血证乃因血与气上升太过，如若此时应用该类方药，可致病情加重，故当谨慎应用之。

凡病之来皆有征兆，张氏认为中风眩晕亦不例外，并详列征兆如脉弦硬而长等脉象异常，头目昏眩、耳聋目胀、胃气上冲、心中烦躁、言语不利、口眼歪斜、半身似有不遂、头重足轻等症状表现。若以上征兆之一二能及早发现并服用建瓴汤（方中重用怀牛膝、生赭石引血下行，生龙骨、生牡蛎平肝潜阳，生山药、生白芍补肝肾之阴，生地黄、柏子仁清心安神），可使脑中之血"如建瓴之水下行"，血下行则眩晕自止。

四、结语

重视气机升降是张锡纯非常突出的学术特点之一，升降思想有机地融会贯通在全书之始终，是其医学理论中不可分割的一部分。认真学习研究张氏升降学术思想，对于我们提高眩晕及其他内科疾病的临床诊治水平，有着非常重要的理论意义和临床指导意义。

参考文献

［1］李艳娜，李柳骥.气血上逆所致眩晕病诊疗方法探析——基于张锡纯辨治脑充血的思路［J］.中国中医药现代远程教育，2020，18（13）：45-47.

［2］王志平，孙丽敏.从气机升降论治眩晕［J］.中国保健营养，2020，30（34）：321.

［3］柏树纲，姜凯.无逆不作眩与无逆不喘探析——张锡纯降胃镇冲思想发挥［J］.辽宁中医杂志，2006，33（4）：415-415.

［4］唐素敏.镇肝熄风汤临床应用举隅［J］.河北中医，2003，25（6）：436-437.

［5］吴胜.蜈蚣、全蝎的临床应用体会［J］.光明中医，2012，27（10）：2124-2125.

（徐　进）

第八节　中医诊治眩晕的思路

中医学和西医学通过不同的认识论和方法论而认识生命和疾病现象。西方医学理论的基础是逻辑思维，具有偏重微观的思维特征，强调具体的操作；而中医理论的基础是以辨证为主线，是逻辑思维和非逻辑思维之统一，注重对事物、现象进行整体的、动态的把握，注重事物的普遍联系、能动转化，认为疾病是一个动态发展的、不断变化的过程。中医学在治疗眩晕方面，临床用药相对安全，治疗方案灵活多样，费用比较低廉，疗效显著而可靠，因而具有显著的优势。

一、详询病史，重视鉴别

医生临床施治之成败，很大程度上取决于辩证思维方法的正确与否，必须重视认真采集病史，善于区分眩晕病机主次，仔细分析，详加辨证，由表及里，由浅入深，去粗取精，去伪存真。中医临床辨证时，由于条件的限制，比较容易受各方面因素的干扰，如视兼证为主证而偏离方向，或泥于经验而按图索骥，或按西医病名而对号入座，等等，都会造成辨证不准，施治失误。临床上切忌"相对斯须，便处汤药"，要注意详细采集病史。丹溪云："病者一身，血气有浅深，体段有上下，脏腑有内外，时月有久近，形志有苦乐，资禀有厚薄，能毒有可否，标本有先后，年有老弱，治有五方，令有四时……源流不同，治法亦异，不得不辨。"（《局方发挥》）采集的病史包括：患者年龄、眩晕病程之久暂及诱发因素、患者的基础病、眩晕发作的特点及伴随症状、眩晕加重和缓解的因素等。如气血亏虚之眩晕患者，其形成有脾胃虚弱、化源不足所致者，有长期慢性失血（如月经过多等）引起者，更有崩漏不止而骤发者，虽说都是气血亏虚之眩晕，临床症状基本相同，但缓急程度、治疗方法却是不同的。又如肝肾阴虚、肝阳上亢的眩晕患者，肝肾阴虚是眩晕形成的根本原因，肝阳上亢是肝肾阴虚之结果，此时必须分清标本主次，抓住肝肾阴虚之本，滋补肝肾为主，佐以平肝潜阳之品，则病有向愈之机。若不分主次，一味地平肝息风而徒治其标，则风势旋息复起，眩晕难愈。

眩晕患者虽然都以头目眩晕为主要表现，但其伴随症状是复杂多样的，要善于对纷繁的症状仔细分析，详加辨证，不但要重视眩晕的阳性症状，更要重视阴性症状。阳性症状是在辨证过程中有定性、定位特征的症状。如头目眩晕既为主症，也能定位，定位于头窍，腰酸、胫软、耳鸣为定性症状。《内经》云："肾主骨""诸髓者，皆属于脑""腰者，肾之府""肾主耳……在窍为耳"，据此而辨为肾精亏虚，若加上心烦、盗汗、便干、舌红、苔少、弦滑数或细数，此即阴虚火旺。阴性症状是在临床辨证过程中，应有而未有，且具有鉴别意义的症状。如眩晕伴有胸闷、善太息，无口苦、口渴、口黏，目不赤、耳不鸣，舌不红、苔不腻、脉不滑数，此辨证为肝气郁滞，但后述症状具有定性的意义，因排除了肝火上扰、肝胆湿热，对证候的鉴别具有重要意义，故属阴性症状，临证切莫忽视。

二、重视整体，兼顾局部

人是一个有机的整体，在疾病发生时，常出现全身症状和局部感觉，一般情况下，在中医辨证的过程中，应当着眼于整体，重视局部。整体观念是中医的特色之一，眩晕虽以头部晕眩为主要感觉，但由于五脏六腑皆通过经络与头部相连，五脏六腑之气血皆上注于头目，所以，眩晕不仅是头部的病变，与五脏六腑的关系亦极为密切，在辨证治疗时，应注意从整体出发。当然，眩晕以头部晕眩为主要感觉，是多种因素作用于脑窍，引起脑窍失于荣养的结果，在整体治疗的同时，也应注意局部的调整。比如肝阳上亢之眩晕，常因风阳上扰清窍而发生，其治疗需配潜阳息风、清利头目之药；气血不足、脑失所养所致的眩晕，其治疗在补养气血的同时，需注意引气血上行，充养脑髓。在治疗眩晕的方剂中，需加用引经之品，使药物的作用上行头巅，直达病所，就是出于对局部的考虑。

总之，在眩晕的辨证治疗中，应注意立足于整体，重视局部，做到局部与整体并重、整体与局部相结合，正确地分析和处理头部眩晕与全身症状、局部与整体的辩证关系。

三、治在三阴，各有侧重

《灵枢·海论》中说："髓海不足，则脑转耳鸣，胫酸眩冒，目无所见，懈怠安卧。"肾为先天之本，主藏精而生髓，髓充于骨而汇于脑，脑为髓之海。如若先天不足，或房劳过度、年老肾亏，都可使肾精不足，脑失所养而出现眩晕。同时，由于肝肾同源，精血互生，肾精不足者常影响及肝阴，肝火旺盛者常伤及肾精。大凡肾精不足，肝阳上亢，气血不足之眩晕，无不与肾精之亏虚有关，所以，补肾益精是治疗眩晕的常用方法。当然，在运用补肾之法时，应是灵活的，常需与他法配合应用，如肝肾阴虚者可滋补肝肾，阴虚阳亢者可滋阴潜阳，肾精不足者可补肾益精。

肝为厥阴风木之脏，其性刚劲，主升发而喜条达，若情志不舒，肝气郁结，气血瘀滞，运行不畅，或肝郁化火生风，风火上扰，或肝肾阴虚，升发太过，上扰清窍，皆可发生眩晕；如若肝郁横克脾土，致使脾失健运，滋生痰浊，清窍被蒙或气血乏源、脑窍失养而眩晕，故调肝为治疗眩晕之常用治法。调肝包括疏肝、平肝、清肝、泻肝等方面，以使肝木畅达，则眩晕自除。

朱丹溪云："无痰不作眩。"痰浊的形成是体内水液代谢障碍、运化失常的产物，虽与五脏六腑密切相关，但主要责之于脾。由于饮食不节，损伤脾胃，或肝郁脾虚，运化失职，都可导致痰浊中生，上蒙清窍，而发眩晕。况脾为后天之本，气血生化之源，气血不足，脑失所养，亦可发生眩晕。因此，实脾也是眩晕之常用治法。我们在临床中观察到，对于痰浊中阻、气血不足等眩晕患者，运用实脾之法治疗，能很快缓解眩晕，改善全身症状，疗效显著。

当然，由于眩晕的证型不同，其病机的侧重点也各不一样，有以肝阳上亢为主者，有以气血不足为主者，有以痰浊中阻为重者，也有以肾精不足为主要表现者。在临床中应详加辨别，根据不同病机，在抓主要矛盾的同时，适当配合应用补肾、调肝与理脾之法，正如叶天士所说："缓肝之急以息风，滋肾之液以驱热"，"补脾之中必宜疏肝，肝气条达而不致郁而克土，疏肝即所以补脾也"，这体现了中医五脏相关的整体观念，是治疗眩晕时应注意选用的方法。

四、善守达变，法正机圆

守者，守法；变者，变通。疾病是一个动态发展的、不断变化的过程，因此中医诊治疾病也就是守方与变方相结合的过程，证不变则法不变，法不变则方不改；证变则法随证转，方从法出，更改用方。眩晕病情有轻有重，发病有快有慢，但就多数眩晕来讲，是以虚证为主要表现的慢性病，其治疗非一朝一夕所能取功，要善于守法，不要急于求成。比如肾精不足之眩晕患者，只有缓图以功，通过一段时间的调治，使肾强精足髓充，眩晕便可自愈，若投用大剂量的补肾之剂，由于补药多滋腻，肾虚不除，反碍于胃，纳运失常，变生他证。缓图取功就要善于守法，只要辨证准确，用法得当，持之以恒地坚持下去，就会取得好的疗效。

眩晕病往往具有多病因、多病机的特点，病因有脏腑之异，病机有主次之分，张景岳云："伐下者必枯其上，滋苗者必灌其根。"（《景岳全书》）故应抓住疾病的主要矛盾，即主要病机进行治疗，经过有效的治疗，主要病机消失而次要病机上升为疾病的主要矛盾的时候，则应审时度势，立即随证更方，变法治之。曾治一眩晕患者伴有肢麻症状，用益气聪明汤后眩晕消失，而肢麻不减，转投补阳还五汤而愈，所以治疗眩晕应当灵活掌握"三而不下，必更其道"之法。

当然，善守达变并不是轻易就可做到的。由于病情之轻重、病位之浅深、感邪之性质、禀赋之厚薄、病程之久暂，所以取效有快慢之别。初服不效，是因为病势未遏，或正气未复，需要有一个由量变到质变的过程。这就需要我们掌握眩晕病发生发展的一般规律，透过现象发现本质，做到心中了了，有的放矢地治疗，同时要做好患者的思想工作，使患者明白病情的轻重和发展趋势、治疗方法和目的，最大限度地取得患者的配合，方能取得好的疗效。

参考文献

［1］徐慧，高颖. 从抓主症入手谈眩晕的中医诊治思路［J］. 中国中医基础医学杂志，2015，21（11）：1461-1463.

［2］郭进财，刘雪娜，洪炳根. 眩晕病的经方诊治思路［J］. 中国中医急症，2012，21（7）：1111-1112.

［3］杨时鸿，覃小兰. 眩晕的急诊诊断思路［J］. 中国全科医学，2012，15（20）：2354-2356.

［4］林丰基. 中医诊治眩晕证学术源流探讨及文献整理与数据库建立［D］. 广州：广州中医药大学，2007.

［5］闫伟. 中医药治疗眩晕的系统评价及"脉证治"规律研究［D］. 济南：山东中医药大学，2018.

（徐 进 赵 敏）

第九节 眩晕的病因病机及分型施治

《素问·调经论》曰："人有精气津液，四肢九窍，五脏十六部，三百六十五节，乃生百病，百病之生，皆有虚实。"眩晕辨证亦重在虚实两端，《素问·通评虚实论》指出："邪气盛则实，精气夺则虚。"实指风、火、痰、瘀之有余，虚则指气、血、阴、阳之不足。头面诸窍，乃清空之地，六阳经脉之所聚，须臾不能离开气血津液之濡养，更不耐风、火、痰、瘀之侵袭，验之临床，虚实之证不能截然分开，常常表现为虚实夹杂，或以虚为主，虚中夹实，或以实为主，实中带虚，用药当遵"勿虚虚，勿实实，补不足而损有余"之训，随证治之。

一、实证

（一）风热上扰证

头为"诸阳之会""清阳之府"，又为髓之所聚，凡五脏精华之血、六腑清阳之气，皆上注于头，气血充足，阴阳升降如常，则头脑清晰，轻劲有力。倘六淫之邪外袭，上犯巅顶，邪气羁留，阻抑清阳，则头脑眩晕不清；六邪之中又以风邪为最多见，因为"伤于风者，上先受之"，"高巅之上，唯风可到"。大凡外感所致眩晕多发病急骤，持续时间较短暂，多由起居不慎，感受风热之邪，上犯于头，清阳受蒙，正如《症因脉治》云："或风木司政，风热大作；或体虚不谨，外受风邪。风主乎阳，风热为患，则……令人掉眩。"或素体肝经有热，复感风邪，风属阳而主动，与肝经之邪内外相合上扰清窍而发眩晕。

此型轻症可见有头眩胀、昏蒙之感，并伴见咳嗽、身热、口渴、汗出涔涔、脉浮数等风热外感的症状。治当疏风散邪、清利头目为法，方选桑菊饮加减，可加蔓荆子以增强清利头目之功；重症则见头晕胀，视物旋转，甚则恶心呕吐，伴有身热、汗出、咳嗽、烦渴等风热表证，或见目赤肿痛、羞明多泪、两鬓胀痛。治当疏利风邪、清热平肝为法，方选国医大师张磊方谷精汤加减（谷精草、密蒙花、青葙子、黄芩、夏枯草、桑叶、菊花、薄荷、决明子），临证时常在本方基础上化裁。相关药物可选黄芩、夏枯草、苦丁茶、白芷、川芎、仙鹤草等。恶寒头痛者去桑叶，加川芎、荆芥、防风；肝经风热胜者，加大谷精草、青葙子、密蒙花的用量，仙鹤草用量宜大，可用至60g。

（二）痰浊中阻证

《素问·脉要精微论》说："夫五脏者，身之强也。头者，精明之府……"五脏六腑之精气必上升于头，而成七窍之用，头目诸窍才可发挥正常生理功能。若饮食不节，嗜酒肥甘，损伤脾胃，或忧思劳倦伤脾，或肝气郁结，横逆克脾，健运失司，以致脾不化精反化湿，水湿内停，聚湿生痰。《素问·阴阳应象大论》云："清阳出上窍，浊阴出下窍。"痰浊内留，阻滞清阳，清阳不升，浊阴不降，清空之窍受之蒙蔽，失其所养则为头目眩晕。故《丹溪心法·头眩》说："无痰则不作眩，痰因火动。又有湿痰者，有火痰者。"若湿土生痰，痰生热，热生风，则痰夹风火上扰清空，眩晕更甚。临床症见头晕沉重，晨起尤甚，胸闷恶心，甚则呕吐痰涎，口黏腻或渴而不欲饮，舌苔白腻，脉滑。治当遵叶天士"治痰须健中，息风可缓晕"之训，用半夏白术天麻汤燥湿化痰，息风定眩。

另外，本证可向三方面发展：一是痰浊中阻，日久不化，则易郁而化热，症可见头重如蒙，头目胀痛，胸闷恶心，纳差心烦，小便黄赤，舌质红，苔黄腻，脉弦滑而数，方选半夏白术天麻汤去白术合黄连温胆汤以健脾化痰泄热；二是痰浊阻滞少阳，少阳气机不利而出现以眩晕、口苦、脉弦为主者，则用柴芩温胆汤治之；三是痰浊为有形之邪，易壅遏气机，阻滞脉道，血行凝涩，反化为瘀，故在治疗时当化痰活血并重，方选涤痰汤去人参加当归、丹参、赤芍、僵蚕。另外，"脾为生痰之源"，故治疗时注意健脾强运，是截痰断源的从本之法。

（三）肝气郁结证

头为清窍，必赖五脏六腑清阳之气滋养，而后方能耳聪目明。肝主疏泄，为一身气机之枢，喜条达而恶抑郁。朱丹溪云："气血冲和，万病不生；一有怫郁，诸病生焉。"若喜怒不节，忧思过度，冲和之令失常，木失条达之性，疏泄无权，气机为之滞塞，清阳之气不展，脑窍失荣，则眩晕之病作矣。临床症见头晕头胀，时轻时重，随情绪因素而波动，并伴见胸闷太息，胁肋胀痛，或嗳气脘痞，舌苔薄白，脉弦。治当宗《内经》"木郁达之""结者散之"之旨，疏肝理气，开郁散结，方选柴胡疏肝散或逍遥散加减，晕甚者加蔓荆子、白蒺藜、菊花等。临证时需要注意两点：其一，"见肝之病，知肝传脾，当先实脾"，故治疗时不忘健脾；其二，肝气郁结，气不行津，湿聚成痰，脉道不利，血行不畅，易生瘀滞，三者又互为病因，初病在肝，及于心脾，久则化火，甚或郁损成劳，正所谓"郁久生病，病久生郁"，此时可用越鞠丸加减。

（四）肝火上扰证

肝主升主动，体阴而用阳，其性刚劲，喜条达而恶抑郁，内藏相火。若遇事恼怒，暴怒伤肝，肝升太过，或所愿不遂，肝气郁结。丹溪曰："气有余便是火。"气郁日久而化火生风，风借火势，火助风威，风火相煽，上扰清窍，头目失养而发眩晕。《素问·至真要大论》云："诸风掉眩，皆属于肝。""厥阴之胜，耳鸣头眩，愦愦欲吐。"《素问·六元正纪大论》亦云："木郁之发……甚则耳鸣眩转。"临床症见头晕，头胀，口苦，心烦，急躁易怒，失眠多梦，大便燥结，小便溺赤，舌红苔黄，脉弦数，常伴见胸闷、善太息等肝气郁结症状，治当清肝泻火，方选龙胆泻肝汤加减。若肝火较盛者，遵"实则泻其子"之旨，加黄连以助泻火之力；头晕甚者，加天麻、钩藤、菊花、蔓荆子。

在治疗本证时应注意以下四点：其一，本型多由郁怒伤肝而化火，气有余便是火，气降火即降，故在治疗中应注意选用降气之药，如炙紫菀、苏子、牛蒡子、炙杷叶等；其二，气滞可致血瘀，火旺炼津为痰，病程日久者应结合化痰开瘀之法，药可选丝瓜络、竹茹、僵蚕、丹参、赤芍等；其三，火盛易伤阴，阴伤则火愈旺，故在用苦寒泻火之时，应不忘甘寒养阴之法，药可选沙参、麦冬、石斛、玉竹等；其四，治疗本型时多选苦寒之药以直折火势，然苦寒之药最易伤脾败胃，胃气伤则化源告竭，可使本证转变为虚实夹杂之候而迁延难愈，所以在临证时应注意调护中焦脾胃。

（五）饮遏清阳型

《素问·经脉别论》云："饮入于胃，游溢精气，上输于脾，脾气散精，上归于肺，通调水道，下输膀胱，水精四布，五经并行。"脾居中焦，职司运化水谷，若饮食不节，嗜酒肥甘，或忧思气结，则脾气受伤，运化不及，脾不为胃行其津液，津液不得转输，停于心下而为痰为饮。《金匮要略·痰饮咳嗽病脉证并治》说："心下有支饮，其人苦冒眩，泽泻汤主之。"心下有停饮，则阴邪上蒙于心，心阳被遏，不能上会于巅，故为之眩晕。临床上症见：头目昏沉眩晕，如在云雾中，或见双眼懒睁，身困乏力，其舌常见肥大，质厚而宽，苔多水滑，或白腻，脉象或沉或弦，或沉弦共见，以沉者主水，弦者为饮故也。治当渗利水邪，兼崇脾气，方选泽泻汤（泽泻、白术）。清人林礼丰说："盖泽泻气味甘寒，生于水中，得水阴之气，而能制水；一茎直上，能从下而上，同气相求，领水饮之气以下走。然犹恐水气下而复上，故用白术之甘温，崇土制水者以堵之，犹治水者之必筑堤防也。"（《刘渡舟医论医话100则》）水饮既去，阳气得通，如云开而日出，眩晕自止。叶天士说"通阳不在温，而在利小便"，此之谓也。

临床上亦有因脾阳虚弱，饮停心下而眩晕者。脾胃在五行俱属中土，又主中气，脾阳虚弱，中无砥柱，土虚则水不受制，致变下行而上逆，中阳既虚，水阴之邪得以上凌心位，阻逆于胸脘之间，可见心下逆满，气上冲胸，水饮既阻于中，清阳失其上升之路，故可见头眩、起则尤甚之症。治疗此类眩晕之法，与上述泽泻汤证治法略异，方选仲景茯苓桂枝白术甘草汤治之。盖彼为水饮困脾，水去则脾安而眩可定；此为阳不化津，脾健则水行而晕自止。刘渡舟教授在谈苓桂术甘汤时说："茯苓在方中的作用有四：一是甘淡利水以消阴；二是宁心安神而定悸；三是行肺之制节之令而通利三焦；四是补脾固堤以防水泛，故为方中主药，列于首位。桂枝作用有三：一是通阳以消阴；二是下气以降冲；三是补心以制水，亦为方中主要药物……此方如有茯苓而无桂枝，则不能化气以行津液；如有桂枝而无茯苓，则不能利水以伐阴。所以苓桂相辅相成，而缺一不可。至于白术则协茯苓补脾利水，甘草助桂枝扶心阳以降冲。诸药配伍精当，疗效确实，故为苓桂诸剂之冠。"（《刘渡舟医论医话100则》）临床可随证加减：头目眩晕甚者，加泽泻；咳嗽呕吐稀涎者，加半夏、陈皮；水饮上冲，干呕头痛者，加吴茱萸。

二、虚证

（一）肾精不足证

《素问·五脏生成》曰："诸髓者，皆属于脑。"脑为髓之海，髓海有余则轻劲多力，髓海不足则脑转耳鸣、胫酸眩冒。肾为先天之本，主藏精而生髓，髓充于骨而汇于脑，故脑为髓之海。若先天不足，肾精不充；或年老体衰，肾精亏耗；或久病伤肾；或房事不节，阴精亏耗过甚；或劳役过度，伤骨损髓；或阴虚火旺，扰动精室，遗精频繁；或肾气亏虚，精关不固，滑泄无度，均可使肾精亏耗，不能生髓，髓海不足，上下俱虚，而发生眩晕。临床常见头目眩晕，伴有空豁感，腰膝酸软，神疲，或见耳鸣、齿松、发脱等症状，舌质淡红或淡嫩苔白，脉沉细尺弱或涩。治当益精填髓，补肾定眩，方可选左归丸加减，相关药物尚可选白芍、桑寄生、炒杜仲、益智仁等，晕甚者加天麻，耳鸣者加磁石、木贼草等。临床要注意的是：房劳伤肾，对肾精不足、脑髓失充型眩晕者来说，在治疗的同时，应适当节制房事。另外，"精贵而易亏难实"，此类患者往往取效较慢，治疗不能急于求成，要持之以恒，善于守方。

（二）气血两虚证

头为诸阳之会，清窍有赖清气之灌注，气血的滋养，以发挥正常的功能活动。若久病不愈，耗伤气血；或失血之后，虚而不复，气随血耗；或忧思劳倦、饮食不节，损伤脾胃；或先天禀赋不足，或年老阳气虚衰，而致脾胃虚弱，后天之本受损，不能健运水谷以生化气血，气血乏源，以致气血两虚。《素问·生气通天论》云："阳气者，精则养神，柔则养筋。"气虚则清阳不振，神失所养；血虚则脑窍失荣，皆能发生眩晕。《证治汇补·眩晕》曰："血为气配，气之所丽，以血为荣，凡吐衄崩漏，产后亡阴，肝家不能收摄荣气，使诸血失道妄行，此眩晕生于血虚也。"《症因脉治》补充道："又有焦心劳累，忧愁郁结，心脾伤而不能生血为眩晕者。"临床多症见眩晕，劳则益甚，眩晕多数情况下较轻，但持续存在，休息后有所好转，面色不华，神疲懒言，或见心悸少寐，纳差便溏，舌体淡胖，苔薄白，脉沉细弱或细涩。治当养心健脾，补益气血，方选归脾汤或八珍汤加减。《灵枢·决气》云："中焦受气取汁，变化而赤，是谓血。"说明血液的化生不但有赖于脾气的运化，亦与心之化生有关。心者，火也，故在方中可少佐肉桂以鼓舞气血生长，以取少火生气之义。

（三）清阳不升证

头为"诸阳之会""清阳之府"，又为髓海之所在，五脏精华之血、六腑清阳之气皆上注于头。脾主升清，若脾胃亏虚，失其运化之能，清阳无以上达头面，则"上气不足，脑为之不满，耳为之苦鸣，头为之苦倾，目为之眩"（《灵枢·口问》）。此类患者或外感，或内伤，引起脾胃亏虚，导致运化不及，清阳不升而头晕，多见于中老年患者。其常见症状有：头晕目眩，少气懒言，面色无华，呼吸气短，声低气怯，神疲乏力，劳则加重，腹胀纳少，大便溏薄，形体不丰或浮肿，或脘腹坠胀久泻不止，舌质淡苔薄，脉虚弱无力。而论其治法，前贤论述也颇为详尽。如《医学入门·头眩》曰："内伤劳役，气虚不能上升，或汗多亡阳，宜补中益气汤。"《证治准绳·杂病·眩晕》："有气虚者，乃清气不能上升，或汗多亡阳所致，当升阳补气，黄芪、人参、白术、川芎、当归、甘菊花、柴胡、升麻之类。"概括起来，前贤之法，大抵以补气健脾、益气升阳为主。《素问·阴阳应象大论》云："气虚宜掣引之。"本病之本乃脾胃亏虚，清阳不升，故治当益气升阳，补气健脾，方选益气聪明汤加减。脾胃和调，水谷精微生化有源，和调于五脏则血生，洒陈于六腑而气至，清阳之气得以上升，元神得养则晕止病愈。

临证之际，以下几点尤当注意：其一，本型虽以补气健脾为主，前贤有云"补脾不如运脾"，故行气运脾之陈皮、枳壳等可随证选用。其二，脾胃亏虚，运化不及，则聚湿生痰成饮，脾为阴土，喜燥而恶湿，湿盛则可加重脾虚，故淡渗水湿之品，如茯苓、泽泻、六一等，可以灵活运用。若湿郁化热者加黄连，口苦脉弦者加黄芩。其三，虽以脾虚为本，但"诸风掉眩，皆属于肝"，治晕不应忘调肝。其四，柴胡、升麻等升举清阳之品，必不可少，但"柴胡劫肝阴"，故也不可久用、重用，要中病即止，以免引起变证。

（四）阴虚阳亢证

《素问·生气通天论》曰："凡阴阳之要，阳密乃固。两者不和，若春无秋，若冬无夏，因而和之，是谓圣度。故阳强不能密，阴气乃绝；阴平阳秘，精神乃治；阴阳离决，精气乃绝。"这些都强调阴阳互为根本、互相制约是维持机体正常生理功能活动的关键。若五志过极，皆能化火，日久耗伤肝肾之阴，或先天不足，肾精不充。《内经》云："年四十而阴气自半也，起居衰矣。"年老体衰，肾精亏耗；或久病伤肾；或房事不节，阴精亏耗过甚，均可使肝肾阴亏，木失涵养，风阳上僭，而致眩晕，盖"水亏不能涵木，厥阳化风鼓动，烦劳阳升，病斯发矣"（《临证指南医案·眩晕》）。故临床可见眩晕脑涨，耳鸣，或兼见头痛，烦劳、恼怒则症状加重，或失眠健忘，腰膝酸软，舌质红，苔薄少，脉弦细数。治疗当宗张景岳"动极者镇之以静，阴亢者胜之以阳"（《类经附翼》）之旨，治宜滋阴潜阳，息风定眩，方选杞菊地黄汤合天麻钩藤饮加减。若阴虚内热较明显者，可用镇肝熄风汤化裁治之。临床应注意的是，此型患者眩晕表现多较重，不仅有肝阳上亢、风阳上扰的症状，还常兼见腰膝酸软、遗精、健忘等肝肾阴虚的表现，若继续发展，多能演变为中风，所以应予以高度重视，及时治疗。

（五）心阳不足型

《素问·生气通天论》曰："阳气者，精则养神，柔则养筋。"《素问·六节脏象论》曰："心者，生之本，神之变也，其华在面，其充在血脉，为阳中之太阳。"《血证论》曰："心为火脏，烛照万物。"若阳气虚损，心阳不足，则无以鼓荡血脉，血脉运行不利则无以上达元神之府，脑失所养故头晕。本型常见于中老年患者，患者或以先天禀赋不足，阳气本虚；或大病初愈，久病失养，调养失慎而致；或多思多虑，劳心过度，心神暗耗久则心阳虚损；或不知持满，劳欲过度，肾阳不足，久则累及心阳，则心阳不足；或误治失治，过用汗法，"汗为心之液"，汗多亡阳，皆可以损伤心阳而引起眩晕。临床上常见症状有：头目眩晕，面色无华，恶寒怕冷，"叉手自冒心"，劳则加重，"能热不能寒"，或伴有心悸、胸闷、心痛，舌质暗红，苔薄白，脉沉细或见结代。因心阳不足，血脉运行不利则无以上达元神之府，脑失所养故头晕。阳气不足，温养不利，阴翳上犯，故胸闷；心阳不足，无以运行血脉，血脉痹阻，故心痛；阳气不足，阳不足则外寒，故恶寒怕冷；劳则耗伤心气，故病情加重。热则温煦，寒则伤阳，故"能热不能寒"。治当宗王冰"益火之源，以消阴翳"之旨，补益心阳，温通血脉，选方可用桂枝甘草汤。桂枝甘草汤乃补益心阳之主方，辛甘相合，补阳化气，助阳而不燥，药简力专而效宏。临证之时，以下几点尤当详审：其一，若恶寒怕冷较为明显，则酌加附子以温阳；若脉沉迟，则加人参、黄芪；血脉瘀阻者，可合用活血化瘀之品，如丹参、延胡索、三七粉等；若心神烦乱，夜难安寐者，参用酸枣仁汤等以治其标，天麻、甘菊花、生龙牡等平肝疏肝之品，择其一二味随证加减。其二，本病以眩晕为突出特点，临证之际，要与心悸、胸痹等仔细甄别，以免引起误诊。其三，肾藏命门之火，为先天之本，肾阳充盛则心阳足，故临证时要整体论治，全面考虑。

三、结语

综上所述，眩晕一证，病位在脑，因气血阴精亏虚，不能上荣于脑，或痰浊水饮阻滞，清阳不升，浊阴不降，蒙蔽于脑，或肝阳化风，上扰清空，导致眩晕。虽然病变脏腑以肝、脾、肾为重点，三者之中又以肝为主，但必须影响于脑，使脑窍的功能失常，才能形成眩晕。致病因素以内伤为主，但也不可忽视外感致病因素，做到审证求因，辨证论治。在分析疾病时，首先要弄清是虚是实，或以虚为主，虚中夹实，或以实为主，实中有虚，勿犯"实实虚虚"之误；其次，严格区分有邪与无邪，治疗时祛邪而不伤正。眩晕患者除必要的药物治疗外，也应注意情志及饮食起居的调理。

参考文献

［1］李柱，刘作印，段春燕，等.基于中医临床路径分型治疗眩晕病各证候的疗效观察［J］.中西医结合心脑血管病杂志，2020，18（11）：1807-1809.

［2］王玉玲，杜文森.中枢性眩晕患者中医证型分布规律研究［J］.中国西部科技，2015，14（7）：103-104，114.

［3］李美林.中医眩晕的分型辨证治疗［J］.医药前沿，2013（29）：356-357.

［4］周才根.中医内科对眩晕患者病因分析的研究［J］.中国中医药现代远程教育，2021，19（3）：114-116.

［5］鲍晨汝，邵义泽.眩晕中医证候分型文献分析［J］.河北中医，2015，37（3）：433-435.

［6］孔丽君.眩晕症的病因、相关因素及中医的辨证分型分布研究［D］.天津：天津中医药大学，2015.

［7］曲玉梅，赵锦霞，刘雪颖.眩晕症的临床分型与中医辨治疗举隅［J］.中国现代药物应用，2010，4（9）：127-128.

［8］段文举.中医内科对眩晕患者病因分析的研究［J］.东方药膳，2021（14）：39.

［9］钟升兵.老年眩晕中医证型分布及相关因素探究［D］.成都：成都中医药大学，2017.

［10］白长川，吴美兰.1816例眩晕辨证分型探讨［J］.中医药学刊，2005，23（7）：1296-1297.

［11］沈文翠.640例眩晕患者中医证型分布及相关因素分析［D］.乌鲁木齐：新疆医科大学，2011.

［12］刘红梅，李涛.眩晕症的中医证候多元分析初步研究［J］.中国中医基础医学杂志，2008，14（3）：205-206.

（徐　进　张怀亮）

第十节　治疗眩晕的常用中药及方剂

辨治眩晕的古籍验方汗牛充栋，现将历代医家常用的中药、方剂介绍如下，以供临床参考。

一、常用中药

单味中药是治病组方的基础，掌握其性味、归经及功效、应用和现代研究成果，是实施辨证选药、制定最佳用药配方、提高临床疗效的前提和基础。

（一）黄芪

【性味、归经】　甘，微温。入脾、肺经。

【功效】　补气升阳，益卫固表，利水消肿，托毒生肌。

【应用】　适用于气虚所致的倦怠乏力、短气多汗、中气下陷、脱肛及崩漏失血和血虚气弱等病症。还用于治疗虚汗证及感冒，气虚脾弱之水肿、小便不利，疮痈脓成不溃或溃后久不收口，以及气虚血滞之偏枯、半身不遂和消渴证等。

【现代研究及应用】　现代研究表明，黄芪有增强机体免疫功能、抗衰老、促进机体代谢的功效，具有降血压、扩张血管，以及抑制血小板聚集、改善微循环等作用。

黄芪的降压作用主要在于对血管的直接扩张；同时还与其对其他调节血压因素如中枢神经肽、肾素-血管紧张素-醛固酮系统及激肽释放酶-激肽系统和羟脯氨酸等的影响有关。黄芪可使血小板内cAMP含量显著升高，且合用丹参作用更强。黄芪复方制剂补阳还五汤可抑制血小板聚集及血栓素A_2（TXA_2）生成，还可抑制血栓形成。大量研究表明，黄芪扩张血管、促进改善微循环及增加脑血流量的作用显著。

黄芪是最常用的中药之一，乃补气药之代表，传统名方中以黄芪为主药且疗效显著者甚众。黄芪现今已广泛用于治疗心脑血管疾病，有不少以黄芪为主药的传统名方或新复方制剂用于治疗眩晕、中风等。以黄芪为主药的当归补血汤是治疗贫血所致的气血两虚型眩晕的代表方，宗补阳还五汤之旨重用黄芪配伍活血化瘀药物的多种复方口服汤药或注射液也有良好的疗效。黄芪有降压作用，大剂量黄芪治疗高血压有一定疗效，张权斌报道15例高血压患者［分属Ⅰ期（3例）、Ⅱ期（8例）、Ⅲ期（4例）］，日服含黄芪30g（可增至160g）的辨证方剂，结果显效6例，有效7例，无效2例。黄芪也用于升压，有人认为升压用量宜轻，不超过15g。黄芪适用于气虚或气虚痰浊型高血压患者，不宜用于有肝风或肝阳亢盛见症者。

在临床中，黄芪常与其他药物配伍应用以治疗眩晕，适用于以气虚为主要表现的患者，单独应用黄芪者尚少。

【一般用量与用法】　6～15g，水煎服。

（二）党参

【性味、归经】　甘平。入脾、肺经。

【功效】　补中益气，健脾益肺，养血生津。

【应用】　本品既可补脾胃而益肺气，又能益气以补血，为滋养脾胃之要药，主要用于脾胃虚弱及气血两虚等证。大凡脾胃虚弱之食欲不振、大便稀溏、津液不足，肺气虚弱之虚喘咳嗽，血虚体弱之萎黄和慢性出血、内热消渴等症均可应用。近年来党参用于治疗神经症、高脂血症、贫血、低血压等取得了较好的疗效。

【现代研究及应用】　党参含有皂苷、生物碱、蛋白质、维生素 B_1 和维生素 B_2、菊糖等有效成分，对神经系统有兴奋作用，能增强机体免疫力。实验表明，党参可改善化学药物造成的记忆损害，对人的左右脑两侧半球的记忆能力都可同时提高，具有改善记忆功能的作用。党参提取物可使猫心泵血量增加而不影响心律，可使脑、下肢及内脏血流量增加，并有对抗肾上腺素的作用。同时，党参还能使周围血管扩张而降低血压，能提高脑对缺血的耐受力、降低脑组织的耗氧量，具有使家兔红细胞、血红蛋白增加，以及益气强心、抗低温、抗高温、抗疲劳等作用。

党参用于治疗眩晕等心脑疾患多复方入药，取其补中益气之功效。湖北孝感某医院用复方党参注射液（党参、维生素B₁）肌内注射治疗神经症，每日1次，半月为一疗程，经144例试用，取得一定疗效；也有人报道口服党参膏治疗功能性子宫出血、月经过多、更年期不正常出血及营养不良等所引发的贫血疗效显著，1周后血红蛋白可明显回升，眩晕、乏力、心悸等症状显著改善。

本品功能与人参相似而弱，一般作为人参的代用品。党参在临床应用中一般无不良反应，如用量过大（每剂超过60g）可致心前区不适和心律不齐等，停药后可自行恢复。

【一般用量与用法】 6 ~ 15g，水煎服。

【注意】 反藜芦，畏五灵脂，不宜与这两味药配伍。

（三）丹参

【性味、归经】 苦，微寒。入心、心包、肝经。

【功效】 活血祛瘀，清心除烦，养血安神，调经止痛，凉血消痈。

【应用】 本品能破宿血，生新血，安生胎，落死胎。其活血化瘀的功效甚佳，且兼能养血，《妇人明理论》有"丹参一味，功同四物"（当归、地黄、川芎、芍药组成之四物汤）之说。适用于各种气滞血瘀所致之月经失调、痛经、产后恶露不下、瘀滞作痛、癥瘕痞块，心血不足所致的心悸、失眠，以及肝郁胁痛、恶疮肿毒等。近年来广泛应用于治疗冠心病、缺血性中风、椎基底动脉供血不足之眩晕、血栓闭塞性脉管炎等心脑血管疾病。

【现代研究及应用】 丹参活血化瘀的功效甚佳，随着近年来对活血化瘀理论研究的不断深入，对丹参的药理研究日益深化，丹参作为较为"时髦"的活血化瘀、改善微循环的药物，以不同的剂型，广泛地应用于临床之中。现代研究表明，丹参具有多方面的药理作用，如降低血液黏附性，改善血流动力学指标，改善微循环，抗凝血，促进纤维蛋白溶解，抑制和解除血小板聚集，改善心肌和脑细胞功能，增强耐缺氧能力，预防脑缺血所致的缺氧性脑细胞损害及水肿，清除有害的自由基，防止或减轻脂质过氧化反应，降低血脂，防止动脉粥样硬化的发生发展，以及降压、抗炎、镇静、抗休克、提高免疫力、调节组织的修复与再生等。

临床上，应用丹参组成复方和丹参针剂、片剂等治疗眩晕、中风等病证的报道甚多，乃心脑科应用最为频繁的药物之一。张平等则报道用复方丹参注射液治疗梅尼埃病 36 例，症状控制率为 83.3%，血流动力学指标也得到改善。在临床应用中，除有针剂、片剂外，丹参还常与其他药物配伍组方辨证应用。作为活血化瘀之良药，丹参不仅用于中风、眩晕的治疗，还广泛应用于肝炎、冠心病、肺心病、肾脏疾病、糖尿病及妇科、外科、眼科等病中。

在应用丹参制剂时，应注意其引起的各种不良反应，最为常见的是皮肤过敏反应，如皮肤瘙痒、红色丘疹等。此外，在生产丹参注射液的过程中，可产生部分鞣质，鞣质能加速红细胞凝聚，并与血液中血红蛋白结合形成药物性沉淀，如果长期多次静脉滴注有可能引起血栓形成，导致脑血栓病情加重，长期肌内注射还可引起局部硬结、胀痛等，临床中应予以注意。

【一般用量与用法】　6 ~ 15g，水煎服。

【注意】　反藜芦。

（四）川芎

【性味、归经】　辛，温。入肝、胆、心包经。

【功效】　活血化瘀，行气止痛，祛风燥湿。

【应用】　川芎走而不守，能载药上行巅顶，下达血海，外达皮毛，旁通四肢，乃"血中之气药"。川芎为临床常用的活血行气药，用于月经不调、经闭腹痛、痛经、癥瘕、胸胁刺痛，跌打肿痛，感冒头痛，风湿痹痛，以及冠心病心绞痛、闭塞性脉管炎、缺血性中风、眩晕等病症。

【现代研究及应用】　川芎含有生物碱、酚性物质、中性物质和有机酸等，其中川芎嗪、阿魏酸是其主要有效成分。现代研究表明，川芎能扩张外周血管，降低血压，抑制血小板聚集，使已聚集的血小板解聚，具有抗血栓形成、改善微循环、改善脑缺血性损害、降血脂、防止动脉粥样硬化、镇静，以及扩张冠状动脉、增加冠状动脉血流量、降低心肌耗氧量等作用。动物实验证实，川芎可改善兔脑缺血性损害，改善微循环，对脑缺血有防治作用。川芎嗪可抑制血小板凝集，并对已聚集的血小板有解聚作用。不同剂量的川芎嗪对环核苷酸磷酸二酯酶有抑制作用，cAMP 在体内的降解是在该酶作用下进行的，川芎嗪引起动物及人体 cAMP 水平升高的作用与抑制该酶活性有关，提示川芎嗪对预防和治疗冠心病、动脉粥样硬化及闭塞性脑血管病有益。

【一般用量与用法】 6 ~ 15g，水煎服。

（五）当归

【性味、归经】 甘、辛，温。入肝、心、脾经。

【功效】 补血活血，调经止痛，润肠通便。

【应用】 当归为临床常用的养血药，大凡血虚失养所致之病证均可应用。临床多用于血虚所致的头晕目眩、心悸、倦怠、血虚腹痛，阴虚血少所致的肠燥便秘，以及月经不调、闭经、痛经、崩漏、跌打损伤、痈肿血滞疼痛、风湿痹痛。现在也用于冠心病心绞痛、血栓闭塞性脉管炎、缺血性中风等病症。

【现代研究及应用】 根据临床及动物实验观察，当归可抑制血小板聚集，抗血栓形成，具有增强机体造血功能、抗贫血、降血脂、增强机体免疫功能，以及镇静、抗氧化、抗损伤、调节血压的作用。当归注射液能明显改善大鼠实验性急性脑缺血症状，抑制血浆血栓素 B_2（TXB_2）产生，纠正脑缺血，降低脑缺血大鼠死亡率。

临床中当归治疗中风、眩晕常与其他药物配合应用，如治疗血虚所致的眩晕，可用以当归为主药组方之归脾汤或与黄芪、白芍、川芎、熟地黄、白术等同用组方；治疗由于气血不足、脉络瘀阻所致的中风，可与黄芪、赤芍、川芎、地龙、桃仁、红花等同用；治疗肝郁脾虚、气血不足之眩晕，可选用以当归为主药组成的方剂逍遥散和天王补心丹等。除复方应用外，近年来还常单用当归或用当归注射液治疗眩晕、中风。如有人用当归20g独煎，每日2次口服，治疗神经衰弱所致的眩晕，效果良好；有人用当归片，每次5片，每日3次口服，治疗神经衰弱性眩晕48例，有效率98%；还有人用当归口服液治疗贫血引起的眩晕64例，其中显效45例，有效16例，无效3例。

当归一般无毒性，副作用少见，少数人服药后有恶心症状，个别人有皮肤痒、胃部不适，但均轻微。

【一般用量与用法】 6 ~ 9g，水煎服。

（六）白芍

【性味、归经】　苦、酸，微寒。入肝经。

【功效】　平抑肝阳，养血敛阴，柔肝止痛。

【应用】　本品用于肝阴不足、肝阳上亢所致的头胀、头痛、眩晕、耳鸣、烦躁易怒，血虚所致的月经不调、痛经、崩漏、自汗、盗汗，以及肝气郁滞、肝胃不和之胸胁脘腹疼痛，血不养筋所致的手足麻木、肌肉痉挛疼痛等病症。

【现代研究及应用】　白芍含有挥发油、苯甲酸、鞣质、脂肪油、芍药苷、芍药醇、芍药碱等成分，具有调节免疫功能、镇痛、镇静、抗惊、抗炎和降低体温的作用。可扩张血管，抑制血小板聚集及血栓形成，增强耐缺氧能力和抗氧化及氧化损伤，同时还有保肝、解痉等作用。

白芍为最常用的中药之一，许多著名方剂中均用之。白芍用于治疗眩晕、中风多取其平抑肝阳、养血敛阴的功效，与其他药物配合应用，对眩晕、中风出现肝肾阴虚、肝阳上亢病机者，用之每获良效。常用的治疗眩晕、中风的方剂镇肝熄风汤、羚羊角汤、大定风珠及滋水清肝饮等均有主药白芍在内。有人报道单用白芍治疗肝阳上亢型眩晕，每次18g水煎，每日2次口服，3周为一疗程，其显效率为70%，总有效率86%；也有人经研究证明，常服白芍水煎剂可降低肝阳上亢型眩晕所致的中风发生率。

【一般用量与用法】　9～15g，水煎服。

（七）大黄

【性味、归经】　苦，寒。入脾、胃、大肠、肝、心包经。

【功效】　攻积导滞，泻火凉血，活血祛瘀，利胆退黄。

【应用】　大黄常用于胃肠实热所致的急、慢性或习惯性便秘，以及热积便秘兼高热、神昏谵语、惊厥发狂、津液不足者，也用于下痢赤白及实火上炎所致的吐血、衄血、目赤肿痛、口舌生疮等，还用于产后腹痛、血瘀经闭、跌打损伤及肝胆湿热之口苦、胁痛、黄疸。现在常用于上消化道出血、急性胆囊炎、肠梗阻、阑尾炎、中风闭证等。

【现代研究及应用】　药理实验证明，大黄浸剂、酊剂和大黄素都有降压作用；

大黄对高胆固醇血症兔有降血脂／磷脂比值和胆固醇的作用；大黄对外出血和内出血都有明显止血作用，可使凝血时间缩短，毛细血管通透性降低，并促进血小板生成；大黄还有活血化瘀、改善微循环的作用。同时大黄具有活血–止血、导便–止泻、祛邪–补益的双向调节作用，以及抗病原微生物、解热、抗炎、泻下、利胆、解痉、保肝的功效。曾有人报道，口服大黄醇提取片，每次1片，每日3次，持续1个月，降低高胆固醇的有效率为67%；也有人报道，早晨空腹服用大黄糖浆6mL，持续6周，于第7天高胆固醇就明显降低，高脂蛋白于服药6周后才出现明显降低作用。用以大黄为主药组成的泻心汤类方剂治疗实火上炎之眩晕头痛、目赤肿痛、吐血衄血，更是临床上所常用的。

大黄生药一般毒性较低，但服用过量也可中毒，尤以鲜大黄毒性较大，可引起恶心、呕吐、头晕、腹痛等症状，孕妇及体弱、腹泻者慎用。大量服用生大黄可导致电解质紊乱。

临床上大黄用于中风、眩晕多复方配伍使用，可用于眩晕属于肝阳上亢型及痰郁化热者，其方剂如星蒌承气汤、泻心汤、滚痰丸等。

【一般用量与用法】 3～10g，水煎服。

【注意】 不宜久煎，孕妇及月经期、哺乳期和年老体弱者均应慎用或忌用。

（八）天麻

【性味、归经】 甘，平。入肝经。

【功效】 平肝息风，定惊。

【应用】 天麻作为平肝息风之良药，可用于肝阳上亢所致的眩晕、头痛等，也可用于热病动风、惊厥抽搐等，还用于头风眼黑、肢体麻木、半身不遂、口眼歪斜、语言謇涩以及风寒湿痹等病证。

【现代研究及应用】 动物实验证明，天麻具有镇痛、镇静、抗惊厥的作用，能改善大脑皮质功能，提高机体耐缺氧能力，增强免疫功能、延缓衰老；天麻水剂和注射液能增加心、脑血流量，降低血管阻力及舒张外周血管，并可降低血压，增强心肌细胞抗损伤的能力。

天麻作为平肝息风之良药，为治眩晕的常用药品。天麻用于治疗眩晕多取复方，适用于肝阳上亢所致者，兼夹痰湿者较为适宜，如属血虚肝旺所致者，需配养血柔肝之品如当归、枸杞子、白芍等；如属阴虚津少者，一般不用天麻，以滋肾养阴为主。常用的方药有天麻钩藤饮、天麻丸、半夏白术天麻汤等。

【一般用量与用法】 3～12g，水煎服；亦可入丸、散。

（九）白术

【性味、归经】 苦、甘，温。入脾、胃经。

【功效】 补脾益气，燥湿利水，固表止汗。

【应用】 本品为补脾益气之要药，用于脾胃气虚、运化失常所致的食欲减退、脘腹虚胀、倦怠乏力，水湿停滞之痰饮，水湿外溢之水肿，风寒湿邪留阻之痹证，以及表虚自汗、胎热胎动不安、风痰眩晕、中风、疟疾等病症。补脾胃多用炒白术，健脾止泻常用焦白术，燥湿利水、固表止汗多用生白术。

【现代研究及应用】 本品含挥发油，油中主要成分为苍术醇和苍术酮，并含维生素 A 等物质。具有降血糖、利尿、抗凝血及免疫调节、镇静、促进血液循环和胃肠道分泌等作用。白术用于眩晕常与其他药物配伍同用，取其健脾燥湿的功效，适用于水饮停蓄、痰浊内阻之眩晕，如治疗眩晕之名方泽泻汤及半夏白术天麻汤中均以白术作为主药。白术作为健脾燥湿的良药，对于中风、眩晕中出现脾胃虚弱所致的食少、体倦乏力、腹胀泄泻、痞满等症状有明显的改善作用。

【一般用量与用法】 3～12g，水煎服。

（十）茯苓

【性味、归经】 甘、淡，平。入心、肺、脾、膀胱经。

【功效】 利水渗湿，健脾补中，宁心安神。

【应用】 用于脾肾虚寒、水湿内停之腹胀身肿、小便不利，痰饮内停、气化受阻之胸满、目眩、心悸、呕吐，以及脾胃气虚、水湿不化、运化失司之倦怠乏力、食少便溏、腹胀腹泻、咳嗽痰多等病症，还可用于惊悸、失眠、癫痫等病症。

【现代研究及应用】 茯苓含有茯苓酸、胆碱等多种成分，具有利尿、镇静、抗炎、降血糖和增强免疫功能的作用，能促进钠、氯、钾等电解质的排出。茯苓用于治疗中风、眩晕多复方入药，取其健脾利湿补中之功效，在眩晕及中风之急性期、恢复期、后遗症期出现脾虚湿阻、纳运失常病理机制者，应用较多。如治疗眩晕的半夏白术天麻汤、治疗中风阴闭的涤痰汤、治疗中风后遗症语言不利的地黄饮子等方剂均用有茯苓。眩晕的发生多与湿浊上蒙有关，中风患者由于活动不便、久卧伤气、纳运失常，常有脘痞、腹胀、纳差等症状，茯苓有健脾化湿的作用，能有效地缓解上述症状，所以在眩晕、中风的治疗中，茯苓是常用药物之一。由于茯苓还具有养心安神的作用，所以，也常与酸枣仁、五味子、远志等合用（如天王补心丹），以治疗神经衰弱所引起的眩晕、失眠、心烦等症状。

【一般用量与用法】 6～12g，水煎服。

（十一）山楂

【性味、归经】 酸、甘，微温。入脾、胃、肝经。

【功效】 消食化积健胃，活血化瘀行滞。

【应用】 山楂适用于肉积不消、腹胀腹痛、食积腹泻及血瘀阻滞所致的产后腹痛、恶露不尽、癥瘕痞块等病症。也可用于高血压、冠心病而有头晕、心悸、胸闷隐痛者，以及高脂血症、疝气偏坠胀痛、气血瘀阻经脉不利之肢体麻木等病症。

【现代研究及应用】 山楂含有黄酮类、苷类、三萜类、鞣质、果糖、维生素C等多种有效成分。山楂具有强心、镇静、增强免疫力、增加胃酸分泌及酶的活性以帮助消化的作用，能扩张血管、改善微循环、降低血压及血脂。山楂用于治疗中风、眩晕多取其消食健胃及活血化瘀、改善循环、降血压、降血脂的功效，与其他药物配合应用。有人报道单用山楂治疗高脂血症及脑动脉硬化所致的眩晕，每次15g水煎，每日2次口服，3个月为一个疗程，其显效率为70%，总有效率达84%；张赛璐等经对80例高脂血症患者的临床观察表明，食用山楂食品对降胆固醇及三酰甘油有一定作用。对中风、眩晕患者出现消化不良、腹胀、腹痛等症状者，在辨证用药的基础上配合山楂，用之每获良效。

【一般用量与用法】 6～10g，水煎服。

（十二）泽泻

【性味、归经】 甘、淡，寒。入肾、膀胱经。

【功效】 利水渗湿泄热。

【应用】 本品有较强的利水渗湿作用，用于水湿停滞所致的小便不利、水肿，湿盛腹泻，以及因水饮、痰湿所致的眩晕证，痰湿阻滞的中风后遗症。因有清利下焦湿热的作用，对湿热带下、小便淋涩也有良效。

【现代研究及应用】 泽泻含有挥发油、生物碱、甾醇苷、天门冬酰胺、植物甾醇、脂肪酸、胆碱等多种成分，具有利尿、降血脂、抗凝血、降血糖等作用。动物实验表明，泽泻对家兔实验性高脂血症有防治作用，可使血清总胆固醇及三酰甘油的含量降低，并可使血液凝固时间延长，有抗凝血的作用。泽泻为治疗眩晕的主药，有利尿作用，能消除内耳水肿，单味应用就有较好的疗效，李时珍谓："泽泻有治头旋、聪明耳目之功。"仲景治支饮眩冒之名方泽泻汤就由泽泻及白术两味药组成。现今人们应用加味泽泻汤治疗内耳眩晕症及椎基底动脉供血不足、脑动脉硬化等引起的眩晕，均取得了较好的效果。根据辨证治疗眩晕多取泽泻利水渗湿泄热之功，适用于痰浊内蕴及阴虚阳亢证（肝肾阴虚、阳热亢盛，取其泻肾火的作用，但需与其他滋补肝肾药配合）。

【一般用量与用法】 3 ~ 10g，水煎服；亦可入丸、散。

（十三）酸枣仁

【性味、归经】 甘、酸，平。入心、脾、肾、肝、胆经。

【功效】 养心安神，敛阴止汗。

【应用】 酸枣仁乃养心安神的良药，可用于胆气不足所致的惊悸、恐惧、虚烦不寐，心气亏虚之神志不安，以及心脾两虚之心悸、气短、失眠多梦；还可用于体虚多汗、自汗盗汗、津伤口渴等病症。

【现代研究及应用】 酸枣仁含有皂苷、黄酮、酚酸及大量的脂肪油等有效成分，具有镇静催眠、抗惊镇痛、降血压、抗氧化的作用。动物实验表明，本品能明显降血脂和防治动脉粥样硬化，调节免疫功能，并能减少脑组织耗氧，明显延缓小鼠闭塞缺氧死亡时间。酸枣仁治疗眩晕多取复方，用于气血亏虚所致者，临床中常用于神经衰弱、贫血等出现头晕心悸、心烦失眠等症状者，取其养心安神之功效，常用的方剂如归脾汤、酸枣仁汤等。基于酸枣仁有降血压和防治动脉粥样硬化的作用，有人经临床观察证明，常服酸枣仁水煎剂可缓解脑动脉硬化之眩晕等症状，降低高血压脑动脉硬化患者中风的发生率。

【一般用量与用法】 6～15g，水煎服；亦可入丸、散。

（十四）葛根

【性味、归经】 辛、甘，凉。入肺、胃、脾经。

【功效】 发表解肌，升阳透疹，解热生津。

【应用】 本品长于散阳明肌肉之邪，鼓舞胃气上行生津，适用于外感之发热、头痛、恶寒、无汗、项强，热病口渴，麻疹透发不畅，脾虚泄泻、湿热泻痢，以及消渴、高血压、颈项强痛等病症。

【现代研究及应用】 葛根含有异黄酮类、葛根苷类、三萜类及淀粉、生物碱、微量元素等化学成分，有良好的解热、解痉作用，能有效地抑制血小板黏附、聚集及血栓形成，可改善心脏功能，降低血压及血糖，扩张脑血管，改善微循环，增加脑血流量，并有抗炎、抗氧化、抗菌、抗缺氧等作用。近年来，对葛根升发清阳、解肌舒脉的效用多有发挥，在高血压病、高脂血症、颈性眩晕、脑梗死等的治疗中，均有应用，有与其他药物配伍应用者，也有单用者。黄骏以葛根30g、槐米15g、茺蔚子15g组方，每日1剂，水煎分2次温服，治疗高血压50例，总有效率为84%；杨登高等用桑寄生、葛根、丹参等制成降脂药治疗高脂血症，显效率60%～70%，总有效率81%～91%，疗效优于安妥明；也有人报道，应用葛根合剂治疗颈性眩晕72例，其眩晕控制率达82%。

【一般用量与用法】 9～15g，水煎服。

（十五）钩藤

【性味、归经】 甘，微寒。入肝、心包经。

【功效】 清热平肝，息风定惊。

【应用】 常用于肝阳上亢的头晕、目眩、头胀、头痛，以及心肝火盛、高热动风之惊痫抽搐、破伤风、妇女子痫等病症，也可用于风热头痛、高血压和中风肢体麻木、活动不便、口眼歪斜者。

【现代研究及应用】 药理研究证明，钩藤具有镇静、降压、抗惊厥、抗心律失常的作用，可抑制血小板聚集和抗血栓形成，其煎剂对高血压和脑梗死等眩晕、中风患者均有一定的疗效，能减轻、缓解症状，促进肢体功能的恢复。钩藤治疗中风、眩晕多复方应用，在肝阳上亢型眩晕，以及中风病中经络的肝肾阴虚、风阳上扰型，中脏腑的阳闭证，后遗症出现肝肾阴虚、肝阳上亢病机者，均可选用。常用的方剂有天麻钩藤饮、清肝散风饮、钩藤饮、钩藤地龙汤等。李增林等每天用剪碎的钩藤20g，加入少量冰片，布包，于晨起和晚间睡前放入盆内，加温水浴脚30～45min，10天为一个疗程，治疗50例高血压患者，结果显效27例，有效14例，无效9例，总有效率82%。

【一般用量与用法】 10～15g，水煎服；亦可入丸、散。

（十六）生地黄

【性味、归经】 甘、苦，寒。入心、肝、肾经。

【功效】 清热凉血，养阴生津。

【应用】 适用于温热病热入营血所致的身热口干、舌绛，热病后期低热不退，慢性病的阴虚发热，以及血热妄行的吐血、衄血、尿血、便血、崩漏下血，血热毒盛的斑疹等病证。也可用于热病伤津之舌红口干、口渴多饮，热甚伤阴所致的肠燥便秘，以及肝火上炎、肝阳上亢之眩晕，肝阳暴亢的中风等病证。

【现代研究及应用】 现代研究表明，本品含地黄素、甘露醇、葡萄糖、铁及维生素A等。具有强心、利尿、降血糖、抗炎的作用，其提取物可促进血液凝固而有止血作用，但大剂量可引起心脏中毒。生地黄用于治疗眩晕多取复方，常用的方剂有龙胆泻肝汤、羚羊角汤、血府逐瘀汤、大秦艽汤等，对肝火上炎、肝阳上亢之眩晕及中风阳闭、中风证属阳热亢盛者尤为适宜。有人曾报道，用龙胆泻肝汤治疗50例肝阳上亢型眩晕，总有效率90%；有人用生地黄60g水煎服，每日2次，治疗功能性子宫出血，经 48 例临床观察，90% 以上的功能性子宫出血痊愈，贫血及伴随的眩晕、心悸、乏力等症状得以改善，说明生地黄不仅可治实性眩晕，也可治虚性眩晕。

【一般用量与用法】 10 ~ 30g，水煎服。

（十七）玄参

【性味、归经】 苦、咸，寒。入肺、胃、肾经。

【功效】 凉血滋阴，泻火解毒。

【应用】 本品功善清热养阴，寒而不峻，润而不腻，适用于温热病热入营血所致的口渴舌绛、烦躁、夜寐不安、神志不清、身发斑疹，以及阴虚肺燥所致的咳嗽痰少等病症。由于玄参具有清肺金、降火邪、滋肾阴、通血脉、利咽喉、消郁结的作用，所以还可用于咽喉肿痛、目赤、瘰疬痰核，以及脱疽、四肢麻木等病症。

【现代研究及应用】 玄参含有玄参素、甾醇、挥发油、生物碱等多种成分，具有抗炎、抗病原微生物、降低血黏度和中和毒素的作用，能扩张血管、降低血压、改善心脏功能。玄参用于治疗眩晕多取其凉血滋阴泻火之功，与其他药物配伍辨证应用。

【一般用量与用法】 9 ~ 15g，水煎服。

【注意】 反藜芦。

（十八）牡丹皮

【性味、归经】 苦、辛，微寒。入心、肝、肾经。

【功效】 清热凉血，活血散瘀。

【应用】 本品善清血中伏热，凉血而生新，泻阴火，除烦热，用于热病斑疹，血热吐血、衄血，热入血分之夜热早凉、骨蒸盗汗，以及肾阴亏损之早泄遗精等病症。根据其行气滞、祛瘀血，活而不留、行而不峻的特点，还可用于血瘀经闭、痛经、郁证、肠痈、癥瘕积聚及外伤瘀血作痛等病症。

【现代研究及应用】 牡丹皮含有牡丹酚、苯甲酸、植物甾醇等成分，具有抗菌、抗病毒、降血压、活血止血及改善微循环的作用。牡丹皮治疗眩晕、中风多与其他药物配伍，如以牡丹皮为主药组成的方剂丹栀逍遥散对郁证（神经衰弱）气郁化火之眩晕、心烦、失眠有良好的治疗作用；以牡丹皮为主药组成的方剂羚羊角汤治疗肝阳上亢型眩晕及中风之阳闭证有显著的疗效。牡丹皮善清血热而又活血，有凉血散瘀的功效，使血流畅而不留瘀，血热清而不妄行，对火热炽盛、肝肾火旺及瘀血阻滞等情况，都视为要药，不论是眩晕证，还是中风急性期、恢复期、后遗症期，都是常用的药物之一。

【一般用量与用法】　6 ~ 12g，水煎服；亦可入丸、散。

（十九）半夏

【性味、归经】　辛，温，有毒。入脾、胃、肺经。

【功效】　燥湿祛痰，降逆止呕，消痞散结，和胃安神。

【应用】　半夏燥湿祛痰的作用较佳，常用于湿痰犯肺所致的咳嗽痰多、清稀白黏、胸脘痞闷，寒痰伏肺而致的呼吸急促、喉中哮鸣，表邪外束、肺失宣降之恶寒无汗、咳嗽痰多、胸脘痞闷，痰湿中阻、清阳不升所致的眩晕、头重如蒙、胸闷呕恶，以及癫痫、狂证、痰厥、中风之阴闭证等。根据其消痞散结、降逆止呕、和胃安神之作用，还用于痞证、瘰疬、瘿瘤、郁证及多种呕吐和不寐证。

【现代研究及应用】　半夏含有挥发油、棕榈酸、生物碱、氨基酸、黏液质等多种有效成分，有镇咳、镇吐、祛痰、镇静、催眠等作用，能调节自主神经功能，纠正心律失常，改善微循环。半夏用于治疗中风、眩晕多复方应用，取其燥湿祛痰、和胃安神之功，不仅适用于痰浊中阻型眩晕，在中风之阴闭证及中风后遗症出现痰浊阻滞经络者，均可选用。治疗眩晕可与白术、茯苓、天麻、陈皮等同用，代表方剂如半夏白术天麻汤、涤痰汤。任新民报道用半夏白术天麻汤治疗内耳眩晕症 96 例，基本治愈 68 例，好转 18 例，有效 7 例，无变化 3 例。半夏的主要功效为燥湿祛痰，乃脾胃两经的要药，"无痰不作眩"，故为治疗中风、眩晕的常用药物。

【一般用量与用法】　3 ~ 6g，水煎服。

【注意】　反乌头。

（二十）黄芩

【性味、归经】　苦，寒。入心、肺、胆、大肠、小肠经。

【功效】　清热燥湿，泻火解毒，止血、安胎。

【应用】 适用于湿温发热、湿热下痢、黄疸、热淋等病证。也用于治疗肺热咳嗽、咽喉肿痛，疔痈火毒，热毒疮疡、目赤头眩，肝阳化风之肢麻震颤，以及热毒炽盛、迫血妄行所致的吐血、衄血、崩漏等病证，还与白术配合用于热扰胞宫所致的胎动不安。

【现代研究及应用】 黄芩治肝火上炎动风之头晕目眩、肢麻震颤的历史悠久。现代研究表明，黄芩具有抗炎、抗过敏、解热、解毒、镇静、利尿的作用，黄芩的各种成分对喂食高脂饮食引起高脂血症的动物有明显的降脂作用，黄芩所含的多种黄酮有较强的抑制血小板聚集的作用，黄芩的多种制剂均有明显的降压作用，黄芩的水浸液对家兔实验性动脉粥样硬化有预防效果。黄芩治疗眩晕多与其他药物配伍，如与天麻、钩藤、石决明等药配伍组成的天麻钩藤饮治疗肝阳上亢型眩晕有显著疗效；以黄芩为主药组成的方剂加味温胆汤（由半夏、黄芩、黄连、陈皮、竹茹、茯苓组成）治疗痰郁化火之眩晕有良好作用，眩晕缓解率在85%以上。也有单用黄芩制剂者，如何云鹤曾用黄芩酊治疗高血压性眩晕51例，取得了较好的疗效。

【一般用量与用法】 3～12g，水煎服。

（二十一）菊花

【性味、归经】 甘、苦，微寒。入肺、肝、胃经。

【功效】 疏散风热，平肝明目，清热解毒。

【应用】 本品为清肝明目的要药，能清肝火，息内风，抑木气之横逆，摄虚阳之上浮，常用于肝阳上亢引起的头晕目眩、头胀头痛、目赤肿痛，肝肾不足之眼目昏暗等病症。还用于外感风热所致的发热恶寒、头痛，以及各种疮疡肿毒、疔毒恶疮、血丝疔等。

【现代研究及应用】 菊花含有菊苷、胆碱、挥发油、黄酮、多种氨基酸、维生素、微量元素等成分。实验证明，本品有降压、镇静、降血脂的作用，能扩张冠状动脉，减轻心肌缺血，改善心脏功能，还有抗病原微生物的作用。菊花用于治疗眩晕多取其疏风明目、平降肝阳之功效，治疗眩晕可单用菊花制剂，朱成民等用菊花每次20g，每日2次水煎服，治疗68例高血压患者，眩晕症状的改善率为94%，有51例患者血压有不同程度的下降。也可根据病情组成复方制剂，如黑龙江双城县（现哈尔滨市双城区）人民医院、茂名市职业病防治院分别以菊花、金银花、槐花、山楂等为基础组方制成银菊饮、山楂菊花茶，治疗高血压脑动脉硬化取得了显著的效果，通常服用5～10天，部分病例的眩晕、头痛等症状即可减轻，随之血压下降，并可降低血清胆固醇，对脑动脉硬化也有一定疗效。根据辨证复方入药是菊花治疗眩晕最常用的方法，如治疗肝阳上亢型眩晕就常用菊花与珍珠母、钩藤、黄芩等配伍应用；费伯雄治疗虚眩的养血胜风汤、徐嗣伯治疗风眩的菊花酒等也均有主药菊花在其中。

【一般用量与用法】 9～15g，水煎服。

（二十二）**陈皮**

【性味、归经】 辛、苦，温。入脾、肺经。

【功效】 理气健脾，燥湿化痰。

【应用】 本品长于理气燥湿，具有调理脾胃气机，健脾消痰的作用，适用于脾胃气滞不和所致的脘腹胀满、疼痛不食，胃失和降所致的呕吐呃逆、消化不良，以及痰湿犯肺所致的咳嗽痰多、胸膈胀闷，脾虚失运、痰湿上泛所致的眩晕等病症。

【现代研究及应用】 陈皮含挥发油、黄酮苷等，对消化道有多种作用，且因消化道的功能状态不同而异，并有祛痰、平喘、镇咳、抗过敏、抗炎的作用，能降低胆固醇，减轻动脉粥样硬化，调整血压及心脏功能，降低毛细血管的脆性以防止微血管出血。陈皮用于治疗眩晕多与其他药物配伍应用，取其燥湿化痰之功，适用于梅尼埃病、颈椎病、脑动脉硬化、神经衰弱等病出现痰浊中阻、清窍被蒙病理机制者。

【一般用量与用法】 6～10g，水煎服。

（二十三）**桂枝**

【性味、归经】 辛、甘，温。入肺、脾、心、膀胱经。

【功效】 发汗解肌，温经通脉，化气行水。

【应用】 桂枝有解肌、温阳、行水等功效，可外可内，能散能补，在外感、内伤病中，均有广泛用途。可用于外邪袭表所致的风寒表证，营卫不和所致的汗证，以及虚劳、心阳虚、痰饮、水肿、痹证，还可用于胸痹、血痹、蓄血、脱疽、冻疮等。

【现代研究及应用】 据临床及动物实验观察，桂枝能扩张血管，调节血液循环，促进发汗，有镇静、镇痛、解热、抗惊厥、抗过敏、止咳、抗炎、抗菌、利尿等作用，其挥发油有特异性充血作用，能加强其他活血化瘀药的功效。桂枝用于治疗眩晕多与其他药物配伍，如取其补心气、通心阳、化气行水之功效，与茯苓、白术、甘草同用组成的苓桂术甘汤治疗水湿凝滞之痰饮所致的眩晕有良效；临床中治疗梅尼埃病之眩晕也多在泽泻汤的基础上加入桂枝等药。

【一般用量与用法】 3～15g，水煎服。

（二十四）石菖蒲

【性味、归经】 辛，温。入心、肝、脾、胃经。

【功效】 开窍辟秽，安神醒脑，化湿和胃。

【应用】 本品气薄清芬，味辛性温，能开心窍、通心神、辟秽浊、利清阳，可用于湿温病湿热痰浊蒙蔽清窍而致的眩晕、头目昏沉，中风病痰涎壅盛之肢冷神昏，风痰阻络之语言謇涩等。根据其安神醒脑、化湿开胃的功效，还可用于健忘、癫痫、耳聋及胸腹胀闷、泻痢等病症。现今也用于肺性脑病、精神病、神经性头痛、心血管神经症、神经衰弱等。

【现代研究及应用】 石菖蒲含有挥发油、氨基酸、有机酸和糖类等，有祛痰、镇咳、平喘、镇静、抗惊厥及促进记忆的作用，能降低血脂，改善心脏功能，纠正心律失常，并可促进消化液分泌，抑制胃肠异常发酵，弛缓胃肠平滑肌痉挛。石菖蒲用于治疗眩晕多根据辨证复方入药，取其化湿涤痰、安神醒脑的功效，可与半夏、陈皮、白术、茯苓、鲜竹沥等配伍，适用于痰浊中阻、湿浊上蒙的眩晕患者。有人根据石菖蒲宣心思之结而通神明的特点，在辨证用药的基础上重用石菖蒲治疗神经衰弱所致的眩晕、失眠，取得了满意的效果。

【一般用量与用法】 4～12g，水煎服。

（二十五）石决明

【性味、归经】 咸，微寒。入肝经。

【功效】 平肝潜阳，清肝明目。

【应用】 本品味咸，气寒质重，能镇浮阳以利头目，平肝潜阳而育阴，常用于肝阳亢盛或阴虚阳亢所致的头晕目眩、头痛、烦躁不寐等病症；也可用于肝肾阴虚、风阳上扰或肝阳暴亢、阳升风动，气血上逆，蒙闭清窍出现肢体麻木、口眼歪斜、语言謇涩，甚则半身不遂、突然昏不知人而呈现中风者。根据其清肝热、祛郁火、除障膜的功效，还可用于风热上扰所致的目赤肿痛、怕光羞明，风热瘀滞所致的羞明流泪、翳膜遮睛。

【现代研究及应用】　石决明含有碳酸钙及少量镁、硅酸盐、硫酸盐等成分，具有镇静、降压等作用，对高血压所致的头晕头痛等症状有明显的改善作用。石决明治疗眩晕常与其他药物配伍应用，取其平肝潜阳的功效，用于改善患者头晕目眩、头痛、肢体麻木等自觉症状及四肢功能。

【一般用量与用法】　6～15g，水煎服；亦可入丸、散。

（二十六）熟地黄

【性味、归经】　甘、微苦，微温。入心、肝、肾经。

【功效】　滋阴补肾，益精填髓。

【应用】　适用于心肝血虚之面色无华、心悸怔忡、头晕目眩、健忘失眠、耳鸣，妇女月经不调、经闭、崩漏，以及肝肾阴虚之遗精盗汗、腰膝酸软、骨蒸潮热、房劳虚损等病症；还可用于消渴、牙痛、失血、小便多等。

【现代研究及应用】　熟地黄含地黄素、甘露醇、维生素 A、5- 羟甲基糠醛等成分，具有补血生血、降压、降血糖、抗炎及增强免疫功能的作用，对眩晕出现肝肾阴虚、血虚阴亏病理机制者，用本药每获良效。熟地黄用于治疗眩晕一般与其他药物配伍辨证应用，治疗气血亏虚型眩晕可与当归、白芍、山药、黄芪、远志等同用，常用方剂如小营煎、人参养荣汤；治疗肾精不足型眩晕可与党参、麦冬、龟甲、杜仲、牛膝、鹿角胶等配合，常用方剂如河车大造丸、左归丸；治疗阴虚阳亢型眩晕则宜与栀子、牡丹皮、钩藤、龟甲、何首乌、杜仲、牛膝、茯苓、山药、泽泻等同用。也有单用熟地黄者，如新乡医学院等单位曾应用熟地黄煎剂治疗 62 例高血压眩晕患者，每日服用 30～50g，连用 2 周，血压、血清胆固醇和三酰甘油均有下降，且脑电图和心电图也有改善；也有人单用熟地黄煎剂治疗贫血所致的眩晕、心悸、乏力等症，经

67 例临床观察，疗效满意。

【一般用量与用法】　9～15g，水煎服。

（二十七）柴胡

【性味、归经】　苦、辛，微寒。入肝、胆、脾、胃、三焦、心包经。

【功效】　透表泄热，疏肝解郁，升举阳气。

【应用】　本品用于邪在少阳半表半里的寒热往来证，肝气郁结所致的胸胁胀痛、月经不调及痛经等，还用可于外感发热、气虚下陷、内脏下垂、肝火目疾、偏头痛、黄疸等病症。

【现代研究及应用】　柴胡含有皂苷、甾醇、挥发油、黄酮、生物碱、氨基酸等成分，具有解热、镇痛、镇静、抗菌、抗炎的作用，能调节免疫功能，促进蛋白质合成，升高血糖，改善胃肠及心脏功能，提高机体耐缺氧能力。动物实验证明，柴胡皂苷肌内注射能使实验性高脂血症动物的胆固醇、三酰甘油和磷脂的水平降低，具有降低血脂的作用。柴胡作为临床最常用的中药之一，在治疗眩晕的方剂中也频繁出现，但单独应用柴胡及其制剂治疗眩晕较少。以柴胡为主药组成的方剂丹栀逍遥散对肝经郁火之神经衰弱所致的眩晕等症有良好的治疗作用，眩晕缓解率在 85% 以上；与党参、白术、当归、黄芪、升麻等药配伍组成的补中益气汤治疗气虚清阳不升型眩晕有良效；有人曾在补中益气汤合四物汤的基础上重用柴胡组方，治疗贫血所致的眩晕 100 例，总有效率达 95%。

【一般用量与用法】　9～15g，水煎服。

（二十八）阿胶

【性味、归经】　甘，平。入肺、肝、肾经。

【功效】　补血止血，滋阴润燥。

【应用】　阿胶性平和，质地黏腻，能益肺气、补阴血、清肺热、润肺燥、滋肝肾、降虚火，为补血止血的良药，用于血虚之萎黄、眩晕、心悸等，以及虚劳咯血、吐血、便血、尿血、崩漏等出血证。由于其能滋阴润燥、益阴除热，所以还可用于热病伤阴、虚烦不眠及燥咳、便秘、妊娠腹痛、阴虚风动等病症。

【现代研究及应用】　阿胶含有胶原蛋白、纤维粘连蛋白及微量元素、钙、硫等多种成分。药理研究证明本品有强大的补血作用,能加速血液中红细胞和血红蛋白生长,改善动物体内钙的平衡,促进钙的吸收,预防和治疗进行性肌营养障碍,同时还有提高免疫功能、抗疲劳和抗休克的作用。阿胶用于治疗眩晕多复方入药,适用于虚证患者。气血亏虚、肾精不足、阴虚风动等证型均可以阿胶为主药组方治疗,常用的方剂有大定风珠、炙甘草汤、胶艾汤、黄连阿胶鸡子黄汤等,现在多根据辨证用于贫血、神经衰弱、低血压、脑外伤后综合征等引起的眩晕患者,尤其在贫血所致的眩晕患者中应用最多。

【一般用量与用法】　6～9g,宜烊化兑服。

（二十九）栀子

【性味、归经】　苦,寒。入心、肝、肺、胃、三焦经。

【功效】　泻火除烦,清热利湿,凉血解毒,止血消肿。

【应用】　用于治疗热病心烦、躁扰不宁、高热烦躁、神昏谵语,郁证之郁闷不舒、脘腹作胀、心烦失眠,血热妄行所致的吐血、衄血、尿血,以及湿热黄疸、热淋、目赤肿痛、疮疡肿毒、外伤肿痛等病症。

【现代研究及应用】　栀子含有黄酮类、甾醇类、二萜类等成分,可降压、抗菌,有镇静、抗惊厥和利胆的作用。临床上用于高血压、神经衰弱及脑动脉硬化、脑外伤后综合征等疾患引起的眩晕效果显著,一般多用复方,取其清热泻火除烦之功效,适用于肝火上炎、阴虚阳亢的患者,常与钩藤、生地黄、龟甲、白芍、黄芩、石决明、天麻等滋养肝肾、平肝潜阳泻火药配伍,常用的方剂有天麻钩藤饮、龙胆泻肝汤、丹栀逍遥散等。

【一般用量与用法】　6～10g,水煎服。

（三十）龟甲

【性味、归经】　咸、甘,微寒。入肾、心、肝经。

【功效】　滋阴潜阳,益肾强骨,固冲止崩。

【应用】　适用于肝肾阴虚、肝阳上亢所致的头晕目眩、目胀耳鸣,阴虚火旺所致的骨蒸潮热、盗汗面红，阴虚风动所致的神倦瘈疭、手足抽动，以及心阴不足、痰火上扰所致的心悸怔忡、失眠健忘等病症。由于其能补肝肾、益阴精、充骨髓、健筋骨，清虚热、宁血海、固冲任、止崩漏，所以还可用于肝肾阴亏、精血不足之筋骨痿弱、足不任地，肾精不足之虚损遗精、目视不明，以及阴虚血热的崩漏、带下等病症。此外，尚可用于痔疮、臁疮、无名肿毒等。

【现代研究及应用】 龟甲含有动物胶、角质、蛋白、脂肪及钙、磷等成分，现代研究表明具有调节能量代谢、调节肾上腺皮质功能、调节免疫功能的作用，同时能抗凝血、增加冠状动脉血流量、提高耐缺氧能力、提升白细胞数。龟甲用于治疗眩晕一般是根据辨证复方入药，多取其滋阴潜阳、益肾养肝之功，适用于肝阳上亢及肾精不足的患者，现多在高血压、神经衰弱、脑动脉硬化、脑外伤后综合征等病引起的眩晕中应用，常用的方剂有镇肝熄风汤、羚羊角汤、河车大造丸等。

【一般用量与用法】 9～15g，水煎服。

（三十一）代赭石

【性味、归经】 苦，寒。入肝、心经。

【功效】 平肝，镇逆，止血。

【应用】 本品功专"清""降"，具有平肝止逆、清热凉血、止血之功，适用于肝阳上亢所致的头痛、头晕、目胀、耳鸣，肺肾两虚所致的喘咳，宿食或寒痰阻滞中焦所致的呕吐、嗳气、呃逆，血热迫血上行所致的吐血、衄血、牙宣，以及肝肾不足、冲任不固、气虚血热所致的崩漏下血等病症。

【现代研究及应用】 代赭石是三氧化二铁和黏土的混合物，混有钛、镁、砷盐等成分，其中铁含量在40%左右。现代研究表明，代赭石能促进红细胞及血红蛋白的新生，具有镇静中枢神经、止呕吐的作用。对眩晕、中风中出现肝阳上亢病机者，用本药每获良效。代赭石用于治疗眩晕一般与其他药物配伍应用，在高血压、脑动脉硬化、梅尼埃病、颈椎病、脑外伤后综合征等病出现头晕目眩、恶心欲吐等肝阳亢盛、气逆不降者，应用较多。常用方剂有镇肝熄风汤、旋覆代赭汤等。

【一般用量与用法】 6～15g，水煎服；也可入丸、散。

（三十二）黄连

【性味、归经】 苦，寒。入心、肝、胆、胃、大肠经。

【功效】 清热燥湿，泻火解毒。

【应用】 用于热病高热、烦躁、神昏谵语，阴血不足之心烦不得眠，心火内炽、迫血妄行之衄血、吐血，湿热壅滞之痞满、呕吐、泻痢，以及暑温、黄疸、目赤肿痛、痈肿疔疮、口舌生疮、牙痛等病症，还可用于胃热呕吐、胃火炽盛所致的消谷善饥和败血症等。

【现代研究及应用】 黄连含有小檗碱、黄连碱等多种生物碱及阿魏酸、黄柏酮、黄柏内酯等成分，具有抗菌、抗病毒、抗炎、解热、健胃、抗胃溃疡的作用，能扩张血管，降低血压，保护心肌，纠正心律失常，改善心功能，同时还有降血糖、降血脂和抗血小板聚集的作用。黄连治疗眩晕多根据其清热燥湿、泻火解毒的功效复方入药，对高血压、梅尼埃病、脑动脉硬化、脑外伤后综合征等引起的眩晕出现湿热阻滞、心火亢盛机制者，均可选用。陈继烈曾单用黄连提取物小檗碱，每日 0.6g、1.2g 及 1.8g 口服治疗高血压眩晕患者 88 例，显效率分别为 70%、80% 及 93%。以黄连为主药的黄连温胆汤治疗高血压、梅尼埃病等出现痰阻气机、郁而化热之眩晕疗效显著。

【一般用量与用法】 6～10g，水煎服。

（三十三）甘草

【性味、归经】 甘，平。入十二经。

【功效】 益气补中，清热解毒，祛痰止咳，缓急止痛，调和药性。

【应用】 用于多种气血虚弱证，如心悸怔忡、脉结代、脏躁、头晕目眩、心悸气短，脾胃虚弱之倦怠乏力等，也可用于疮疡肿毒、咽喉肿痛、咳嗽气喘、腹中挛急疼痛、各种痰证等。因其有广泛的解毒作用，所以适用于药物、食物中毒，并能缓和某些药物峻烈之性。近年来，甘草用于治疗胃及十二指肠溃疡、艾迪生病、病毒性肝炎、血小板减少性紫癜等，取得了较好的疗效。

【现代研究及应用】 甘草含有甘草酸、甘草多糖、黄酮类化合物等成分，药理实验证明具有抗溃疡、抗痉挛、抗病毒、抗过敏的作用，能保护内耳前庭功能，降低血脂，防治动脉粥样硬化，并可镇咳、祛痰、抗菌、解毒、抗惊厥，同时具有皮质激素样的抗炎作用。甘草调和诸药、"解百毒"的特性决定了它是临床中应用最多的药物，在中药复方中随处可见。有人用甘草小麦大枣汤加味治疗心阴不足型神经衰弱患者，经 50 例临床观察，心烦失眠控制率为 90%，眩晕症状缓解率为 86%。当然，甘草用于治疗眩晕多数情况下还是取其调和诸药的特性，以其益气补中等功效入药者较少。

甘草虽毒性小，但据现代研究，其有效成分甘草甜素有类激素的作用，大量服用或少量长期使用可出现水肿、四肢无力、头晕、头痛、血压升高、低血钾等症状，对老年人及患有心血管病和肾脏病的人，易导致高血压和充血性心脏病，在临床中应酌情慎用。

【一般用量与用法】 3～6g，水煎服。

【注意】 反甘遂、大戟、芫花、海藻。

在介绍以上药物时，现代研究及应用着重介绍了治疗眩晕方面的内容，以利于临床中参考。当然，这样介绍并不是说不要辨证而仅仅根据现代研究成果进行药物效能的堆积进行眩晕的治疗，那样只能是本末倒置。临床中必须按照中医辨证论治的精神，结合现代医学对眩晕的认识，进行辨证、立法、遣药，方能取得好的治疗结果。

二、常用方剂

（一）半夏白术天麻汤（《脾胃论》）

【处方】 黄柏（酒洗）、干姜、天麻、苍术、白茯苓、黄芪、泽泻、人参、白术、炒神曲、半夏、大麦蘖面、橘皮。

【制法】 上药㕮咀。

【功能主治】 补脾胃，化痰湿，定虚风。主脾胃虚弱，痰湿内阻，虚风上扰，致成痰厥头痛，症见头痛如裂，目眩头晕，胸脘烦闷，恶心呕吐，痰唾稠黏，气短懒言，四肢厥冷，不得安卧者。

【用法】 水煎去滓，带热服。

（二）半夏白术天麻汤（《医学心悟》）

【处方】 半夏、白术、天麻、陈皮、茯苓、炙甘草、生姜、大枣、蔓荆子。虚者，加人参。

【功能主治】 燥湿化痰，平肝息风。主痰饮上逆之头昏眩晕、恶心呕吐。

【用法】 水煎服。

（三）半夏苍术汤（《张氏医通》）

【别名】 柴胡半夏汤。

【处方】 升麻、柴胡、藁本、茯苓、炒神曲、苍术（米泔制）、半夏、生姜、炙甘草。

【功能主治】 祛风化痰。主素有风证，目涩，头痛眩晕，胸中有痰，兀兀欲吐，如居暖室，则微汗出，其症乃减，见风其症复作，当先风一日痛甚者。

【用法】 水煎，空腹时稍热服。

（四）八珍汤（《正体类要》）

【处方】 当归、川芎、熟地黄、白芍、人参、炙甘草、茯苓、白术、生姜、大枣。

【功能主治】 养气血，调营卫，补虚损。气血两虚之面色萎黄、头晕眼花、四肢倦怠、气短懒言、心悸怔忡、食少泄泻，或月水不调、脐腹疼痛，或失血过多而有上述见症者。

【用法】 水煎服。

（五）补肝汤（《医学六要》）

【处方】 生地黄、当归、白芍、枣仁、川芎、木瓜、炙甘草。

【功能主治】 养血滋阴，柔肝舒筋。主虚劳肝血不足，筋缓不能行走，眼目昏暗；或头痛，眩晕，耳鸣，目干畏光，视物昏花，急躁易怒；或肢体麻木，筋惕肉瞤，舌干红，脉弦细数者。

【用法】 水煎服。

（六）川芎羌活散（《医学启蒙》）

【处方】 川芎、羌活、蔓荆子、防风、白芷、细辛、藁本、石膏各等份。

【功能主治】 头风眩晕，头痛如裂，闷起欲倒。

【用法】 水煎服。

（七）沉香磁石丸（《重订严氏济生方》）

【处方】 沉香、磁石、胡芦巴、川巴戟、阳起石、炮附子、椒红、山茱萸、山药、青盐、甘菊花、蔓荆子。

【制法】 上为细末，酒煮米糊为丸，如梧桐子大。

【功能主治】 主上盛下虚，头目眩晕，耳鸣耳聋。

【用法】 每服 70 丸，空腹时用盐汤送下。

（八）镇肝熄风汤（《医学衷中参西录》）

【处方】 怀牛膝（一两）、生赭石（一两，轧细）、生龙骨（五钱，捣碎）、生牡蛎（五钱，捣碎）、生龟板（五钱，捣碎）、生杭芍（五钱）、玄参（五钱）、天冬（五钱）、川楝子（二钱，捣碎）、生麦芽（二钱）、茵陈（二钱）、甘草（钱半）。

【功能主治】 类中风。阴虚阳亢之头目眩晕、目胀耳鸣、脑部热痛、心中烦热、面色如醉，或时常噫气，或肢体渐觉不利，口角渐渐歪斜；甚或眩晕颠仆，昏不知人，移时始醒；或醒后不能复原，脉弦长有力者。

【用法】 水煎服。

（九）建瓴汤（《医学衷中参西录》）

【处方】 生怀山药（一两）、怀牛膝（一两）、生赭石（八钱，轧细）、生龙骨（六钱，捣细）、生牡蛎（六钱，捣细）、生怀地黄（六钱）、生杭芍（四钱）、柏子仁（四钱）。

【功能主治】 肝阳上亢之头目眩晕、耳鸣目胀、心悸健忘、烦躁不宁、舌强、言语不利、口眼歪斜、半身麻木不遂、脉弦长而硬。

【用法】 水煎服。

（十）导痰汤（《重订严氏济生方》）

【处方】 半夏、制天南星、橘红、麸炒枳实、赤茯苓、炙甘草、生姜。

【功能主治】 燥湿豁痰，行气开郁。主痰涎壅盛之头目眩晕；或痰饮留积不散之胸膈痞塞、胁肋胀满、头痛吐逆、喘急痰嗽、涕唾稠黏、坐卧不安、不思饮食。

【用法】　水煎服。

（十一）**清痰祛眩汤**（《*寿世保元*》）

【处方】　制天南星、姜半夏、天麻、苍术、川芎、陈皮、茯苓、桔梗、枳壳、乌药、酒芩、羌活、甘草。

【功能主治】　治痰湿头晕。症见头晕目眩，猝然晕倒，形体肥胖者。

【用法】　加生姜，水煎，临服入竹沥、姜汁同服。

（十二）**苓桂术甘汤**（《*伤寒杂病论*》）

【处方】　茯苓、桂枝、白术、炙甘草。

【功能主治】　温阳化饮，健脾利湿。主治中阳不足之痰饮。症见胸胁支满，目眩心悸，短气而咳，舌苔白滑，脉弦滑或沉紧。主要用于治疗多种原因引起的眩晕、慢性支气管炎、哮喘、充血性心力衰竭、溃疡病、神经性呕吐、胃肠神经症、慢性肾炎、关节炎等疾病。

【用法】　水煎服。

（十三）**泽泻汤**（《*伤寒杂病论*》）

【处方】　泽泻、白术。

【功能主治】　利水除饮，健脾制水。主治饮停心下之头目眩晕、胸中痞满、咳逆水肿。

【用法】　水煎服。

（十四）**真武汤**（《*伤寒杂病论*》）

【处方】　茯苓、芍药、生姜、附子、白术。

【功能主治】　阳虚水泛证。症见畏寒肢厥，小便不利，心下悸动不宁，头目眩晕，身体筋肉瞤动，站立不稳，四肢沉重疼痛，浮肿，腰以下为甚；或腹痛，泄泻；或咳喘呕逆。舌质淡胖，边有齿痕，舌苔白滑，脉沉细。

【用法】　水煎服。

（十五）**小半夏加茯苓汤**（《*伤寒杂病论*》）

【处方】　半夏、生姜、茯苓。

【功能主治】 和胃止呕，引水下行。主治卒呕吐，心下痞，膈间有水，眩悸者。

【用法】 水煎服。

（十六）五苓散（《伤寒杂病论》）

【处方】 猪苓、茯苓、白术、泽泻、桂枝。

【功能主治】 利水渗湿，温阳化气。主治脐下悸动、头眩、吐涎沫、小便不利。

【用法】 水煎服。

（十七）葵子茯苓散（《伤寒杂病论》）

【处方】 葵子、茯苓。

【功能主治】 通窍利水。主治妊娠水肿，身重，小便不利，洒淅恶寒，起即头眩。

【用法】 水煎服。

（十八）小柴胡汤（《伤寒杂病论》）

【处方】 柴胡、半夏、人参、甘草、黄芩、生姜、大枣。

【功能主治】 和解少阳，疏利三焦。主治产妇阴血不足，虚阳上厥而致郁冒。

【用法】 水煎服。

（十九）归脾汤（《太平惠民和剂局方》）

【处方】 白术、人参、黄芪、当归、甘草、茯苓、远志、酸枣仁、木香、龙眼肉、生姜、大枣。

【功能主治】 益气补血，健脾养心。主治心脾气血两虚证，症见头晕心悸、怔忡失眠、盗汗、体倦食少、面色萎黄、舌淡、苔薄白、脉细弱。

【用法】 水煎服。

（二十）天麻钩藤饮（《中医内科杂病证治新义》）

【处方】 天麻、钩藤、石决明、栀子、黄芩、川牛膝、杜仲、益母草、桑寄生、夜交藤、朱茯神。

【功能主治】 平肝息风，清热活血，补益肝肾。主治肝阳偏亢，肝风上扰证，症见头痛、眩晕、失眠多梦、口苦面红、舌红苔黄、脉弦或数。

【用法】 水煎服。

（二十一）益气聪明汤（《东垣试效方》）

【处方】　黄芪、人参、葛根、蔓荆子、白芍、黄柏、升麻、炙甘草。

【功能主治】　益气升清。主治清阳不升所致的头晕、目昏、耳鸣等。

【用法】　水煎服。

（二十二）升陷汤（《医学衷中参西录》）

【处方】　生黄芪、知母、柴胡、桔梗、升麻。

【功能主治】　益气升陷。主治胸中大气下陷，气短不足以息，或努力呼吸，有似乎喘；或气息将停，危在顷刻。其兼证，或寒热往来，或咽干作渴，或满闷怔忡，或神昏健忘，其脉象沉迟微弱，关前尤甚。其剧者，或六脉不全，或参伍不调。

【用法】　水煎服。

参考文献

［1］吕湘宾.清代眩晕医案的辨证施治规律研究［D］.北京：北京中医药大学，1994.

［2］黄坡.张怀亮教授基于《内经》相关理论诊治眩晕的经验探讨［D］.郑州：河南中医药大学，2017.

［3］刘红梅.眩晕症的中医证候相关因素与疗效评价临床研究［D］.北京：中国中医科学院，2012.

［4］刘庆文.金元四大医家眩晕病辨治规律研究［D］.石家庄：河北医科大学，2010.

［5］吕征，杨海昊，黄海量，等.基于中医传承辅助系统《中医方剂大辞典》治疗眩晕方剂的用药规律研究［J］.中医药导报，2017，23（3）：42-44.

［6］刘旭东，何庆勇，吴海芳，等.汉代以来著名医家治疗眩晕方剂用药规律的数据挖掘研究［J］.北京中医药大学学报，2016，39（11）：920-925.

［7］董建平，吕仕超，庞树朝.《古今名医临证金鉴·头痛眩晕卷》治疗眩晕病用药规律研究［J］.江苏中医药，2017，49（10）：67-69.

［8］毕秀敏，李运伦.404首治肝方剂用药规律研究［J］.中国中医药现代远程教育，2014，12（10）：151-153.

［9］刘旭.从方药统计探讨古代眩晕的证型与组方用药规律［D］.成都：成都中医药大学，2006.

［10］彭逢春，肖瑶，王净净. 中药复方治疗眩晕的用药频数分析［J］. 世界中西医结合杂志，2012，7（5）：369-371.

［11］林颖，范德辉，袁智先，等. 基于数据挖掘的卢桂梅教授辨治眩晕病用药规律研究［J］. 云南中医中药杂志，2020，41（9）：34-37.

［12］李国铭. 林夏泉学术流派治疗眩晕的临证经验初探［D］. 广州：广州中医药大学，2015.

［13］朱建华. 中西药物相互作用［M］. 北京：人民卫生出版社，2006.

（徐　进　张道培）

第九章

眩晕的治疗与预防

第一节 眩晕的基础治疗

眩晕一般都有良好的预后，眩晕大多是良性病因，特征是前庭功能自发性恢复，或者是由于前庭代偿，恢复外周前庭张力失衡。多数眩晕可以通过药物治疗、物理治疗、手术或心理治疗后缓解。前庭抑制药物只能缓解眩晕和恶心、呕吐症状。特异性的治疗需要针对病因治疗。因此，眩晕的治疗涉及症状治疗、病因治疗和预防性治疗。

眩晕不是一种疾病，而是某些疾病的综合症状。引起眩晕的疾病涉及许多临床学科，包括神经内外科、眼科、耳鼻咽喉科、骨科、内科及小儿科，故眩晕的诊治需要有关科室共同协商确定处理原则。

一、病因治疗

以眩晕为主要表现的数十种疾病中，病因治疗是根本，应根据病因及前庭功能损害状况，初步判断预后及治疗效果，可归纳为以下 3 种情况。

1. 前庭功能尚属可逆损害性眩晕　预后良好，如浆液性迷路炎、良性阵发性位置性眩晕、过度换气综合征、晕动病等。眩晕是激惹或反射引起，前庭中枢及末梢尚无不可逆性损害。治疗应针对病因，一旦病因解除、眩晕消失，前庭功能可恢复。

2. 前庭功能一次性损害不可逆的眩晕　如流行性腮腺炎、化脓性迷路炎、突发性聋、Ramsay Hunt 综合征、前庭神经炎、颞骨骨折等。病因虽可治愈，但迷路或前庭神经功能完全破坏，前庭功能不能恢复，须依靠前庭中枢代偿消除眩晕。

3. 前庭功能波动性损害或不可逆损害　如梅尼埃病、动脉硬化或高血压性眩晕、听神经瘤等。此类疾病疗效差，眩晕不定期复发，这些难治性眩晕症经保守治疗无效者可行外科治疗。

二、对症治疗

（一）眩晕发作时的保守治疗

选择舒适体位，避免声光刺激，使患者安静，解除顾虑，树立信心。常用药物如下。

1. 前庭神经镇静药 异丙嗪（非那根）、地西泮（安定）、巴比妥类、地芬尼多（眩晕停）。

2. 防止呕吐制剂 阿托品、东莨菪碱、山莨菪碱。

3. 利尿及脱水药 甘露醇、氢氯噻嗪等。

4. 血管扩张药 银杏叶提取物、氟桂利嗪（西比灵）、倍他司汀等。

5. 激素类 泼尼松、地塞米松。

6. 维生素类 维生素 C 有改善毛细血管脆性的作用。

7. 吸氧 一般用高压氧或 5% 二氧化碳混合氧吸入治疗。

若已排除中枢性眩晕，尚未明确哪种末梢性疾病引起的眩晕，急性期可按梅尼埃病治疗方案处理，缓解期边检查边治疗，明确诊断后，按病因进行治疗或行根治性治疗。

（二）手术治疗

眩晕病因复杂，牵涉学科广泛，手术治疗必须有明确定位诊断和适应证。

参考文献

［1］黄如训.眩晕的治疗原则［J］.中国现代神经疾病杂志，2005，5（5）：298-301.

［2］田军茹，赵性泉.前庭疾病国际分类方向下眩晕疾病的临床诊疗思维及治疗原则［J］.中华内科杂志，2016，55（10）：746-749.

［3］《眩晕急诊诊断与治疗专家共识》眩晕处理原则［J］.实用心脑肺血管病杂志，2019，27（5）：56.

（任　飞）

第二节　眩晕的针灸疗法

一、眩晕与经络

眩晕是自觉头晕眼花、视物旋转的一种症状。眩即眼花，晕是头晕，两者常同时并见，故统称为"眩晕"，其轻者闭目可止，重者如坐车船，旋转不定，不能站立，或伴有恶心、呕吐、汗出、面色苍白等症状。本证常见于高血压、脑动脉硬化、短暂性脑缺血发作、椎基底动脉延长扩张症、前庭神经炎、良性阵发性位置性眩晕、中风等疾病。

眩晕的病因主要有风邪、七情六郁、饮食、年老体衰等方面。其病性有虚实两端，属于虚者居多，如阴虚易肝风内动，血虚则脑失所养，精亏则髓海亏虚，均可导致眩晕。属实者多由于痰浊内阻、瘀血阻络导致清窍失养，或风邪上扰，清窍被扰而形成眩晕。

眩晕病位在头、在脑，其发病与十四经脉及奇经八脉关系密切。

从经络循行上看，手阳明大肠经，其经络分支，从锁骨上窝沿颈到颊部，然后入下齿中。足阳明胃经，其分支经脉循颊车，到耳部前方，然后穿过上关穴，沿着发际，到达头角额部。足太阴脾经，其经脉分支从膈部，沿咽喉上连舌体，并布散于舌下。手少阴心经，其经络循行的分支，从心系，上挟咽，然后至眼内。手太阳小肠经脉，其分支从锁骨上窝沿颈部上行至面颊，然后循行至目锐眦，达到耳中；而另外一条直行经脉从面颊分出，到达目内眦。足太阳膀胱经，起于目内眦，上额头，交巅顶。其经络分支，从巅顶至耳部上角。其另外一条经脉直行，是从巅络脑。足少阴肾经的经络上行至舌部，其经脉直行是从肾上贯肝膈，然后入肺中，循喉咙而至舌本。手少阳三焦经经络循行，其分支先从耳后入耳中，从耳前出走，过上关穴前，然后上面颊行至目锐眦。足少阳胆经经络循行，其分支从耳后入耳中，出走耳前，然后也行至目锐眦。其另外一条经脉，直行循耳后，然后上额角，行至巅顶。足厥阴肝经经络循行，其分支经脉，先循喉咙之后，连结目系，然后上出额部，并与督脉交会于巅顶。

督脉沿脊柱上行，经项部至风府穴，进入脑内，属脑，沿头部正中线，上至巅顶的百会穴。任脉循行至咽喉部，再上行环绕口唇，经过面部，进入目眶下。冲脉从胞中上达咽喉，然后环绕口唇。阴跷脉起于足少阴经的照海穴，上行于喉结旁足阳明经的人迎穴之前，到达鼻旁，连属眼内角。而阳跷脉过颧部，到目内眦，与足太阳经和阳跷脉相会合。阳维脉从腋后上肩，至前额，再到项部，合于督脉。阴维脉过胸部，与任脉会于颈部。

因此从经络走向上可知，除带脉、手太阴肺经和手厥阴心包经外，皆上行至头面部，与头部的关系极为密切。然而，十二经别通过表里相合的六合作用，使得十二经脉中的阴经与头部发生了联系，从而扩大了手足三阴经穴位的主治范围。因此，手足三阴经穴位之所以能主治眩晕等头部疾病，与阴经经别合于阳经而上头面的循行是分不开的。

从主病上看，十二经脉与眩晕发病的关系十分密切。《丹溪心法》中提出十二经脉与眩晕发病的关系："盖十二经脉上络于耳，其阴阳诸经适有交并，则脏气逆而为厥，厥气搏入于耳，是为厥聋，必有眩晕之证。"首先，足阳明胃经为多气多血之经，若阳明热盛，致狂证而起，则出现热病汗不出，头眩，时晕厥。足太阴脾经若被痰湿壅遏，导致清气不升，也可导致眼黑头眩。《经络全书》曰："盖足太阳之脉，上交巅上，下属膀胱，故上为巅疾。"《奇经八脉考·气口九道脉》说，足太阳膀胱经为病，动苦目眩。《针灸甲乙经·卷七》云："太阳之厥，则肿首头重，足不能行，发为眩仆。"《经络全书》云："《素问》曰：头痛巅疾，下虚上实，过在足少阴、巨阳，甚则入肾。……肺出气，肾纳气，足太阳膀胱乃肾之府，肾虚则不能纳气归原，反从足太阳，溯而上行，入额交巅，故头痛也。""手足三阳，皆行于头，阳气亲上，上实下虚，下虚则不固。"《伤寒杂病论》云："少阳之为病，口苦，咽干，目眩也。"《内经》云："诸风掉眩，皆属于肝。"又曰："春脉……太过则令人善怒，忽忽眩冒而巅疾。"《经络全书》云："王海藏曰：巨阳从头走足，唯厥阴与督脉会于巅，逆而上行，诸阳不得下，故令巅痛。"《针灸甲乙经·卷六》云："病先发于肝，头痛目眩，胁支满。"《推拿抉微》云：唐容川曰……眩是昏晕，凡昏花妄见，头目旋转，皆是肝开窍于目。故有此病也，西医谓目眩惑昏花，痉痫抽掣，皆脑气筋为病。谓目系通脑，故昏眩。"

冲脉、阳维脉也可引起眩晕。《难经·二十九难》曰："冲之为病，逆气而里急。"《灵枢》曰："头气有街……气在头者，止之于脑。"《张卿子伤寒论》曰："动气在左，不可发汗，汗之则头眩，汗不止……动气在下，不可发汗，发汗则无汗，心中大烦……目晕……"《灵枢·海论》曰："冲脉者，为十二经之海，其输上在于大杼，下出于巨虚之上下廉……髓海有余，则轻劲多力，自过其度；髓海不足，则脑转耳鸣，胫酸眩冒，目无所见，懈怠安卧。"《医灯续焰》云："阳维为病，寒热、目眩、僵仆者，以阳维维络一身之阳……于头目、手足、颈项、肩背诸阳，无一不到。其脉不荣，则不能维。在头目，无维则眩；在颈项肩背，无维则僵；在手足，无维则仆矣。"《奇经八脉考》云："王叔和曰：诊得阳维脉浮者，暂起目眩，阳盛实者，苦肩息，洒洒如寒。"阳维脉的脉位属于寸口脉，《奇经八脉考》云："王叔和《脉经》曰：寸口脉，从少阴斜至太阳，是阳维脉也，动苦肌肉痹痒，皮肤痛，下部不仁，汗出而寒；又苦颠仆羊鸣，手足相引，甚者失音不能言，宜取客主人。"

二、治眩七十一单穴

（一）手太阴肺经

1. 天府穴　该穴位于臂内侧面，肱二头肌桡侧缘，腋前纹下 3 寸处，属手太阴肺经。《太平圣惠方·第九十九卷》言治"头眩目瞑，远视䀮䀮"。故本穴有疏风明目之功，可用治目眩、远视诸疾等病。

2. 鱼际穴　该穴位于手外侧，第 1 掌骨桡侧中点赤白肉际处，属手太阴肺经荥穴。《针灸资生经·第六》云："鱼际、大都治目眩。"故本穴具有疏风散热之功，主治外感引起的洒淅恶风寒、目眩等症。［注：以下穴位按序号排列］

（二）足阳明胃经

3. 承泣穴　在面部，瞳孔直下，当眼球与眶下缘之间，属足阳明胃经。脾胃为气血生化之源，足阳明胃经由头走足，气血由体内经脉出体表经脉后向下部输送，由于经气在该部位处于不稳定状态，如泪液之要滴下，故名承泣。《备急千金要方·卷六》中记载承泣穴能够治疗"目眩瞢，瞳子痒，远视䀮䀮，昏夜无见，目瞤动"。故本穴具有疏通经脉的作用，可以用于治疗中风引起的眩晕。

4. 四白穴　目正视，瞳孔直下，当眶下孔凹陷处，属足阳明胃经。该穴名意指因气吸收脾经之热，而在本穴快速气化，形成白雾之状，充斥四周，故名。该穴具有散发脾热的功效。《金针秘传·十、头面偃伏正侧各部各经穴主治病症》云："治头痛目眩，眼生百翳，微风目瞤……"

5. 头维穴　位于额角入发际 1 寸 5 分处，属足阳明胃经。该穴名意指本穴的气血物质有维持头部正常秩序的作用。《针灸学纲要·针灸七十穴》云：主治头痛，眩晕。

6. 足三里穴　位于小腿外侧，犊鼻下 3 寸，是足阳明胃经的合穴和下合穴。足三里穴具有健脾和胃、扶正培元、通经活络、升降气机的功效，对于五劳羸瘦、七伤虚乏及高血压、贫血等循环系统疾病引起的眩晕有较好的疗效。《针灸学纲要·针灸七十穴》云：主治逆气上冲，头痛，目眩，眼翳，耳鸣。

7. 解溪穴　在足背与小腿交界处的横纹中央凹陷中，当拇长伸肌腱与趾长伸肌腱之间，属足阳明胃经的经穴。解溪穴具有舒筋活络、清胃化痰、镇惊安神的作用，对于脑供血不足等症状，具有良好的调节和改善作用。《针灸甲乙经·卷七》曰："疟，瘈疭，惊……头眩痛，解溪主之。"主治胃火上冲引起的目眩头痛，头风，面目赤，癫疾等。《针灸资生经》："解溪、承光治风眩头痛，呕吐心烦。"

8. 厉兑穴　在足第 2 趾末节外侧，距趾甲角 0.1 寸，为足阳明胃经的井穴。《针灸甲乙经·卷七》云："热病汗不出，鼽衄，眩，时仆，面浮肿，足胫寒，不得卧，振寒，恶人与木音，喉痹，龋齿，恶风，鼻不利，多卧善惊，厉兑主之。"

（三）足太阴脾经

9. 大都穴　足内侧缘，当足大趾本节前下方赤白肉际凹陷处，隶属足太阴脾经荥穴。此穴有泄热止痛、健脾和中、增强消化能力的作用，用于治疗脾虚或热邪所致的目眩，暴泄等症。《针灸甲乙经·卷十》云："风逆，暴四肢肿，湿则唏然寒，饥则烦心，饱则眩，大都主之。"《针灸资生经》云："鱼际、大都治目眩。"

（四）手少阴心经

10. 少海穴　在肘内廉节后陷中，属于手少阴心经的合穴。心主血脉，似水之流，该穴为五输穴之合穴，其穴五行属水，心经的经水脉气在此穴处汇合，故名少海。少海穴有滋阴降火的作用，刺激该穴能够祛心火，治疗癫痫引起的眩晕。《金针秘传·九、十二经四肢各穴分经主治病症》云："治寒热……目眩，发狂，呕吐涎沫……"

11. 通里穴　在前臂掌侧，当尺侧腕屈肌腱的桡侧缘，腕横纹上 1 寸，在尺侧腕屈肌与指浅屈肌之间，隶属手少阴心经的络穴。心与小肠相表里，其络从本穴分发出，走向手太阳经，其经支脉别而上行，沿本经循环心中入里，故名通里。因该穴发出之络脉系舌本，联络脑部，因而主治头眩痛、目眩、面赤面热、心悸、肘腕酸重。《金针秘传·九、十二经四肢各穴分经主治病症》云："治热病卒心中懊憹……目眩，头痛，面赤而热。"

12. 神门穴　位于腕部，腕掌侧横纹尺侧端，尺侧腕屈肌腱的桡侧凹陷处，乃手少阴心经的输穴，五行属土，又为心经的原穴。本穴具有补心益气、安神降火的功效，主治痹邪入心所致的眩晕、仆倒。《灵枢·五邪》云："邪在心，则病心痛，喜悲，时眩仆，视有余不足而调之其腧也。"

（五）手太阳小肠经

13. 前谷穴　手尺侧，微握拳，当第5掌指关节前的掌指横纹头赤白肉际，乃手太阳小肠经的荥穴。治疗时取浅刺前谷，如果浅刺效果欠佳，患者邪汗未出，宜深刺。用法：直刺 0.3～0.5 寸。

14. 阳谷穴　在手外侧腕中兑骨之下陷中，手太阳小肠经的经穴，属火。《针灸甲乙经·卷七》："泄风汗出至腰，项急不可以左右顾及俯仰，肩弛肘废……头眩目痛，阳谷主之。"《针灸资生经》云："阳谷疗吐舌戾颈妄言，不得左右顾……头眩目痛。"

15. 支正穴　在前臂背面尺侧，当阳谷与小海的连线上，腕背横纹上5寸，属手太阳小肠经。支正穴有清热解表、安神定志、通经活络的功效。主治头痛眩晕、颈项痛等。《西方子明堂灸经》云：主颈肿，项痛不可顾，头痛目眩，风虚惊恐，狂言。

16. 小海穴　在肘内大骨外，去肘端5分，属手太阳小肠经合穴。本穴喻小肠经脉气至此犹如江河之水入海，故名小海。本穴具有清心安神、清热利窍、消肿止痛的功效，主治风热之邪引起的风眩、癫疾等。《针灸甲乙经·卷七》云："风眩头痛，小海主之。"

17. 听宫穴　位于面部，耳屏正中与下颌骨髁突之间的凹陷中，属手太阳小肠经，是手足少阳和手太阳三经之会。本穴具有聪耳开窍的功能，主治耳嘈嘈若蝉鸣、眩狂、瘛疭口噤、耳聋如物填塞等。《针灸甲乙经·卷十一》云："惊狂，瘛疭，眩仆，癫疾，瘖不能言，羊鸣沫出，听宫主之。"

（六）足太阳膀胱经

18. 睛明穴 位于目内眦角稍上方凹陷处，属足太阳膀胱经，是手足太阳、足阳明、阴跷、阳跷五脉交会穴。本穴具有降温除浊的作用。《针灸甲乙经·卷十二》云："目痛目眩，内眦赤痛，目䀮䀮无所见，眦痒痛，淫肤白翳，睛明主之。"

19. 攒竹穴 当眉头陷中，眶上切迹处，属足太阳膀胱经。由本穴上行的水湿之气量小，如同捆扎聚集的竹竿小头一般，故名攒竹。《黄帝明堂灸经·卷上》云：主头目风眩，眉头痛，鼻衄衂，癫狂病。

20. 五处穴 位于前发际正中直上 1 寸，旁开 1.5 寸，属足太阳膀胱经。治目不明，头风目眩，头痛，脊强反折，瘛疭，癫疾。《金针秘传·十、头面偃伏正侧各部各经穴主治病症》云："治目不明，头风目眩，瘛疭，目戴上不识人。"

21. 承光穴 当前发际正中直上2.5寸，旁开1.5寸，属足太阳膀胱经。承，受也；光，亮也，阳也，热也。该穴名意指膀胱经气血在此进一步受热胀散。具有清热明目、祛风通窍的作用。《金针秘传·十、头面偃伏正侧各部各经穴主治病症》曰："治鼻塞不闻香臭，口㖞，鼻多清涕，风眩头痛。"《针灸资生经》云："承光，治口㖞……风眩头痛。"

22. 络却穴 位于前发际正中直上 5.5 寸，旁开 1.5 寸，属足太阳膀胱经。络，联络也。却，退却、拒绝也。本穴既能聚集头部气血，同时又抗外部的阳热之气内侵，故名。《金针秘传·十、头面偃伏正侧各部各经穴主治病症》云："治青风内障，目无所见，头旋耳鸣。"《针灸资生经》云："络却治头旋耳鸣。"

23. 玉枕穴 位于后发际正中直上 2.5 寸，旁开 1.3 寸，约平枕外粗隆上缘的凹陷处，在络却后 1 寸半，脑户旁 1 寸 3 分，属足太阳膀胱经。玉枕穴具有清热明目、通经安神、升清降浊的功效。《针灸甲乙经·卷十》云："头眩目痛，头半痛，玉枕主之。"

24. 天柱穴 位于后发际正中直上 0.5 寸，哑门穴旁开 1.3 寸，当斜方肌外侧缘凹陷中，属足太阳膀胱经。主治头重、眩晕。《穴名释义》载：人体以头为天，颈项犹擎天之柱，穴在项部方肌起始部，天柱骨之两旁，故名天柱。《针灸甲乙经·卷十》云："眩，头痛重，目如脱，项似拔，狂见鬼，目上反，项直不可以顾……天柱主之。"《金针秘传·十、头面偃伏正侧各部各经穴主治病症》云："治颈项筋急不得回顾，头旋脑痛。针入五分，得气即泻立愈。"《针灸资生经》云："天柱主卒暴痫眩。"

25. **大杼穴** 位于第1胸椎棘突下，旁开1.5寸，属足太阳膀胱经，为督脉别络，又为八会穴之骨会穴。《黄帝明堂灸经·卷上》云："主颈项痛，不可俯仰……身热目眩。"此穴主治营卫之气乱于头部导致的头面或寒或热，以及头重、眩晕，甚至突然晕倒。

26. **风门穴** 位于背部，当第2胸椎棘突下，旁开1.5寸，属足太阳膀胱经。本穴具有疏散风邪、宣肺解表的作用，是临床祛风最常用的穴位之一。《针灸甲乙经·卷七》云："风眩头痛，鼻不利，时嚏，清涕自出，风门主之。"

27. **譩譆穴** 在肩膊内廉，第6椎两旁3寸，其穴抱肘取之，属足太阳膀胱经。譩譆者，压按本穴病者呼出之声也，无他意。具有外散体内之热的作用，主治主目眩鼻衄，温疟、寒疟、疟疾，肩背痛等。《金针秘传·十一、肩膊背腧各部各经穴主治病症》云："治腋拘挛，暴脉急引胁痛，热病汗不出，温疟，肩背痛，目眩鼻衄，喘逆腹胀，肩膊内廉痛不得俯仰。"

28. **肝俞穴** 在背部，当第9胸椎棘突下，旁开1.5寸，属足太阳膀胱经，肝之背俞穴。肝，肝脏也；俞，输也。肝俞名意指肝脏的水湿风气由此外输膀胱经。本穴具有疏肝利胆、理气明目的作用。《针灸甲乙经·卷八》云："咳而胁满急……目上视，眩……惊狂……肝俞主之。"

29. **胃俞穴** 位于脊柱区，第12胸椎棘突下，后正中线旁开1.5寸，是足太阳膀胱经的常用腧穴之一。《刺灸心法要诀》云："胃俞主治黄疸病，食毕头目即晕眩。"

30. **三焦俞穴** 在第1腰椎棘突下两旁各1.5寸。属足太阳膀胱经。三焦，三焦腑也。本穴具有通调水道的作用，主治因水湿不化，痰饮内停引起的目眩头痛、肠鸣、腹中痛。《金针秘传·十一、肩膊背腧各部各经穴主治病症》云："治肠鸣腹胀，水谷不化，腹中痛，欲泄注，目眩头痛，吐逆，饮食不下……"

31. 飞扬穴 在外踝上 7 寸，又名厥阳，是足太阳膀胱经的络穴。本穴具有联络表里两经的作用，用于治疗头目眩痛、颈项痛、癫疾等。《凌门传授铜人指穴·百症歌》载："目眩兮支正飞扬……目眩兮颧髎大迎。"《针灸甲乙经·卷七》云："下部寒，热病汗不出，体重，逆气，头眩痛，飞扬主之。"

32. 承筋穴 在小腿后面，当委中与承山的连线上，腓肠肌肌腹中央，委中下 5 寸，属足太阳膀胱经。本穴具有疏通气血的作用，主治大肠经邪气盛引起的眩晕。《针灸甲乙经·卷九》云："大肠实则腰背痛，痹寒转筋，头眩痛……承筋主之，取脚下三折横，视盛者出血。"

33. 昆仑穴 在外踝后跟骨上陷中，属足太阳膀胱经。本穴具有散热气化的作用。《针灸大全·席弘赋》云："转筋目眩针鱼腹，承山昆仑立便消。"《针灸甲乙经·卷七》云："痉，脊强，项眩痛，脚如结，腨如裂，昆仑主之。"

34. 申脉穴 位于足外侧部，外踝直下方凹陷中，属足太阳膀胱经，八脉交会穴之一，通阳跷。本穴位具有镇静安神、止痫宁心的功效，治疗癫痫引起的眩晕以及晕车晕船症。《针灸学纲要·针灸七十穴》云：申脉主治风眩癫疾。

35. 京骨穴 在足外侧大骨下赤白肉际陷中，足太阳膀胱经的原穴，是膀胱经寒湿水气的输出之源。京骨穴具有清热止痉、明目舒筋、生发气血的功效，主治目眩、头热、脊痉反折、狂仆、癫病狂走等症。《金针秘传·九、十二经四肢各穴分经主治病症》云："治……颈项强，腰背不可俯仰，鼽衄血不止，目眩。"

36. 束骨穴 在足小趾外侧，第 5 跖趾关节的后方，赤白肉际处，是足太阳膀胱经输穴。具有疏经活络、散风清热、清利头目的功效。主治膀胱经受风邪引起的目眩、耳聋、恶风寒、项不可回顾，以及癫疾互引、善惊等。《金针秘传·九、十二经四肢各穴分经主治病症》云："治腰如折，腨如结，耳聋，恶风寒，目眩，项不可回顾，目内眦赤烂。"《扁鹊神应针灸玉龙经》云："治头痛项急，目昏烂眩，小儿诸痫。"

37. 通谷穴 在足小趾外侧，本节前陷中，属足太阳膀胱经的荥穴。足通谷穴具有温阳散寒、清头明目、升清降浊的功效。主治头重头痛、目眩、胸胁支满、善惊等症。《西方子明堂灸经》云：主头重头痛，项如拔，不可左右顾，目眩。

38. 涌泉穴　足心陷中，屈足卷趾凹陷中，足少阴肾经井穴。泉，泉水也。该穴名意指体内肾经的经水由此外涌而出体表。《灵枢·五邪》云："邪在肾，则病骨痛，阴痹（阴痹者，按之而不得），腹胀，腰痛，大便难，肩背颈项痛，时眩。取之涌泉、昆仑。"《针灸甲乙经·卷十》云："头痛时眩，涌泉主之。"

（七）手少阳三焦经

39. 关冲穴　在手环指尺侧端，距指甲角 0.1 寸，为手少阳三焦经的井穴。本穴具有舒经活络的功效，主治痹邪引起的眩晕，以及风眩头痛，喉痹舌卷，口干心烦，臂外廉痛，手不及头。《针灸甲乙经·卷十》云："肘痛，不能自带衣，起头眩，颔痛，面黑，风，肩背痛，不可顾，关冲主之。"

40. 液门穴　位于手背部，当第 4、5 指间，指蹼缘后方赤白肉际处，为手少阳三焦经的荥穴。本穴具有降浊升清的作用，主治目涩目眩、耳痛等。《金针秘传·九、十二经四肢各穴分经主治病症》云："治……寒热，目眩，头痛，暴得耳聋。"

41. 中渚穴　位于手背部，当第 4 掌指关节的后方，第 4、5 掌骨间凹陷处，是手少阳三焦经的输穴。本穴具有清热疏风、舒筋活络的功效，主治邪热引起的眩晕。《金针秘传·九、十二经四肢各穴分经主治病症》云："治热病汗不出，目眩，头痛，耳聋。"

42. 天牖穴　位于颈部，横平下颌角，胸锁乳突肌的后缘凹陷中，在胸锁乳突肌止部后缘，是手少阳三焦经的常用腧穴之一。本穴为三焦经气血上行至天部的窗户，故名，具有补阳化湿的作用。《黄帝明堂灸经·卷中》云：主暴聋，头风目眩，鼻塞不闻香臭。

43. 颅息穴　位于耳后，当角孙穴至翳风穴之间，沿耳轮连线的上、中 1/3 的交点处，是手少阳三焦经的常用腧穴之一。本穴具有通窍息风、镇惊止痫的作用。常用于治疗癫痫、头晕耳鸣等。

44. 丝竹空穴　位于眉梢凹陷处，是手少阳三焦经的常用腧穴之一。本穴具有降浊除湿的作用。《针灸甲乙经·卷十》云："眩，头痛互引……刺丝竹空。"

（八）足少阳胆经

45. 听会穴 在耳前陷中，张口得之，上关下 1 寸，是足少阳胆经的常用腧穴之一。本穴具有清降寒浊的功效。主治耳聋嘈嘈若蝉鸣，癫疾呕吐，眩狂，瘈疭口噤，喉鸣等。

46. 上关穴 又名客主人，当颧弓的上缘凹陷处，属足少阳胆经。本穴具有升清降浊的作用，主治风中经络引起的眩晕、口眼㖞斜等。《金针秘传·十、头面偃伏正侧各部各经穴主治病症》云："治……耳聋，瘈疭，口沫出，目眩……"

47. 颔厌穴 当头维穴与曲鬓穴弧形连线的上 1/4 与下 3/4 交点处，足少阳胆经。本穴具有推动气血传递的作用，主治风眩，目无所见，偏头痛，引目外眦急，耳鸣，颈痛等。《针灸甲乙经·卷十二》云："目眩无所见，偏头痛，引外眦而急，颔厌主之。"

48. 率谷穴 在耳上入发际 1 寸半，为足少阳胆经要穴。本穴具有清热息风的作用，主治酒热之毒引起的两目眩痛、头痛、小儿惊风等病。《针灸大成》云："率谷主伤酒呕吐，痰眩。"《黄帝明堂灸经·卷上》云：主醉后酒风发，头重，两角眩痛。

49. 本神穴 位于前发际上 0.5 寸，神庭穴旁开 3 寸，神庭穴与头维穴连线的内 2/3 与外 1/3 的交点处，是足少阳胆经的常用腧穴之一。本穴具有吸湿降浊的作用，主治癫痫引起的眩晕、呕吐等症。《金针秘传·十、头面偃伏正侧各部各经穴主治病症》云："治目眩，颈项强急痛，胸胁相引不得转侧，癫疾，呕吐涎沫。"

50. 头临泣穴 该穴位于人体的头部，当瞳孔直上入前发际 0.5 寸，神庭穴与头维穴连线的中点处，属足少阳胆经。本穴具有降浊升清、安神定志、聪耳明目的功效，主治中风引起的昏迷、头眩等。《针灸甲乙经·卷八》云："头眩，枕骨颔腮肿，目涩，身痹……临泣主之。"

51. 目窗穴 位于前发际上 1.5 寸，头正中线旁开 2.25 寸，是足少阳胆经的常用腧穴之一，别名至营。目窗穴具有祛风定惊、明目开窍的作用，主治诸阳之热所致头痛、目眩瞑、上齿龋痛等。《金针秘传·十、头面偃伏正侧各部各经穴主治病症》云："治头面浮肿痛，引目外眦赤痛，忽头旋……针入三分，可灸五壮。"

52. 承灵穴　前发际上 4 寸，头正中线旁开 2.25 寸，属足少阳胆经。承，承受也；灵，神灵也，天部之气也。该穴名意指头之天部的寒湿水气由此汇入胆经。本穴物质为正营穴传来的天部阳气，至本穴后，此气散热并吸湿冷降，头之天部的寒湿之气亦随之汇入穴内，本穴如有承受天部寒湿水气的作用，故名。本穴具有疏散风邪的作用，主治因内风或外风邪引起的风眩。

53. 脑空穴　位于枕外隆凸的上缘外侧，头正中线旁开 2.25 寸，平脑户穴，是足少阳胆经的常用腧穴之一，别名颞颥。《针灸甲乙经·卷十》曰："脑风目瞑，头痛，风眩，目痛，脑空主之。" 本穴具有清利头目、镇惊安神的功效，是治疗头痛、癫痫的重要穴位。主治头痛不可忍、头目瞑、心悸目眩、癫疾等。

54. 风池穴　胸锁乳突肌与斜方肌上端之间的凹陷处，平风府穴，属足少阳胆经。风为阳邪，其性轻扬，头顶之上，唯风可到，风池穴在颞颥后发际线中，足少阳、阳维之会，乃风邪蓄积之所，故名风池。本穴具有提神醒脑、平肝息风的功效，可治疗大部分风疾。主治头痛、眩晕、中风、目赤肿痛。《通玄指要赋》云："头晕目眩，要觅于风池。"《针灸资生经》云："风池治温病汗不出，目眩，苦头痛。"《扁鹊神应针灸玉龙经》亦云："风伤项急风府寻，头眩风池吾语汝。"

55. 足临泣穴　在足小趾次趾本节后陷中，去侠溪 1.5 寸，是足少阳胆经上的输穴。足，指穴在足部；临，居高临下之意；泣，泪也。该穴名意指胆经的水湿风气在此化雨冷降。《针灸神书·琼瑶神书人部》云："临泣后溪胆家源……四肢麻木手筋挛……浮肿瘙痒目昏眩……胁气耳聋身体重，神针下处便完全。"主治肝气郁结所致的目眩、妇人月事不利、季胁支满等。

56. 侠溪穴　在足小趾次趾二歧骨间本节前陷中，是足少阳胆经的荥穴。本穴具有平肝息风、消肿止痛的功效，主治肝火上炎及肝阳上亢引起的眩晕、头痛、目下肿、颊颌肿、耳聋胸等。《针灸甲乙经·卷七》云："热病汗不出，目外眦赤痛，头眩，两颌痛……耳鸣聋……侠溪主之。"

（九）足厥阴肝经

57. 曲泉穴　在膝辅骨下大筋上、小筋下陷中，屈膝乃得，为足厥阴肝经的合穴，

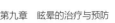

在五输穴中五行属水。具有清热利湿、调理下焦的作用，主治肝经湿热上扰引起的目眩痛等。《金针秘传·九、十二经四肢各穴分经主治病症》云："治……身热，目眩痛……发狂。"

58. 期门穴　位于乳头直下，第6肋间隙，前正中线旁开4寸，为足厥阴肝经募穴。具有疏肝解郁、明目止眩的作用，治疗产后眩晕等病。《针灸甲乙经·卷十二》记载："妇人产余疾，食饮不下，胸胁榰满，眩目足寒……期门主之。"

（十）督脉

59. 陶道穴　位于背部，当后正中线上，第1胸椎棘突下凹陷中，属督脉。本穴具有舒筋活络的作用，主治头重目眩、头痛等。《西方子明堂灸经》云：主头重目眩，洒淅寒热，脊强难以顾，汗不出，头痛，项如拔，不可左右顾。

60. 大椎穴　位于第7颈椎棘突下凹陷中，属督脉。本穴具有调和阴阳的作用。《针灸资生经》云："大椎疗癫病瘈疭，身热目眩。"

61. 风府穴　当后发际正中直上1寸，属于督脉。本穴具有散风息风、通关开窍的作用。《针灸甲乙经·卷十》云："头痛项急，不得倾倒，目眩，鼻不得喘息，舌急难言，刺风府。"

62. 后顶穴　位置在人体的后脑部后，发际正中垂直向上量5.5寸，前后发际线之间的中点处，属督脉。因为其穴位在百会穴之后，故而得名。后顶穴具有醒神安神、息风止痉的功效。《针灸甲乙经·卷十》云："风眩，目眩，颅上痛，后顶主之。"

63. 百会穴　位于头顶正中线与两耳尖连线的交叉处。穴居巅顶，属督脉，联系脑部，人体百脉交会在此。本穴具有通阳的作用，主治头痛、眩仆等症。百会乃四大气街之一，《黄帝内经太素》云："脑为头气之街，故头有气，止百会也。"

64. 前顶穴　在囟会后1.5寸，属督脉穴位。因本穴的近治作用，可以治疗眩晕等头面部疾病。《针灸甲乙经·卷十》云："风眩，目瞑，恶风寒，面赤肿，前顶主之。"《针灸大成》曰："主头风目眩，面赤肿，水肿，小儿惊痫，瘈疭，发即无时，鼻多清涕，顶肿痛。"

65. 囟会穴　在上星后1寸，属督脉穴位。本穴具有舒筋活络、息风止眩的作用，主治头痛、目眩、惊痫等。《金针秘传·十、头面偃伏正侧各部各经穴主治病症》云："治目眩……惊痫。"《扁鹊神应针灸玉龙经》云："偏正头疼及目眩，囟会神庭最亲切。"8岁以下儿童，不可针刺本穴，以免囟门未合，而伤脑髓。

66.上星穴 在颅上直鼻中央，入发际1寸，属督脉。本穴具有疏风散热之效，主治头痛、眩晕、癫痫等。《针灸甲乙经·卷十》云："风眩引颔痛，上星主之。"本穴位不宜多灸，因其提升太过，则令人眼暗。

67.神庭穴 在头部，当前发际正中直上0.5寸，属督脉。本穴具有清头散风、镇静安神、醒脑开窍、调和阴阳的作用。《针灸甲乙经·卷十》云："风眩，善呕，烦满，神庭主之。"《灸法秘传·太乙神针》云："凡头疼、目眩、出泪、流涕，针此穴。"《灸法秘传·应灸七十症》则云："眩晕……其病之因有五，一曰无痰不眩，一曰无火不晕，一曰木动生风，一曰水不涵木，一曰土虚木摇是也。医者莫分，药多罔效，灸神庭穴，自获安全。若未中机，再灸肝俞必验。"

（十一）任脉

68.关元穴 位于脐下3寸处，任脉穴，是手太阳小肠经的募穴，小肠之气结聚此穴并经此穴输转至皮部。本穴具有培元固本、补益下焦之功，凡元气亏损均可使用。《针灸甲乙经·卷八》云："石水，痛引胁下胀，头眩痛，身尽热，关元主之。"

69.承浆穴 位于面部，颏唇沟的正中凹陷处，在口轮匝肌和颏唇沟之间，是任脉与足阳明胃经的交会穴。本穴具有舒筋活络、疏风散邪的作用，主治中风引起的偏风口㖞、面风口不开、目眩瞑等症。此穴在用灸法时，灸炷不宜过大，一分半大比较合适，且灸四十九壮，需停四五日，否则灸多则恐伤阳明脉，令风不瘥。

（十二）经外奇穴

70.四神聪穴 在头顶部，当百会前后左右各1寸，为经外奇穴。本穴具有镇静安神、清心明目、醒脑开窍的作用。《勉学堂针灸集成·卷一》云："主头风目眩、风痫狂乱。"

71.当阳穴 在头前部当瞳孔直上，前发际上1寸，是人体的经外奇穴。当，是指向着的意思；阳，是指阴阳，这里指穴位的位置在头前部，为阳。本穴具有疏风通络、清头明目的作用。《勉学堂针灸集成·卷一》云："主风眩卒不识人，鼻塞。"

三、多穴位联合治眩

1.痰饮眩晕症 《针灸大全》云：呕吐痰涎，眩晕不已，主以丰隆、中魁、膻中。

2.疟疾眩晕症 《针灸大全》云：疟疾，头痛眩晕，吐痰不已，主以合谷、中脘、列缺。

3.食疸眩晕症 《针灸大全》云：食毕则头眩，心中怫郁，遍体发黄，主以胃俞、内庭、至阳、足三里、腕骨、阴谷。

4.头风目眩 《针灸大成·卷九》云：解溪、丰隆，若房事过多，醉饱不避风寒，而导致前穴不效，复针风池、上星、三里。

四、针灸的其他特殊疗法

（一）头针法治眩

头针疗法是一种在头部特定的穴线区域进行针刺的方法，其选穴依据为脏腑经络理论和大脑皮质的功能定位在头皮的投影。头针刺激区为大脑皮质功能定位的对应头皮区，能治疗因该部位大脑皮质受损所致的多种神经系统疾病。头针刺激可直接作用于病损皮质来改善脑部血液循环，且针刺顶颞前斜线、顶颞后斜线可使休眠状态下的脑细胞恢复兴奋性来改善脑组织缺血和临床症状。

【穴位】 顶中线、枕下旁线、双侧颞后线。

【操作方法】 患者选取舒适体位后，常规消毒，用一次性 0.30mm×40mm 的针沿头皮刺入，快速捻转，每日 1 次，每次留针 30min。

（二）耳针法治眩

耳穴疗法在中医历代医书中都有相关治疗多种疾病的记载，其疗效确切，安全可靠。耳穴理论，基于全息理论的发展，耳为全息胚，与经络脏腑关系密切，耳郭正面耳穴的分布，像一个在子宫内倒置的胎儿，脏腑和肢体、器官的分布都有一定的规律性。耳穴疗法常采用王不留行子作为按压刺激的载体，其操作方法简便，无痛苦，体现了中医疗法的简、便、廉、验的特点，而耳穴联合其他疗法治疗眩晕发作有一定的临床经验。

【取穴】 肾区、神门、脑干，以及耳郭阳性反应点。

【配穴】 肝阳上亢者，加肝区、胆区；气血两虚者，加脾区、胃区；肾精不足者，加肝区、肾上腺区、皮质下区、额区。

【用法】 患者端坐或者平卧，耳郭常规消毒后休息片刻，再进行耳郭视诊，选准阳性反应点或敏感点，每处贴王不留行子 1 粒，每次揉压 1 ~ 3min，每天揉压 6 ~ 7 次，睡前 20min 再次揉压。每周换贴 2 ~ 3 次。10 次为一疗程，两耳交替使用。

（三）艾灸法治眩

艾灸是一种历史悠久的中医特色疗法，是针灸学的重要组成部分，广泛用于临床治疗各科疾病。《本草从新》载："艾叶……苦辛，生温，熟热，纯阳之性，能回垂绝之阳，通十二经，走三阴，理气血，逐寒湿，暖子宫……以之灸火，能透诸经而除百病。"说明艾灸具有温经散寒、行气活血、温通经络、活血化瘀、升举阳气及防病保健等功效，可以治疗多种疾病，有"灸治百病"之说。《医学入门》说，凡病"药之不及，针之不到，必须灸之"。

【穴位】 百会、镇静穴。

【操作方法】 将艾条点燃后对准穴位，施灸距离以患者无灼痛，穴位或穴位附近出现温热感为宜，具体距离皮肤 2 ~ 3cm，15min 为一次治疗的时长，至穴位皮肤出现红晕为度。每日 1 次，连续灸治 7 天。

【分析】 百会穴属督脉，是手、足三阳与督脉于头部的交会穴，又称三阳五会。百会穴具有醒脑窍、安神志、通经络、息肝风等多种功效。镇静穴来源于董氏奇穴，定位为两眉头之间直上 3 分处，镇静穴作为中医理论中主管意识活动的神经中枢所在，灸镇静穴能借助灸火的温热之力与艾草的温通之效，通过经脉网络的传递作用，达到理气行血、开窍醒神的功效，进而镇心安神、缓解眩晕。

（四）三棱针法治眩

刺络放血疗法是中医针灸学中的特种针刺疗法，其理论基础源自《黄帝内经》："络刺者，刺小络之血脉也"，"菀陈则除之，出恶血也。"络脉是经络系统的重要组成部分，能够统属全身浮络、血络和孙络，具有沟通十二经脉表里配属、输送营卫气血、渗灌濡养周身组织的作用。络脉理论用于针刺放血，可治疗相应疾病，如刺络拔罐以放出少量血液，可以祛除络脉当中的瘀血，达到通畅气血、治疗疾病的目的。关于刺络放血的治疗方法，《黄帝内经》中主要介绍了络刺、赞刺和豹文刺，如《灵枢·官针》云："络刺者，刺小络之血脉也"；"赞刺者，直入直出，数发针而浅之，出血"；"豹文刺者，左右前后针之，中脉为故，取经络之血"。《新唐书》最早记载了唐代医官在头顶处采用刺络放血的疗法，治愈了唐高宗的"头眩不能视症"。

【穴位】　太阳，（双）头维，印堂，大椎，天柱，前顶，反应点（耳背静脉、肘静脉、腘窝静脉等比较浅表的静脉血管，颜色暗红或鲜红，压之不退色）。

【操作方法】　取上述穴位，常规消毒后，以无菌三棱针点刺，每穴出血 3 ~ 5 滴，体质强壮者而头晕严重者可出血 10 余滴，3 日一次，10 日为一疗程。

（五）眼针法治眩

眼针疗法是辽宁中医药大学已故名老中医彭静山教授在前人基础上系统总结的一种微针治疗法。《证治准绳》中说："华元化云：目形类丸，瞳神居中而前，如日月之丽东南而晚西北也。内有大络六，谓心、肺、脾、肝、肾、命门各主其一；中络八，谓胆、胃、大小肠、三焦、膀胱各主其一；外有旁支细络，莫知其数，皆悬贯于脑，下连脏腑，通畅气血往来以滋于目。故凡病发，则有形色丝络显现，而可验内之何脏腑受病也。"彭静山教授受此启发，发扬了眼针疗法。此论述说明十二经脉直接或间接与眼相连，为眼针疗法的发展提供了理论基础。眼针疗法受到针灸界的广泛好评，其具有取穴少、针刺浅、操作简、见效快等特点，且治疗范围广泛。

眼的生理功能及病理变化与脑有着密切关系。《灵枢·大惑论》曰："五脏六腑之精气，皆上注于目，而为之精。精之窠为眼，骨之精为瞳子，筋之精为黑眼，血之精为络，其窠气之精为白眼，肌肉之精为约束，裹撷筋、骨、血、气之精而与脉并为系。上属于脑，后出于项中。故邪中于项，因逢其身之虚，其入深，则随眼系以入于脑。入于脑则脑转，脑转则引目系急，目系急则目眩以转矣。"从经络学说来看，十二经脉中除肺、脾、心包、肾经外，有八条经脉以眼睛为集散之处。通过表里关系可以说十二经直接、间接均与眼睛有联系。《灵枢·邪气脏腑病形》曰："十二经脉、三百六十五络，其血气皆上于面而走空窍，其精阳气上走于目而为睛。"因而，历代医家在描述眩晕症状时，多以目眩、头眩称之。

彭静山教授根据八廓来源于八卦的原理，用八卦将眼睛分为八区，每区代表一个卦位，再配以脏腑，并在此基础上发展了观眼诊病和眼针疗法。眼针具体分区为：乾属金，主肺、大肠（1区）；坎为水，主肾、膀胱（2区）；艮属山，主上焦（3区）；震属木，主肝、胆（4区）；巽为风，主中焦（5区）；离属火，主心、小肠（6区）；坤属地，主脾胃（7区）；兑为泽，主下焦（8区）。彭氏的贡献在于把古代八卦的原理用于眼部穴区的划分，为眼针的辨证施治奠定了基础。

【穴位】

肝阳上亢型：双上焦区、肝区、肾区。

肝火上炎型：肺大肠区、肾膀胱区、上焦区、肝胆区、中焦区、心小肠区、脾胃区、下焦区。

痰湿中阻型：脾胃区、上焦区。

气血亏虚型：上焦区、脾区、心区。

【操作方法】 眶外横刺：在眶内缘上5mm内，从穴区的一侧进针斜向另一侧，刺入3~5mm，通过真皮到达皮下，不要穿越穴区范围，留针10min，每日针刺一次，治疗4周。

【分析】 眼针疗法具有平肝潜阳、清火息风的作用，通过对全身脏腑功能的调节，起到治疗疾病的作用。

参考文献

［1］高树中.针灸治疗学［M］.上海：上海科学技术出版社，2009.

［2］范铭.通督调神针灸法治疗后循环缺血性眩晕临床观察［J］.光明中医，2020，35（10）：1526-1528.

［3］陈甜.中医辨证针灸治疗眩晕症的效果观察［J］.养生保健指南，2020（18）：230.

［4］吴敏，梁嘉琪，刘龙涛.《灵枢》中眩晕病机及针灸治疗探析［J］.中国医药导报，2019，16（28）：130-132，137.

［5］郑春浩.采用中医辨证结合针灸治疗眩晕临床观察研究［J］.中西医结合心血管病电子杂志，2019，7（29）：146，155.

［6］刘双岭，李庆琳.观察中医辨证结合针灸治疗眩晕的临床效果［J］.中国卫生标准管理，2019，10（8）：79-80.

［7］马如增.针灸治疗眩晕症的方法及症状转归分析［J］.中国保健营养，2019，29（18）：357.

［8］陈兵.采用中医辨证结合针灸治疗眩晕临床观察［J］.临床研究，2017，25（1）：102-103.

［9］曾云，苟亮，张明修，等.针灸补泻法治疗瘀阻脑络型眩晕临床观察［J］.双足与保健，2017，26（9）：5-7.

［10］张宏，郇玉红，郭文乾，等.针灸治疗眩晕症320例［J］.陕西中医，2008，29（3）：344-345.

［11］詹倩，陈华德.用关联规则方法探索眩晕的针灸处方配伍规律［J］.上海针灸杂志，2015，34（5）：468-471.

［12］杨学双.中医辨证针灸治疗眩晕症的效果观察［J］.中国医药指南，2016，14（34）：174-175.

（刘飞祥　周　媛　马建功）

第三节　眩晕的日常防护

一、正确对待休息与锻炼

眩晕急性发作期需卧床休息。急性期过后有两种恢复形式：一种是旋转感瞬息即逝，或一觉醒后霍然而愈；另一种是剧烈眩晕消失后，仍持续有头昏，步态不稳，不敢走动。如长期卧床不能奏效，应鼓励患者下床活动，既有利于树立信心，保持乐观情绪，又能通过锻炼提高前庭适应性。

二、树立信心，坚持锻炼

适当锻炼对于一侧前庭功能严重损害性眩晕，是很必要的，甚至是消除眩晕，获得前庭功能重新平衡的唯一有效方法，有些学者认为其效果甚至高于药物治疗。方法是选用若干激发眩晕的动作和姿势，反复锻炼，使中枢多次接受异常刺激，逐渐变得习以为常。一旦将异常冲动转化为寻常冲动，眩晕即消失。以海员为例，许多海员刚上船时不适应海上漂泊，内耳的前庭器官受到异常刺激，而出现眩晕、恶心、呕吐。但天长日久，中枢将这种异常刺激视为正常刺激，经过一段时间则不再出现眩晕、恶心、呕吐。这就是通过锻炼使眩晕消失的实例。

三、眩晕的日常预防

1. 饮食调养　眩晕患者的饮食应以富有营养和新鲜清淡为原则。要多食蛋类、瘦肉、青菜及水果。忌食肥甘辛辣之物，如肥肉、油炸物、酒类、辣椒等。营养丰厚的食物，可补充身体之虚，使气血旺盛，脑髓充实。对因贫血、白细胞减少症或慢性消耗性疾病所引起的眩晕，尤应以营养调理为主。肥甘辛辣之品，能生痰助火，会使眩晕加重。

2. 精神调养　眩晕患者的精神调养也是不容忽视的。忧郁恼怒等精神刺激可致肝阳上亢或肝风内动，而诱发眩晕。因此，眩晕患者应胸怀宽广，精神乐观，心情舒畅，情绪稳定，这对预防眩晕症发作和减少发作次数十分重要。

3. 注意休息起居　过度疲劳或睡眠不足为眩晕的诱发因素之一。不论眩晕发作时或发作后都应注意休息。在眩晕急性发作期应卧床休息。如椎基底动脉供血不足引起的眩晕，站立时症状会加重，卧床时症状可减轻。卧床休息还能防止因晕倒而造成的身体伤害。眩晕患者保证充足的睡眠甚为重要。在充足睡眠后，其症状可减轻或消失。

参考文献

［1］周颖，吴子明，侯军华. 1888例眩晕患者生活质量的调查分析［J］. 中华耳科学杂志，2010，8（4）：434-436.

（李　磊　丁红宇）

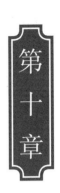

第十章

前庭康复

20 世纪 40 年代，前庭康复给予眩晕和平衡障碍的患者提供锻炼的概念，首次出现在 Cawthorne 和 Cooksey 的著作中，他们合作制订了一系列的锻炼方案，并结合平衡动作的眼 – 头协调运动为眩晕患者进行前庭康复锻炼。1980 年，Norre 和 De Weerdt 根据前庭习服的理论，提出一种用于治疗外周前庭疾病的治疗计划。20 世纪 90 年代初期，Shepard、Telian 及 Horak 证实前庭功能障碍患者运用前庭康复是有效的。此后，开始了现代前庭康复的理念。

第一节　前庭康复的概念

前庭功能损伤后越早进行康复训练，功能恢复得越快。外周前庭功能损伤，双侧前庭功能不对称，中枢神经系统能够调整并恢复其对称性；而中枢前庭功能障碍患者的改善往往不如外周病变的患者。这种调整过程即前庭代偿，这个过程可使前庭症状减轻，前庭代偿是前庭康复练习的理论基础。迄今为止，前庭康复治疗已有 70 余年的发展历史，但目前仍处于不断发展完善的阶段，对前庭康复治疗相关问题的认识也随着研究的不断进展而有所变化。美国资料显示在 40 岁以上的成年人中，周围前庭功能低下者占比达 35.4%，对于有头晕、眩晕、平衡及步态障碍等症状的急性、慢性前庭功能低下患者，前庭康复是一种有效的治疗方法。

一、外周前庭病变的静态代偿

急性前庭病变的眩晕通常伴有眼震和自主神经症状，如恶心、呕吐。开始固视不能抑制眼震和眩晕。反映前庭神经急性病变时，双侧前庭兴奋性具有明显的差异，眼震强度在没有固视抑制时增加。随着外周前庭病变的静态代偿的开始，主观症状明显减轻，眼震逐渐消失。然而，患者仍有明显的平衡障碍，因为前庭系统对前庭传入的正常头部运动刺激不能产生适当的反应。因此，在剧烈的眩晕控制后，运动激发的眩晕还会存在，直到动态代偿完成为止。

二、外周前庭病变的动态代偿

外周前庭病变的动态代偿是通过脑干和小脑通路的再组织实现的。该过程较静态代偿缓慢。动态前庭代偿主要有下述三方面内容。

（一）适应

适应是头动激发的凝视稳定性反应的长期改变。适应的基础是前庭眼反射异常，头动后感觉物体在运动，而实际上视觉环境是稳定的。这样所产生的错误信号可以引起前庭眼反射发生即刻和长期的改变。这种视网膜滑动产生的适应依赖于适应形成的环境，对不同频率、方向、眼球位置和视靶距离的头动加以调整。这说明前庭适应过程的复杂性，以及在代偿完好时仍会有残留症状。前庭适应也可改善姿势稳定性，并通过减少振动幻视对姿势控制的影响而实现。一侧或双侧前庭功能丧失的患者，均可通过采取一些运动策略增强头动时的凝视稳定性。

（二）习服

习服是前庭系统受到一系列相同的刺激所表现出反应性逐渐降低或衰减的现象。前庭习服产生后可持续数周至数月，如以后继续刺激则可使之延续很久。前庭习服产生的具体部位和机制尚不清楚，一般认为它产生于前庭中枢。

（三）感觉替代

感觉替代是应用替代性策略和感觉传入，补偿有缺陷的或完全缺失的功能。用来维持凝视和姿势控制，替代丧失的或受损害的感觉功能。例如，双侧前庭功能丧失的患者主要依赖视觉和（或）本体觉维持姿势稳定性。尽管这些机制在治疗时建立，但很多患者在就诊前可能通过尝试或错误方法已经建立起一些替代。感觉替代虽然有用，但在一些环境背景下还有可能出现适应不良，如过度依赖视觉，不能应用本体觉和残留的前庭传入维持在暗环境中的平衡（在黑暗中站立和行走）。

第二节 前庭康复的方法

前庭康复是以锻炼为基础的前庭物理疗法（vestibular physical therapy，VPT），旨在解决前庭功能低下患者的具体功能障碍。针对周围前庭功能低下的 VPT 包括 4 种锻炼：①凝视稳定锻炼（包括适应和替代锻炼）；②习服锻炼（包括视动锻炼）；③平衡和步态锻炼（平衡和步态训练）；④行走耐力锻炼。

一、凝视稳定锻炼

凝视稳定锻炼是基于前庭眼反射（VOR）适应和替换概念开发的。前庭适应指前庭系统神经元放电率长时程改变，以适应头部运动，减少视网膜滑动。临床上，这种放电率改变能使患者症状减轻、头动时凝视及姿势稳定正常。前庭适应凝视稳定锻炼的核心是盯住视觉目标的头部运动：第一种锻炼称为"VOR×1"，头部左右移动 1~2min 后再上下移动 1~2min，目光保持聚焦在前方的固定视靶上，每天重复 3~5 次。如果视靶清晰，则逐渐增加头的运动速度，直到即将看不清视靶为止。随着 VOR 功能改善，患者在头快速运动时症状减轻。然后使用刺激更强的视觉目标，如棋盘或移动的视靶。当活动视靶的移动方向与头的运动方向相反时，为"VOR×2"锻炼。将速度、背景、视靶距离、站姿与步态全部作为锻炼计划的一部分，灵活加以运用。

前庭替换凝视稳定锻炼是促进代偿扫视或眼动中枢预编程的发育，以替代失去的前庭功能。方法：在两个视觉目标之间移动头部，在头朝向其中一个视觉目标转动之前，眼球先朝向视觉目标运动。通常是在水平面和垂直平面进行凝视稳定锻炼。

二、习服锻炼

前庭习服锻炼是指选择能激发症状的特异运动或场景（视觉环境）作为刺激条件，反复暴露于刺激条件下使反应减弱。最近研究的习服锻炼方法包含高科技元素，如视动刺激（optokinetic stimulation，OKS）或虚拟现实（virtual reality，VR）环境。OKS 主要是电脑提供的重复移动模式；VR 是让患者沉浸在逼真的、具有视觉挑战性的环境中，但也可以包括非沉浸式游戏环境。可给患者添加平衡挑战，即在站立、重心转换、平衡维持或行走过程中进行 OKS 或 VR 活动。

三、平衡和步态训练

在具有挑战性的感觉和动态条件下进行平衡和步态训练通常是 VPT 的一个重要部分。锻炼旨在优化姿势控制系统的功能，包括重心控制、预期性和反应性平衡控制、多种感觉训练和步态训练。重心控制锻炼可以在睁眼站立、闭眼站立、一脚前一脚后序贯站立或单腿站立下进行。预期性和反应性平衡锻炼，在主动和被动条件下进行。

多种感觉平衡锻炼在改变视觉传入（移除视觉或视动刺激）、前庭觉传入（头动）和（或）体感传入（站在泡沫或移动平面）条件下进行。步态锻炼可在行走时转动头部或进行第二项认知任务时进行。

四、行走耐力锻炼

分级步行耐力锻炼项目通常是 VPT 的一部分。因为周围前庭功能障碍患者为避免出现症状会经常限制身体活动。行走锻炼可以恢复身体整体状态，同时行走需要凝视稳定、平衡稳定和步态稳定，能进一步强化患者整体平衡能力。

第三节　前庭康复的临床应用

一、前庭康复作为主要的治疗

前庭康复训练可作为周围前庭功能低下导致平衡障碍疾病的主要治疗方法。周围前庭功能低下包括单侧前庭功能低下（unilateral vestibular hypofunction，UVH）和双侧前庭功能低下（bilateral vestibular hypofunction，BVH）。UVH 是指一侧周围前庭感觉器官和（或）周围神经功能部分或全部丧失。

1. **临床医师应该为急性或亚急性 UVH 患者提供 VPT**　尽早启动 VPT 有利于改善凝视稳定。前庭神经炎发病后 2 周内应该启动 VPT。部分患者在急性期进行前庭康复锻炼时可能出现恶心、呕吐、头晕及跌倒风险，但利大于弊。下述情况不适合进行 VPT：①患者有出血和脑脊液漏的风险；②患者无 UVH 引起的头晕或不稳；③患者智能障碍严重，无法完成要求的锻炼动作；④梅尼埃病眩晕发作频繁；⑤患者活动严重受限。

2. **临床医师应该为慢性 UVH 患者提供 VPT**　即使慢性 UVH 患者使用前庭抑制剂，VPT 也有效果。在治疗过程中患者头晕和恶心症状可能加重，也可能会增加跌倒风险，但是利大于弊。下列情况不适合进行 VPT：①患者无 UVH 引起的头晕或不稳；②患者有明显的智能障碍，无法完成要求的锻炼动作；③梅尼埃病眩晕发作频繁；④患者活动严重受限，妨碍进行有意义的锻炼。

3. **临床医师应该为 BVH 患者提供 VPT**　头部运动是促进 BVH 恢复的重要因素，

在 BVH 持续较长时间后进行头部运动也能提高 VOR 增益和步态稳定。在治疗过程中患者症状和不平衡感会加重，也会增加跌倒的风险，但是利大于弊。下列情况不适合进行 VPT：①患者智能障碍显著；②患者活动严重受限。

二、前庭康复作为辅助治疗方法

前庭康复在几种疾病中可作为辅助治疗方法，如听神经瘤切除术、迷路切除或前庭神经切断、梅尼埃病化学迷路切除术后，选择性的前庭康复可使手术的结果达到最佳。不稳定前庭病变破坏性手术后疗效不满意，可能是术后代偿不完全或代偿延迟。应鼓励患者在术后早期进行个体化的前庭康复治疗。由于颅脑外伤除了涉及外周前庭外，通常也影响认知和中枢前庭功能，前庭康复技术最好作为多学科综合治疗的补充。与此相似，焦虑症患者通常会寻求治疗不明确的前庭症状。经评价后，前庭康复治疗可作为患者治疗的辅助手段。

参考文献

[1] 姜树军,韩鹏,孙永海,等.美国理疗协会《周围前庭功能低下前庭康复临床指南更新版》解读[J].中国研究型医院,2022,9(2):17-22.

（任　飞）